「ひざ痛」を治す！
正しい歩き方
一生自分の足で歩きたい

36の体操&ストレッチ

香取 知里
フィットネストレーナー

法研

はじめに

みなさんは一日何歩くらい歩いていますか？

今や健康のために「ウォーキング」を取り入れる人はとても多くなりました。


普段から何気なく行っている、歩くという動き。

だれに教わるでもなく、気がついたときにはすでにできてしまっていた動きなので、改めて「正しい歩き方」や「ひざに負担のかからない歩き方」などについて考えたことはないのではありませんか？

トレーナーとして運動指導を始め31年、幼児から90代のシニア世代までのべ30万人の方を見てきましたが、歩く時にひざに痛みを抱えているシニア世代の方がとても多いことに驚きました。

それではなぜ、ひざが痛くなってしまうのか？

何万人もの人の歩き方を見ていくなかで気がついたこと、それは、歩くときにひざにかかる「重さ」と「衝撃」と「ねじれ」の関係でした。

歩くために必要な足。日常生活の中で歩く動作は何気なく行っていますが、それがスムーズにできるのは、ひざの関節が正常に機能しているからです。

「重さ」と「衝撃」と「ねじれ」の関係については本文を参照していただきたい

と思いますが、ひざに違和感があっても「正しい歩き方」や「ひざに負担のかからない歩き方」がわからないため、身体に負担がかかるまでは自分流の歩き方をしてしまうということです。

健康な人にとっては良い歩き方でも、ひざに痛みのある人には負担が大きくなってしまう歩き方があります。

正しい歩き方を実践することで「買い物に出かける回数が増えた」「散歩が楽しみになった」「長時間歩くことに自信がなくて旅行に行くのが不安だったけど行けるようになった」「歩く時間が増えて痩《や》せた」など、その効果を日常生活で実感されている方が大勢いらっしゃいます。

今まで気にしていなかった歩き方を見直し、歩き方を変えることは人生を変えるほどの重要なことだと思います。

一度きりの人生、歩ける力をつけることで、年齢を重ねることを楽しんでください。年齢に伴う変化をカバーし、快適に一生元気に自分の足で歩き続けるためにも、一度「自分の足」と向き合ってほしいと思います。

2021年　初夏

香取　知里

「ひざ痛」を治す！ 正しい歩き方

もくじ

第5章 ひざがねじれないようにするための体操 81

第6章 ひざ痛を解消する生活の中の簡単ストレッチ 107

実技ページの見方

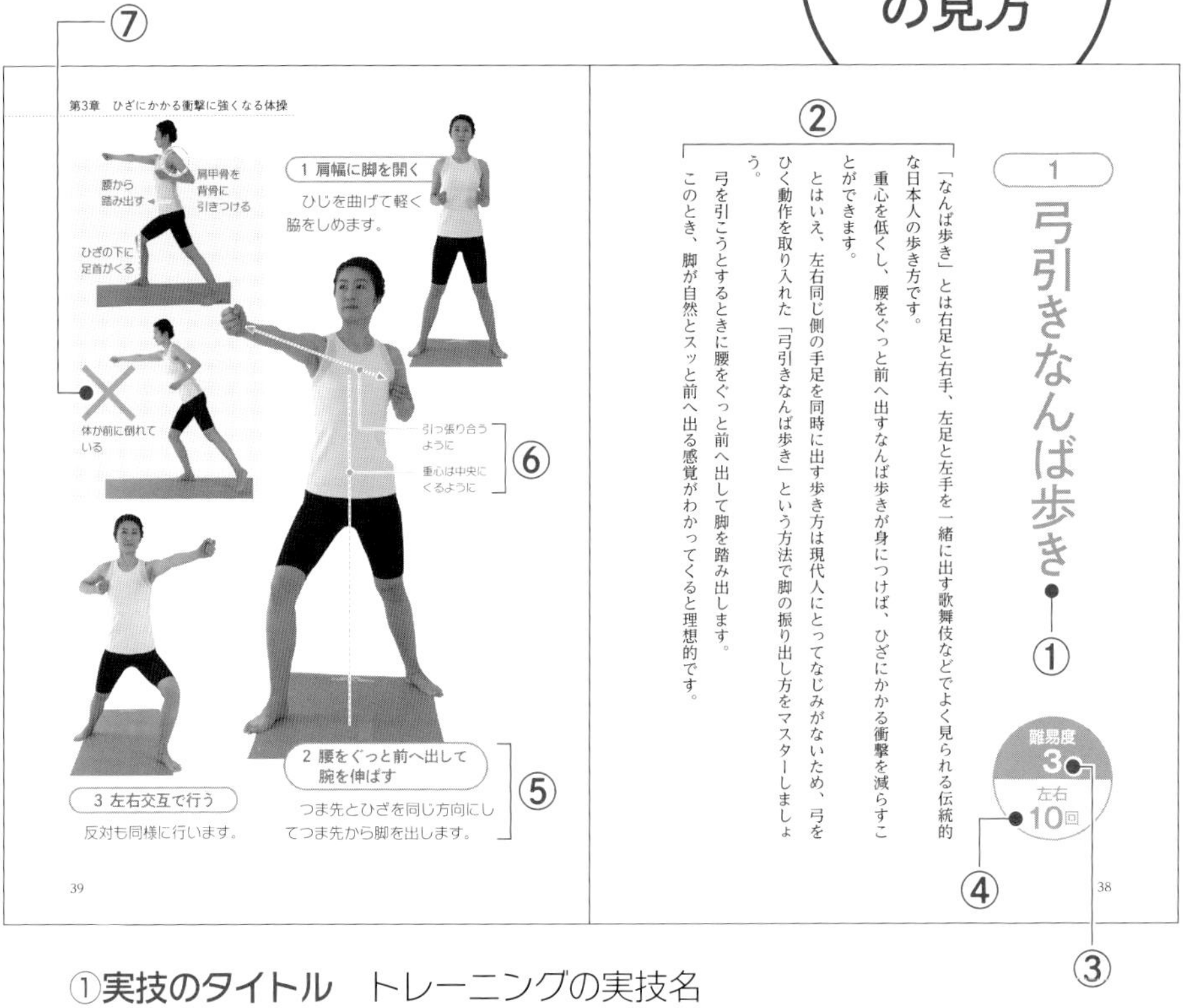

⑦
第3章　ひざにかかる衝撃に強くなる体操
腰から踏み出す
肩甲骨を背骨に引きつける
ひざの下に足首がくる
体が前に倒れている
1 肩幅に脚を開く
ひじを曲げて軽く脇をしめます。
引っ張り合うように
重心は中央にくるように
⑥
2 腰をぐっと前へ出して腕を伸ばす
つま先とひざを同じ方向にしてつま先から脚を出します。
⑤
3 左右交互で行う
反対も同様に行います。
39
②
1
弓引きなんば歩き
①
「なんば歩き」とは右足と右手、左足と左手を一緒に出す歌舞伎などでよく見られる伝統的な日本人の歩き方です。
重心を低くし、腰をぐっと前へ出すなんば歩きが身につけば、ひざにかかる衝撃を減らすことができます。
とはいえ、左右同じ側の手足を同時に出す歩き方は現代人にとってなじみがないため、弓をひく動作を取り入れた「弓引きなんば歩き」という方法で脚の振り出し方をマスターしましょう。
弓を引こうとするときに腰をぐっと前へ出して脚を踏み出します。
このとき、脚が自然とスッと前へ出る感覚がわかってくると理想的です。
難易度
3
左右
10回
④
38
③

①**実技のタイトル**　トレーニングの実技名
②**実技の解説**　実技の行い方と効果など。
③**難易度**　行う難しさ・負担の大きさを5段階で示しています。数字が大きいほど難しくなります。
④**回数のめやす**　１度に行う回数のめやすです。両脚行う運動は、基本は左右あるいは左右交互に記載の回数行います。見本ページの場合は「左右交互に10回ずつ」行います。体調によって、回数を減らしたり増やしたりしましょう。
⑤**動作の解説**　動作の順番と動き方を解説しています。
⑥**動きのポイント**　動かし方のポイントや注意点を示しています。
⑦**×マーク**　悪い例を示しています。

第1章

こんな悪い歩き方をしていませんか？

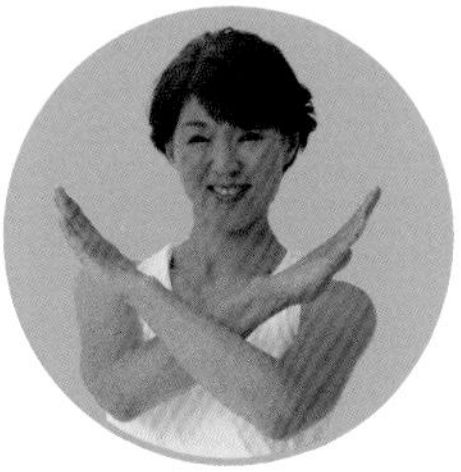

こんな歩き方を「よい歩き方」とカン違いしていませんか？

健康な人にとってよい歩き方でも、ひざに痛みのある人には負担が大きかったり、ひざのねじりにつながったりして、「よい歩き方」とはいえない歩き方があります。カン違いしがちな歩き方の例をご紹介いたします。

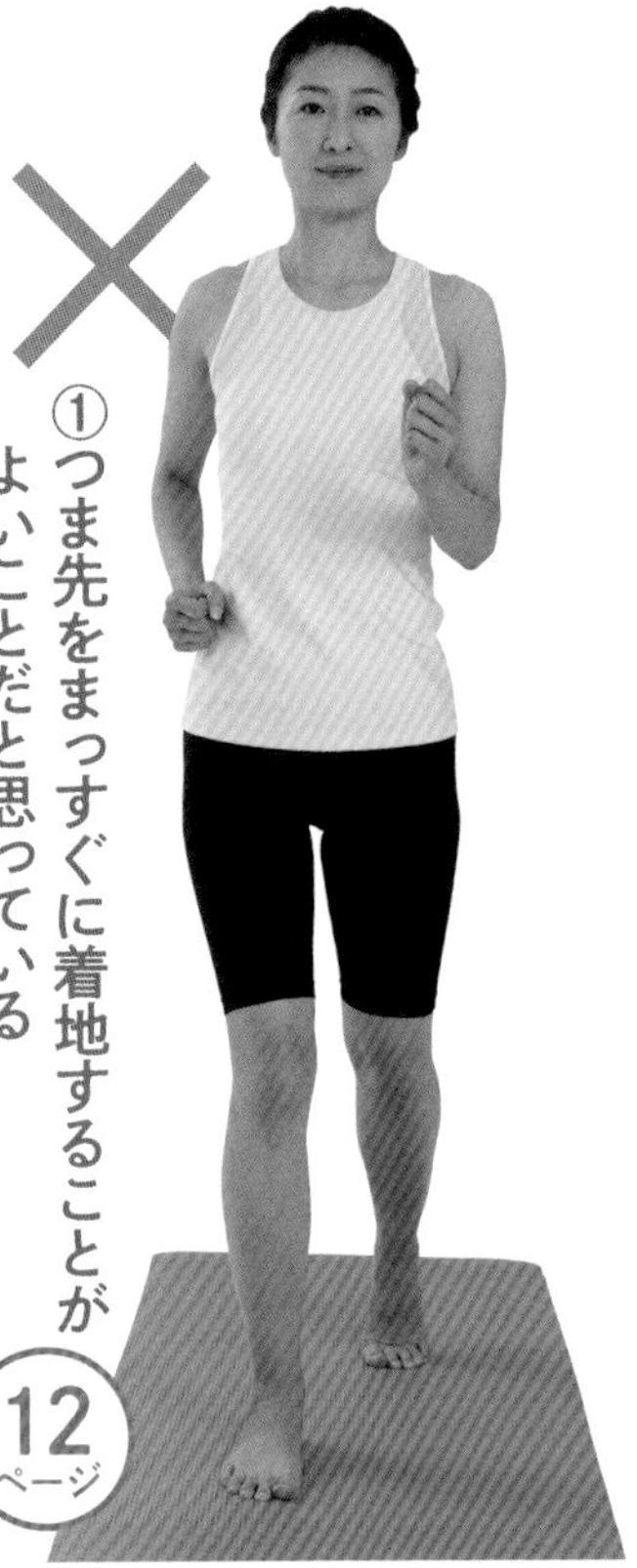

①つま先をまっすぐに着地することがよいことだと思っている

12ページ

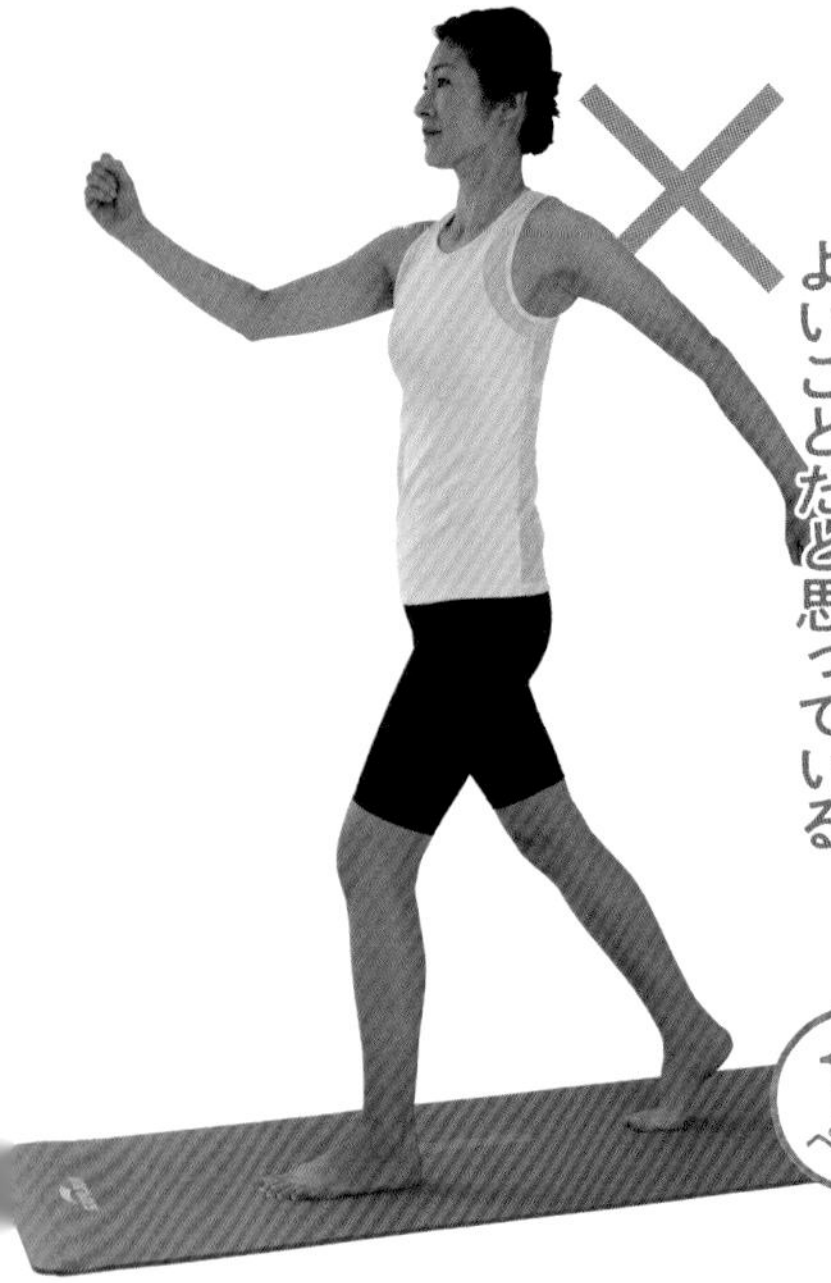

②腕を大きく振って歩くことがよいことだと思っている

14ページ

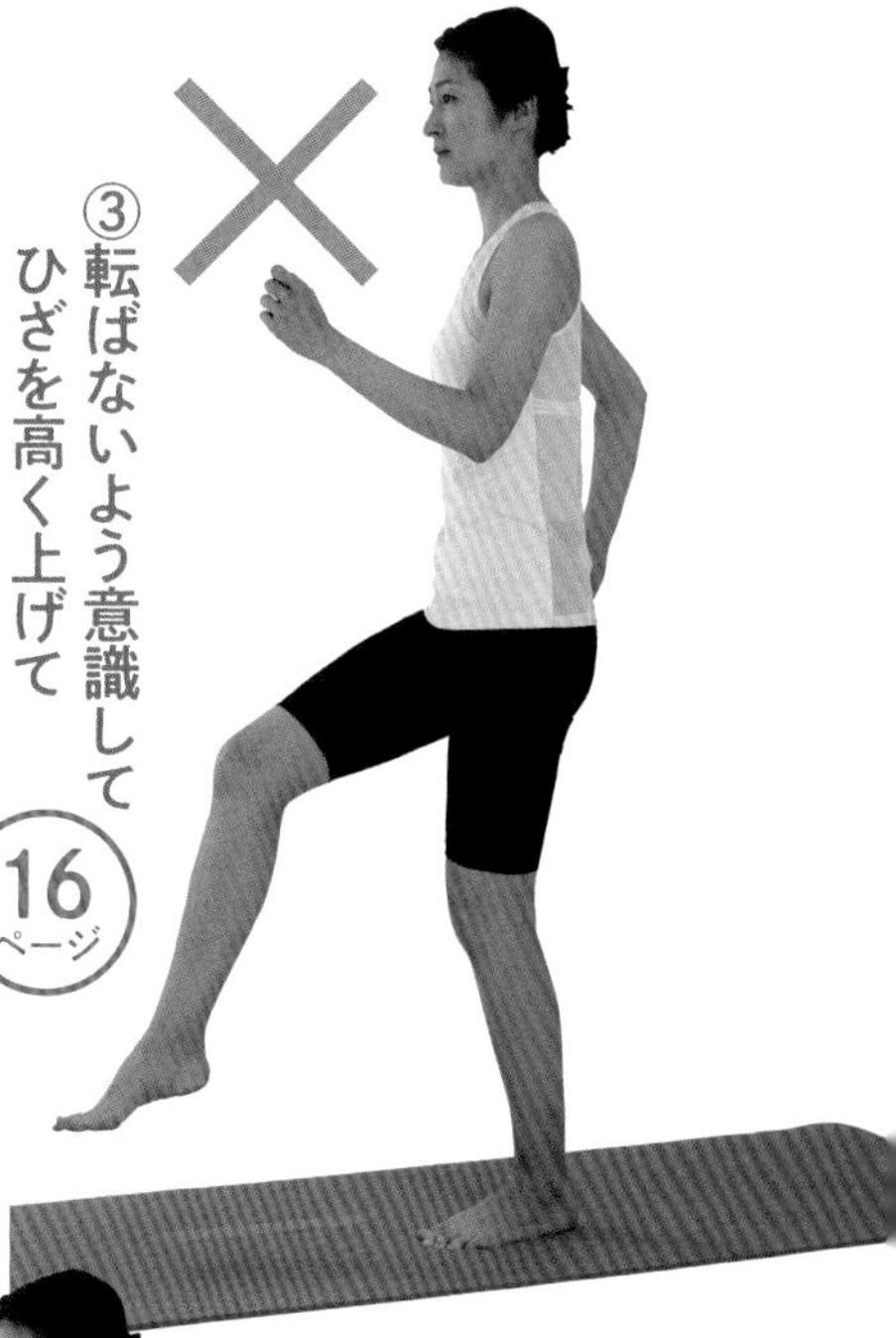

③転ばないよう意識して
ひざを高く上げて
歩こうとしている

16ページ

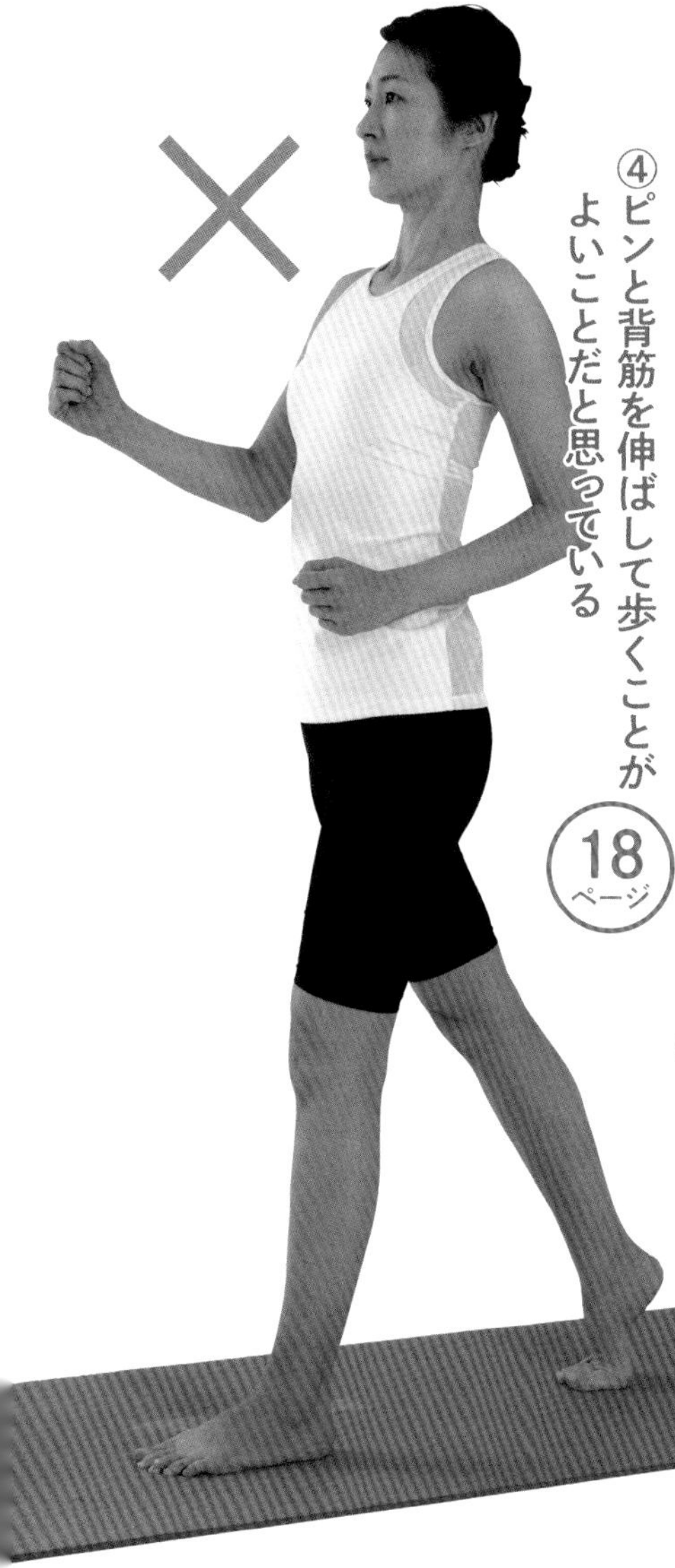

④ピンと背筋を伸ばして歩くことが
よいことだと思っている

18ページ

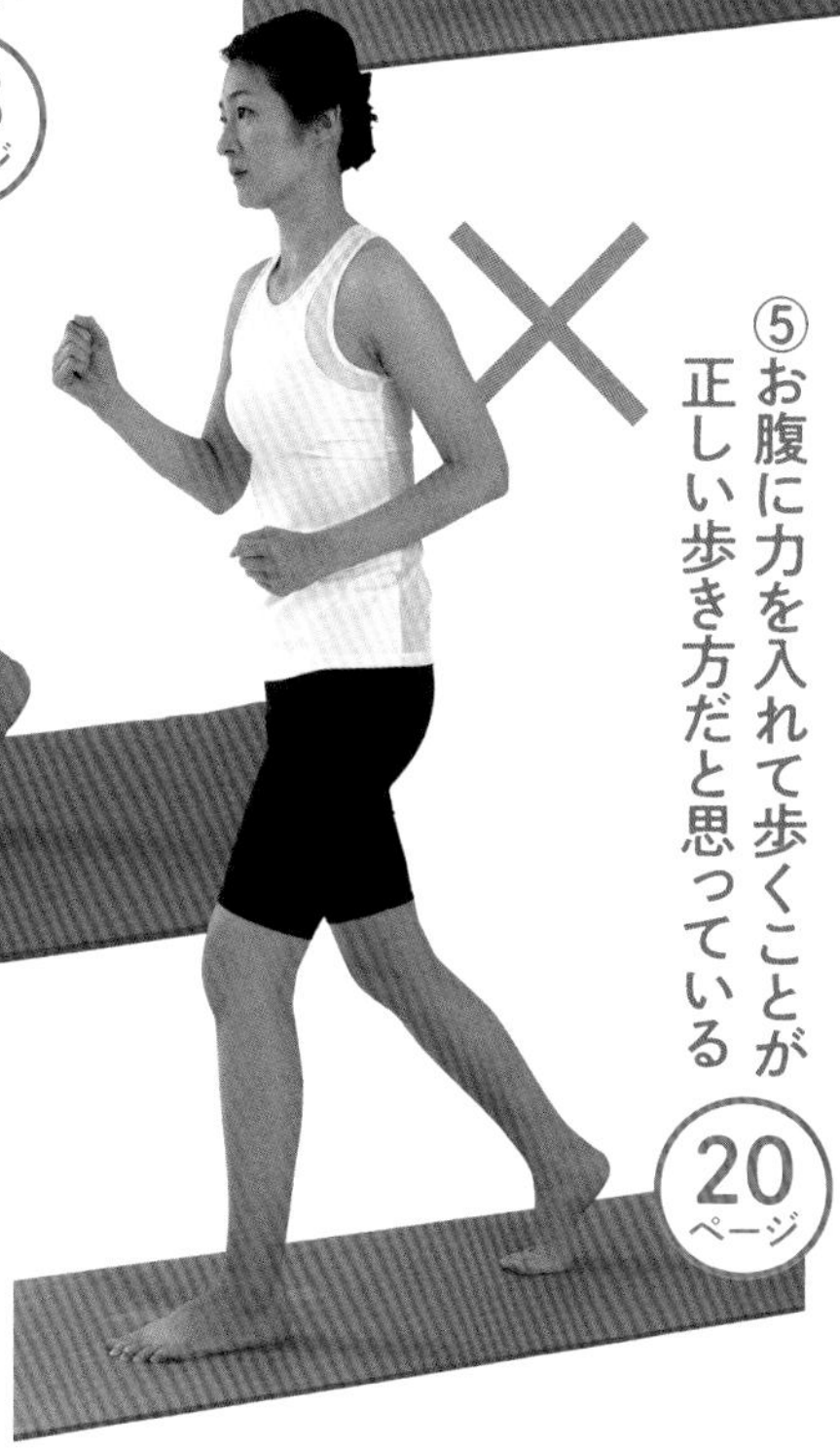

⑤お腹に力を入れて歩くことが
正しい歩き方だと思っている

20ページ

カン違い!!①

つま先をまっすぐに着地することがよいことだと思っている

一歩、踏み込むときに、つま先をまっすぐにして着地することがよいことだと思っている人は多いと思います。

つま先をまっすぐに着地すると、ひざの向きは内側へ引っ張られ負担がかかってしまいます。脚を振り出したとき、着地に向けて大腿骨《だいたいこつ》（太ももの骨）から脛骨《けいこつ》（すねの内側の骨）にかけて外旋の方向（骨を正面にして外側へねじる）へ動きます。

そのため、足首の動きが外転（つま先が外方向）するため、つま先を真っ直ぐに向けることでひざに負担がかかります。

×悪い例　つま先をまっすぐに着地すると足首も内側へ倒れ、ひざも引っ張られます。

○よい例　つま先をやや外方向へ向けることで、ひざがつま先と同じ方向に向くのでひざ関節のねじれが解消され、安定して歩くことができます。

つまり、つま先をまっすぐに着地させて歩こうとすることは、足首やひざに「ねじれ」という負荷（負担）をかけて歩くということなので、限界を超えるとひざに痛みが出てしまうのです。

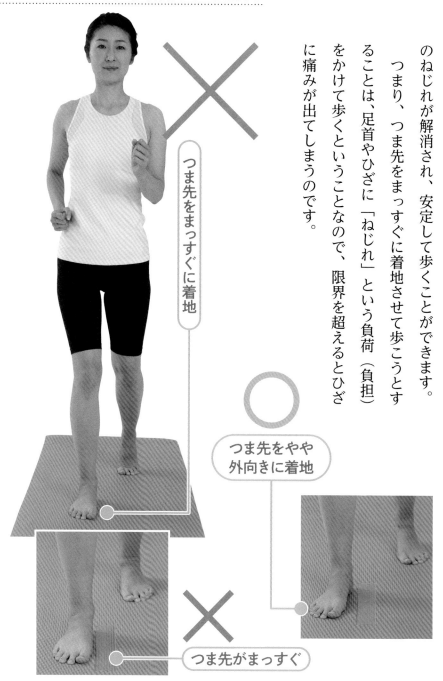

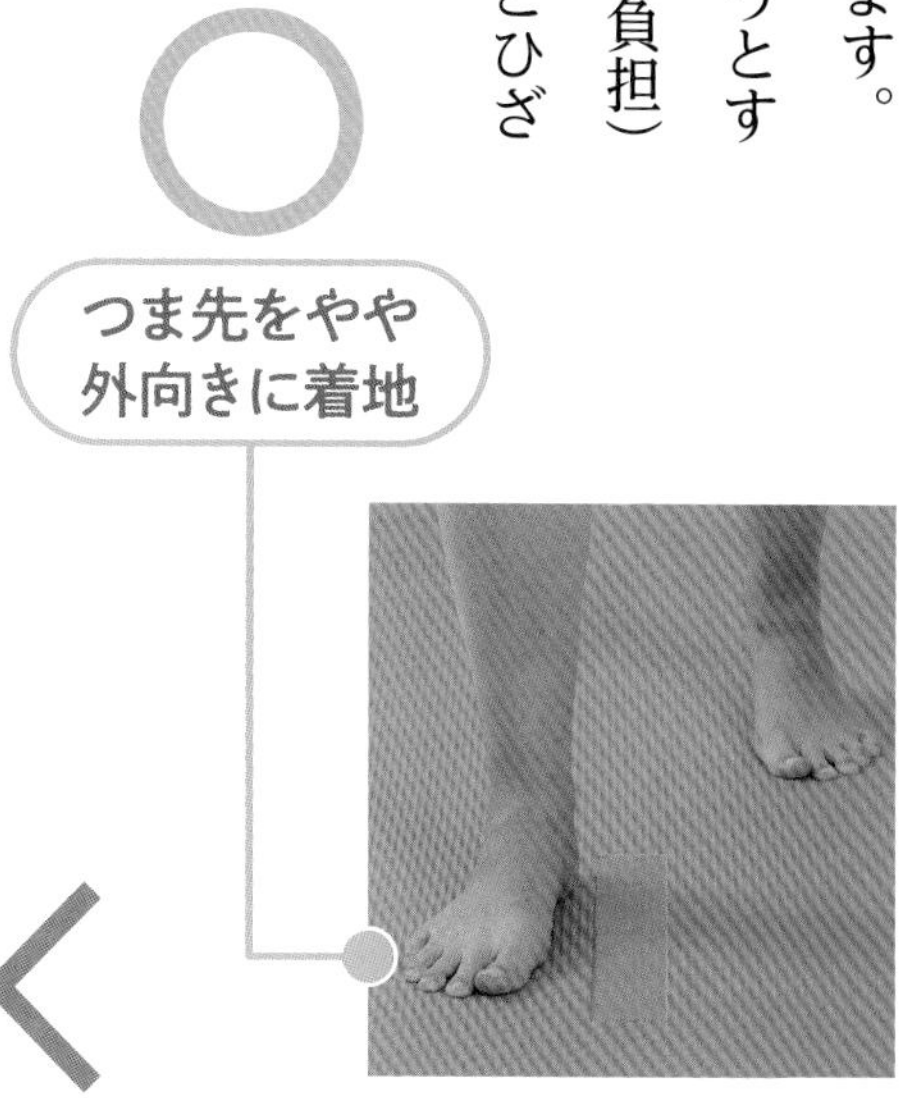

カン違い!!②

腕を大きく振って歩くことがよいことだと思っている

腕を大きく振って歩くと全身の運動になり、とてもよいことだと思っている人が多いと思います。

とくに腰やひざに痛みがない人であれば、太ももを大きく上げて、同時に大きく手を前後に振る運動は、体幹や下半身を鍛える運動として有効でしょう。

ただ、腰やひざが痛むことがあり、歩行に注意が必要な人にとっては、この「腕を大きく振る」歩き方は、リスクが大きい歩き方であることも理解しておきましょう。

というのは大きく腕を振ることで身体が上下左右にぶれてしまい、腰の動き、お尻の動きも大きくなり、大腿骨からひざの関節も同時に引っ張られ、ひざに衝撃がかかってしまうからです。

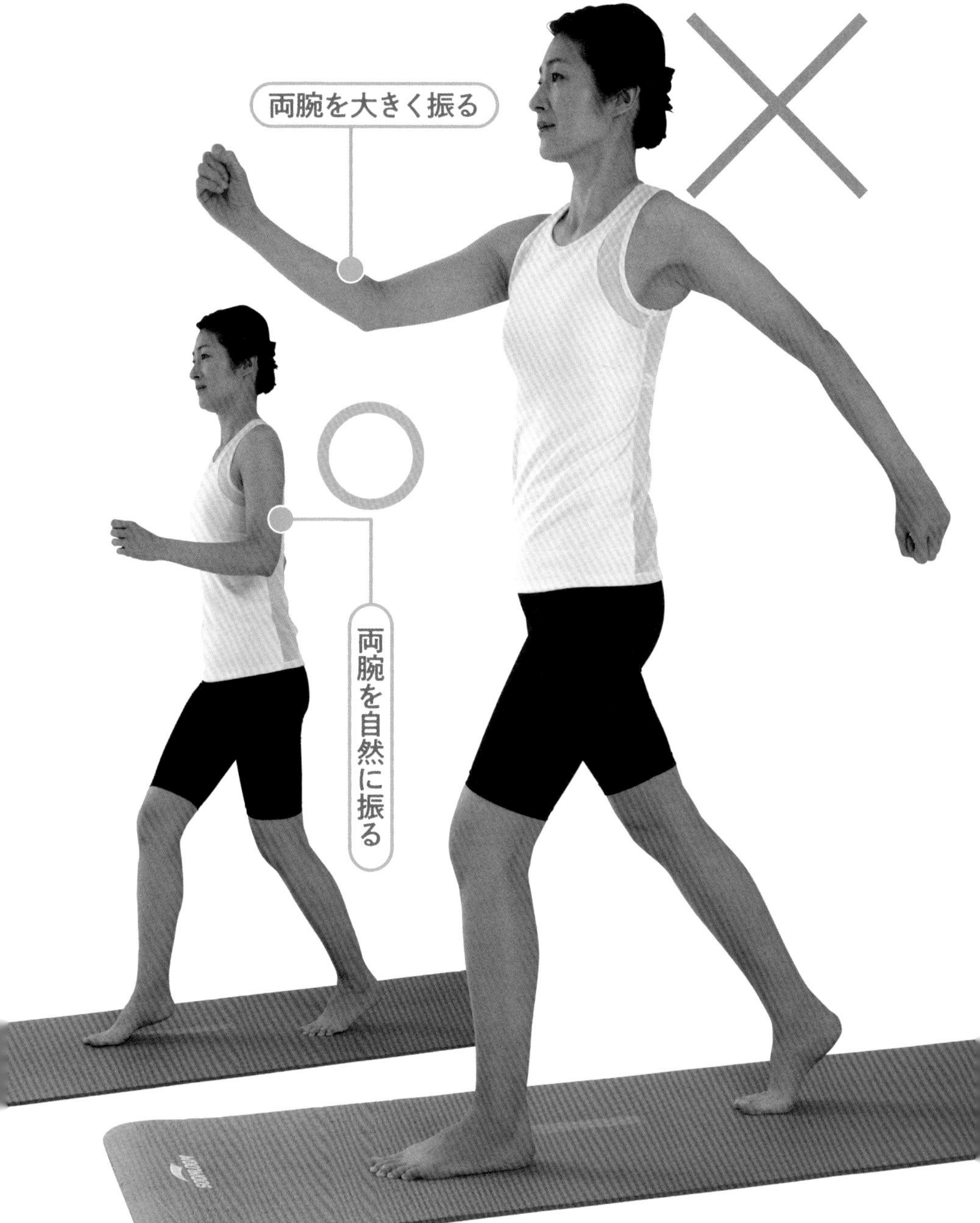
両腕を大きく振る
両腕を自然に振る

カン違い!! ③

転ばないよう意識してひざを高く上げて歩こうとしている

転ばないようにするためにひざを高く上げて歩くことは、とてもよいことだと思っている人が多いと思います。

ひざを高く上げることで、下半身の筋肉をたくさん動かし、筋力をアップすることは運動としては有効です。

ただ、ひざが痛い方には高くひざを上げて歩くことはおすすめできません。

歩くときにひざを意識しすぎると、ひざの周囲の筋肉が緊張し硬くなります。

また、足を高く上げると、着地するときに地面に叩きつけてしまい、衝撃を吸収できずひざに負担がかかってしまいます。

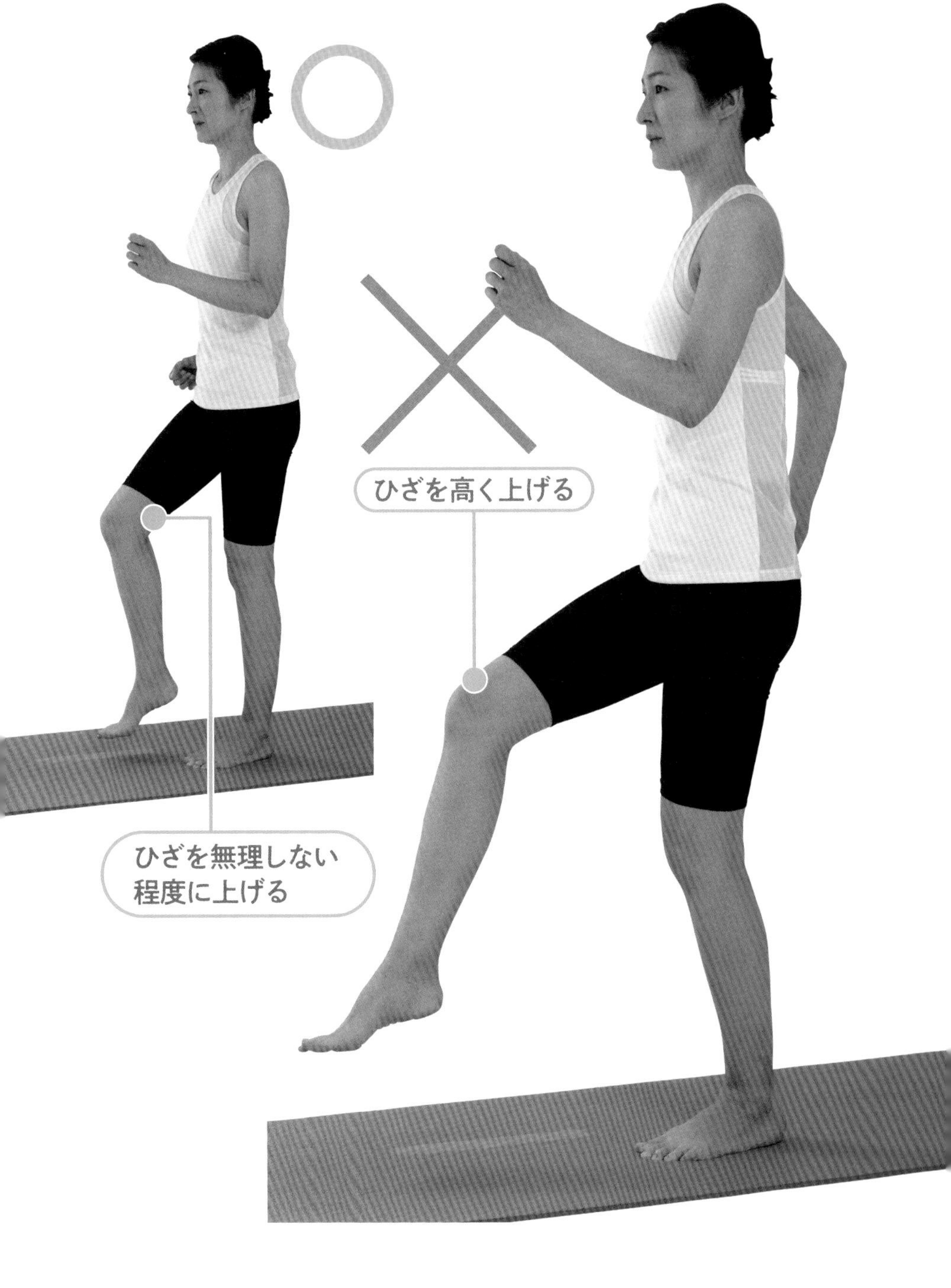
○
ひざを無理しない
程度に上げる
×
ひざを高く上げる

カン違い!!④

ピンと背筋を伸ばして歩くことがよいことだと思っている

ピンと背筋を伸ばしてさっそうと歩いているのを見て、よい姿勢に背筋を伸ばすイメージをもっている人も多いのではないでしょうか。

見た目はかっこよく見えるのですが、よく見ると肋骨が開き**「反《そ》り腰」**になり、お尻が出っ張っている人がとても多いです。

人間の背骨は**「S字湾曲《わんきょく》」**といって横から見ると緩やかなS字を描いた状態が本来の姿です。

反り腰になると骨盤が前へ傾き引っ張られ、重心は前にかかります。

そのため、大腿骨《だいたいこつ》は内側へ回転しひざがねじれ、負担がかかってしまいます。

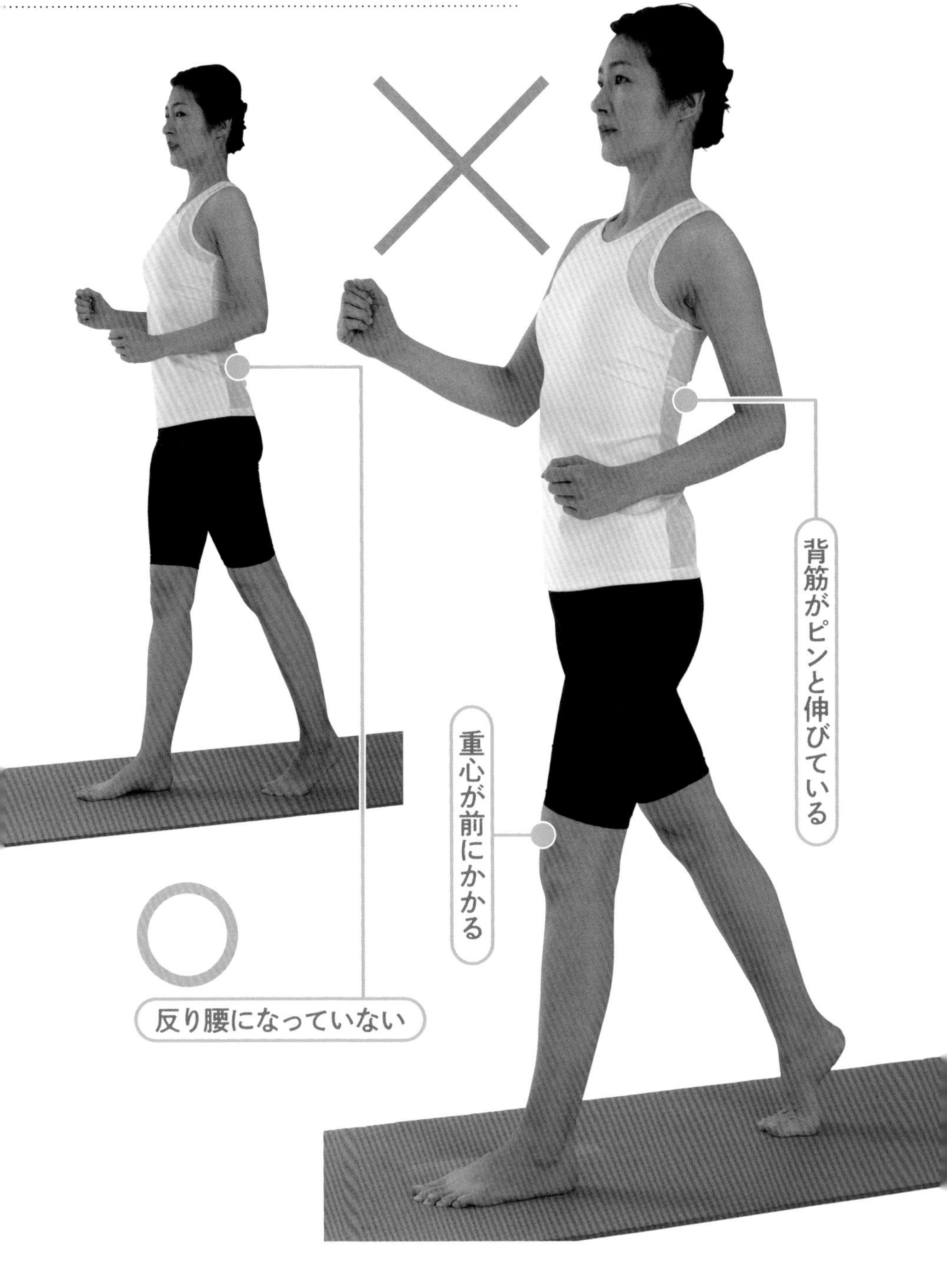
×
背筋がピンと伸びている
重心が前にかかる
○
反り腰になっていない

カン違い!! ⑤

お腹に力を入れて歩くことが正しい歩き方だと思っている

運動をするときに、お腹に力をいれることが当たり前だと思っている人が多いと思います。お腹に力が入っていないと、腰に負担がかかるとか姿勢が悪くなるとか誤解をしている人も少なくありません。

ただ、意識的にお腹に力をいれて歩くと体の重心が後ろに寄るので、踏み出す脚は軽くなりますが、着地時のひざへの負荷は体重がそのままかかるので、注意が必要です。

また、お腹に力を入れようとすることで、腰や背中が丸くなり猫背になりやすく、肩こりや腰痛などの不調の原因にもつながります。

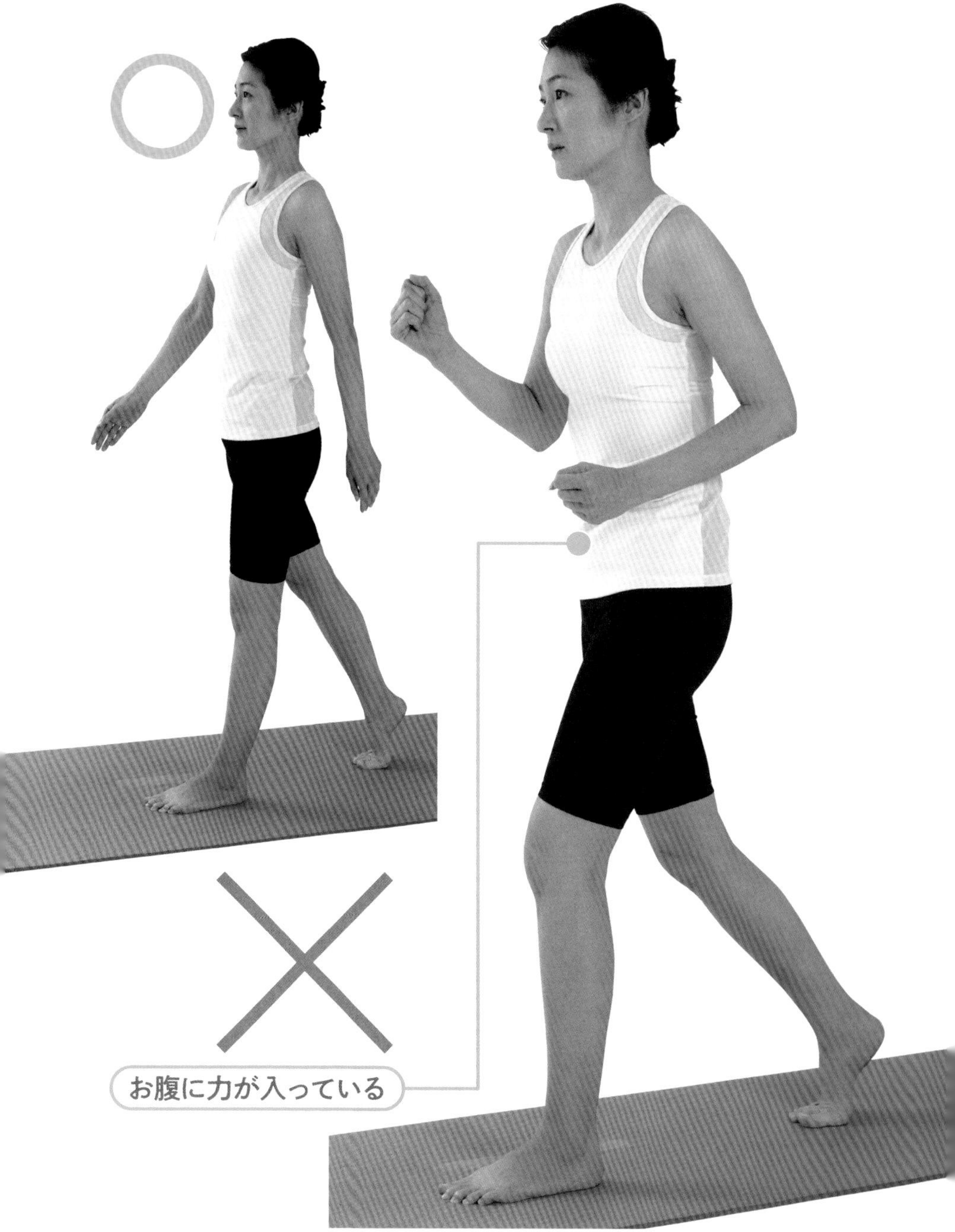
お腹に力が入っている

トレーニングを長続きさせるコツ①

「三日坊主」でも大丈夫!!

運動習慣がない人が、がんばりすぎて、いきなりたくさんの運動メニューをこなそうとすると、身体がついていかずひざや腰を痛めてしまいます。

そうなると、せっかく始めた運動を続けられなくなり、途中で挫折してしまうことも珍しくありません。

本書ではそれぞれのトレーニングやエクササイズに1～5の星の数で難易度を表しており、星の数が増えていくほど難易度が上がっていきます。

今日は少し疲れたと感じた日は難易度が低めの１のトレーニングを行ったり、今日はしっかり動いてみたいなと思ったときは難易度５のトレーニングに挑戦したり、ご自身の体調や気分に合わせていくのが長続きさせる秘訣です。

また、初めは物足りないと思うくらい少なめに行いましょう。3分、5分といったチョットした時間の積み重ねが運動習慣につながっていきます。

三日坊主で終わってもいいのです。

「3日続いたことがすごい！」と自分自身を褒めてあげましょう。そして4日目にできなくても、5日目にまたやれるようにモチベーションを保つことが重要です。

「今日はアレとコレをやろう」、とプランを組み立てて動いてもよいのですが、一日のトレーニングメニューを決めず、気張らずに、何気なく運動していて、「気がついたら結果として積み重ねていた」となるといいですね。

第2章

ひざの痛みをなくすために大切な3つのこと

ひざの痛みをなくす３つのポイント

ふつうに歩いていても、私たちはひざに大きな負担をかけています。痛みを感じるのはこの負担が大きくなったときです。この負担を軽くする歩き方をすることで、ひざの痛みは驚くほど解消されます。大切なポイントは次の３つです。

大切なこと　1

ひざにかかる衝撃をなくすこと

26ページ

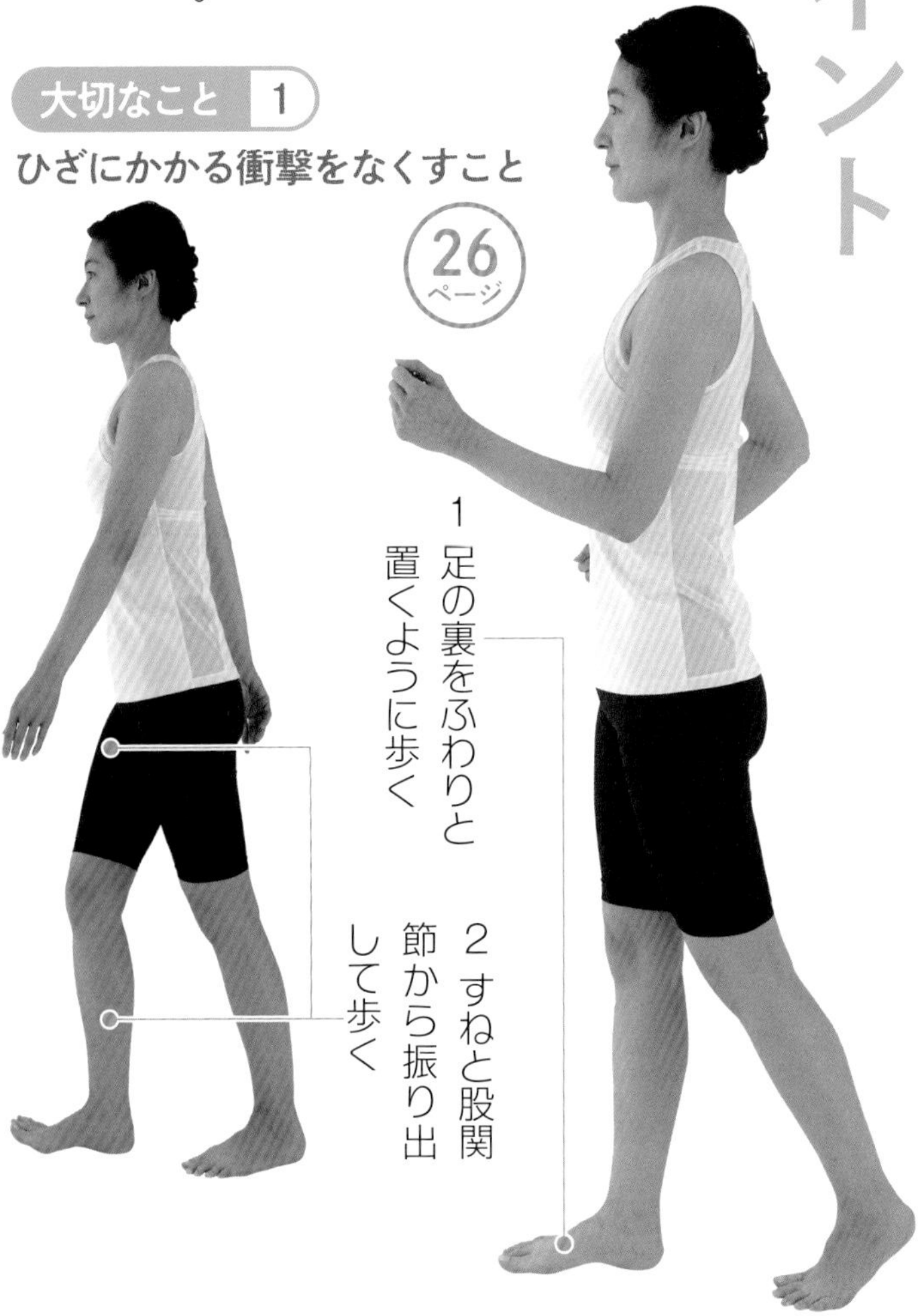

1 足の裏をふわりと置くように歩く
2 すねと股関節から振り出して歩く

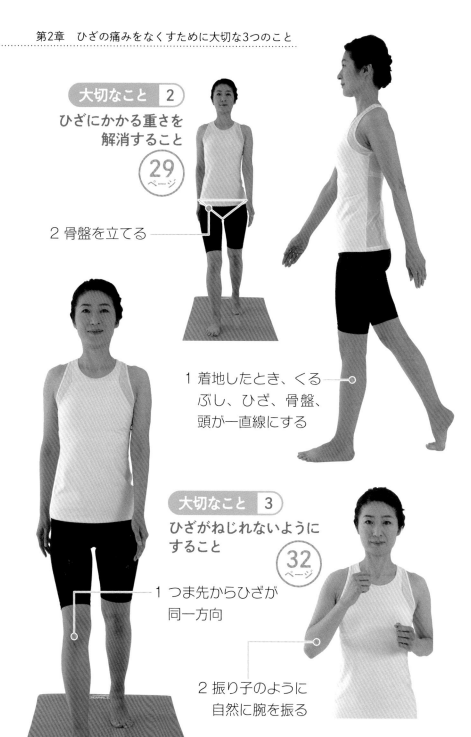

大切なこと 2

ひざにかかる重さを解消すること

29ページ

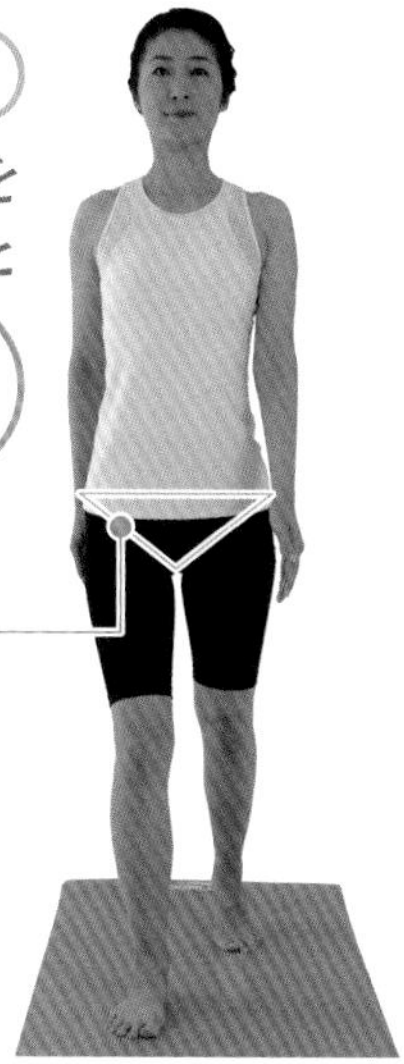

2 骨盤を立てる

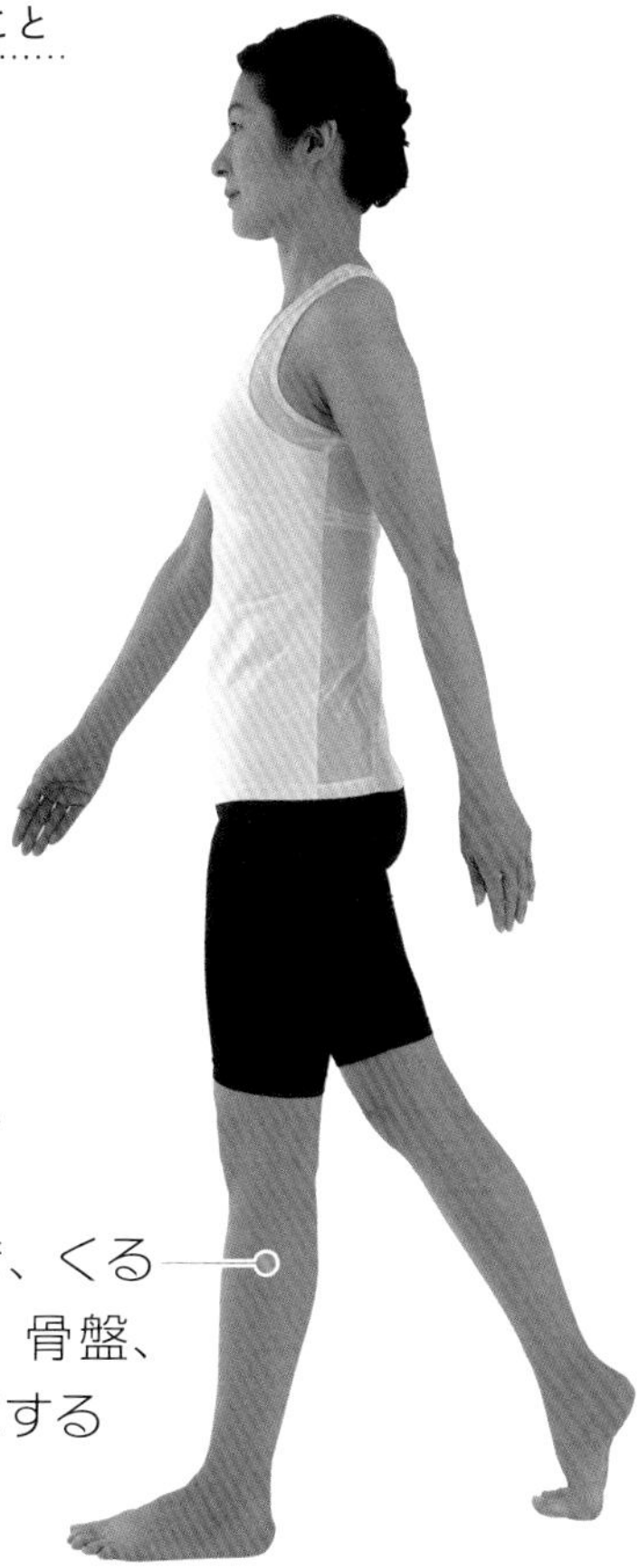

1 着地したとき、くるぶし、ひざ、骨盤、頭が一直線にする

大切なこと 3

ひざがねじれないようにすること

32ページ

1 つま先からひざが同一方向

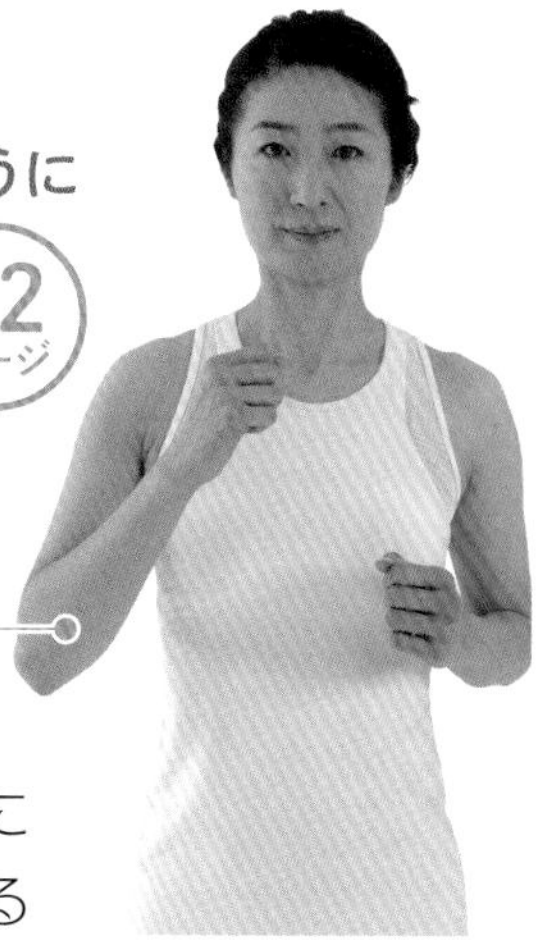

2 振り子のように自然に腕を振る

大切なこと
1

ひざにかかる衝撃をなくすこと

ひざを痛める原因のひとつに、ひざにかかる強い衝撃があります。

日常生活のなかで、起き上がるとき、立ち上がるとき、体の向きを変えるときなど、急にひざに衝撃を与えるとひざが緊張し、痛みが走ります。

特に歩行中は、常にひざに負担をかけている状態なので、必要以上の衝撃が加わると痛みが走ります。

そこで大事なのは、ひざに衝撃を与えない歩き方をすることです。

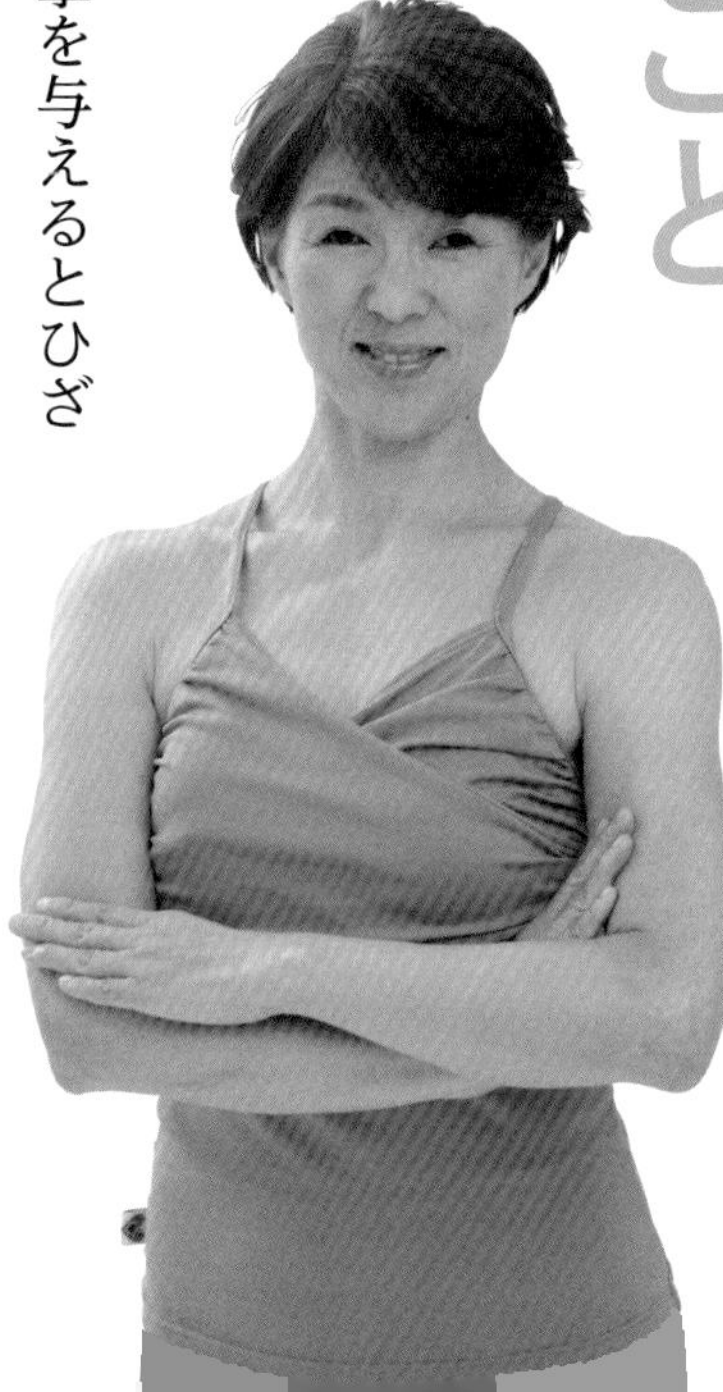

1 足の裏をふわりと置くように歩く

太ももを高く上げると足の裏全体で地面と衝突する歩き方になります。16ページで説明したように、太ももを大きく上げて歩くと、ひざへの衝撃が大きくなります。加えて、かかとの一部で接地するとひざへの負担が大きくなるので、足裏をふわりとおくことで地面からの衝撃を吸収します。

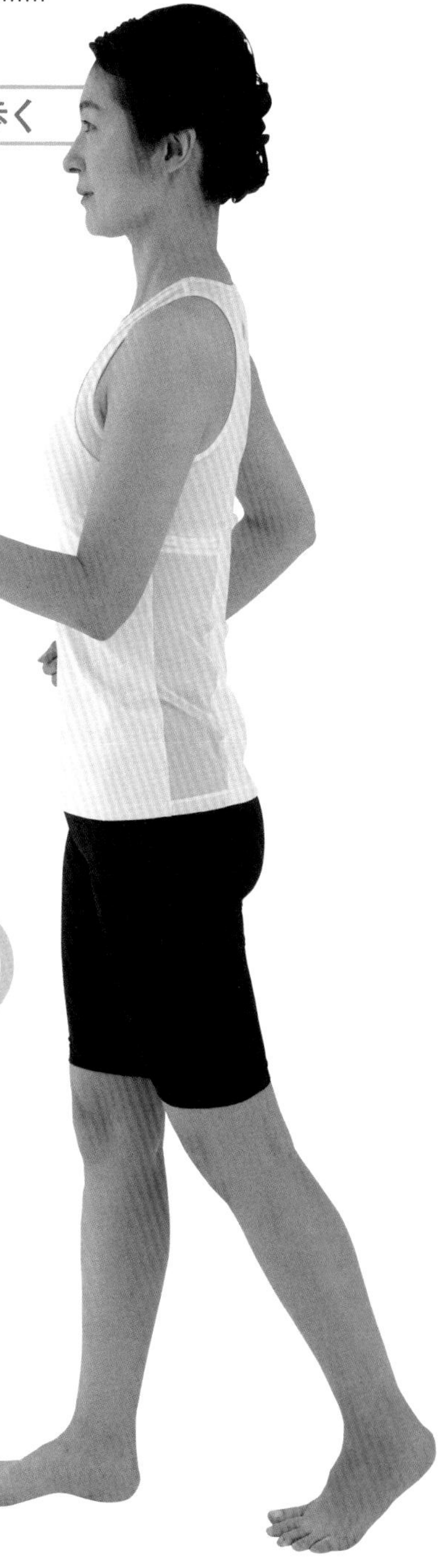

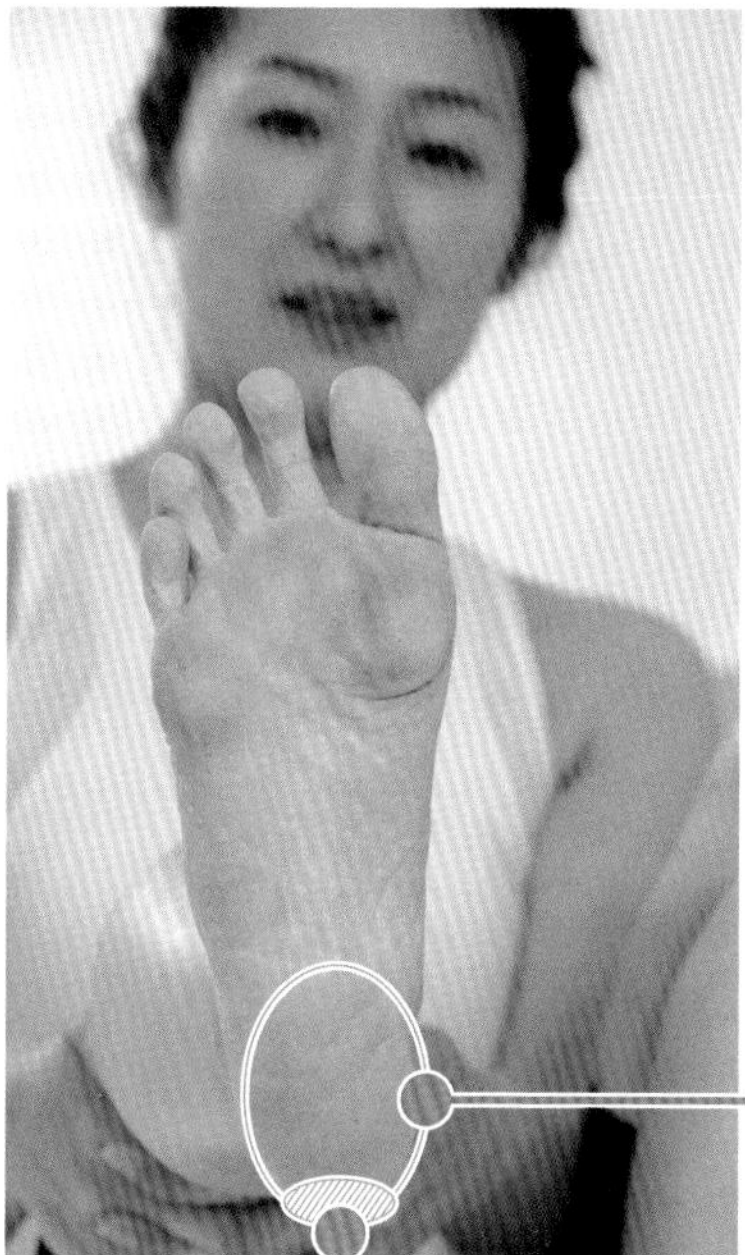
○
かかと全体で着地する
×
かかとの一部で着地する

2 すねで歩く

ひざの裏を突っ張ってしまい、かかとから強く接地してしまうことでひざの関節に衝撃がかかります。

すねが地面と垂直になるように股関節から振り出します。

ひざの下にすねがあることで、衝撃を吸収することができます。

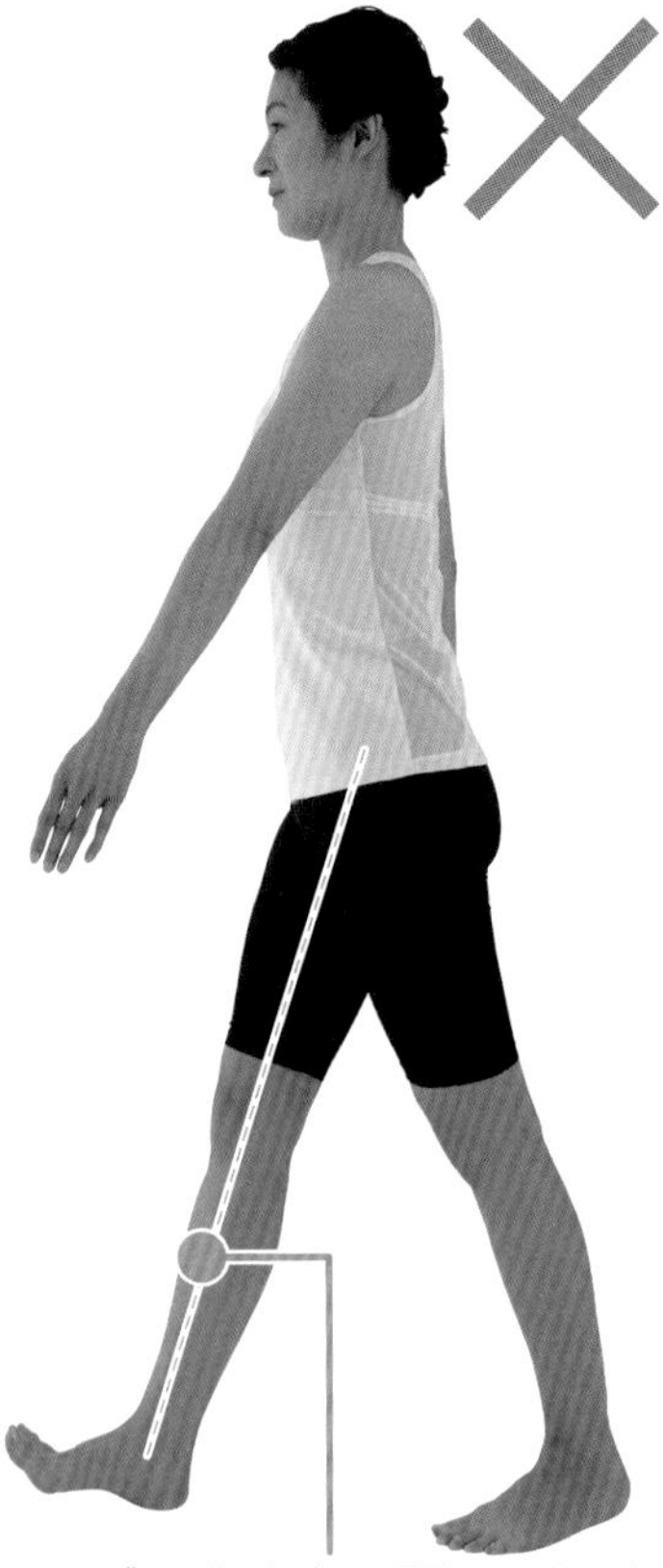
×
ひざの裏を突っ張ってしまうと、ひざの下にすねがなくかかと直結となる

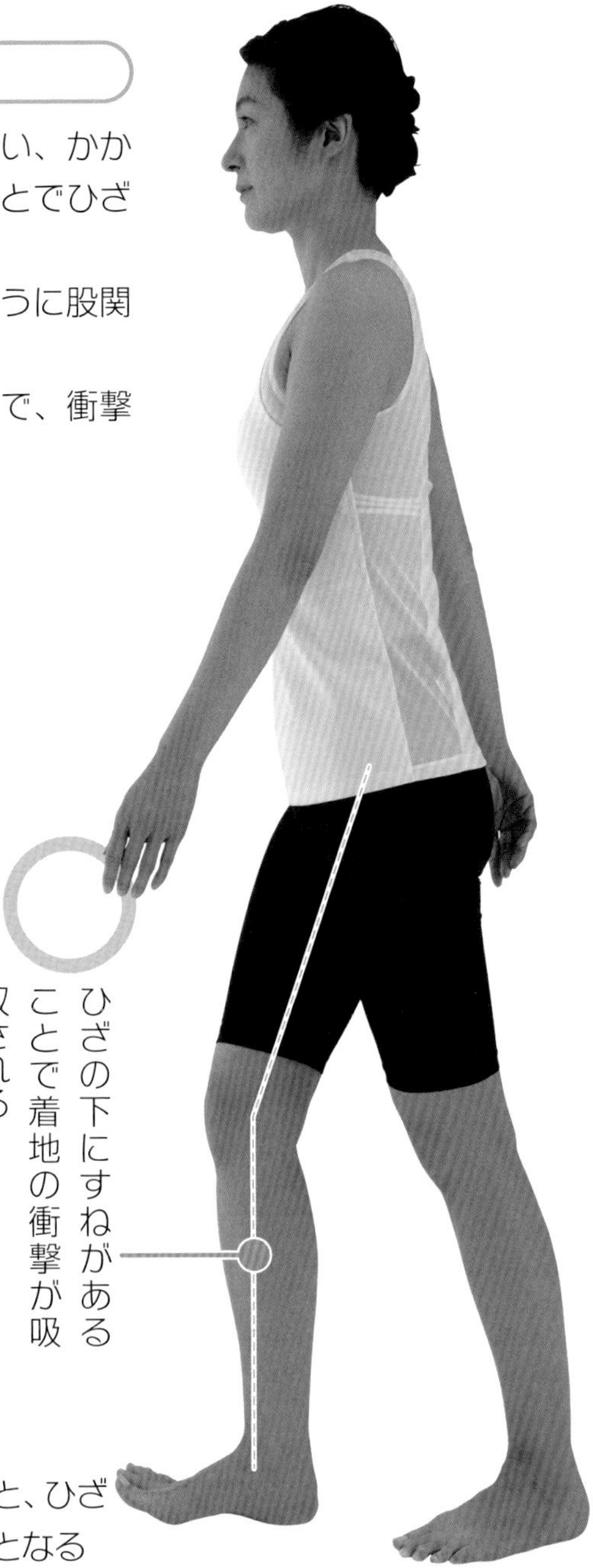
○
ひざの下にすねがあることで着地の衝撃が吸収される

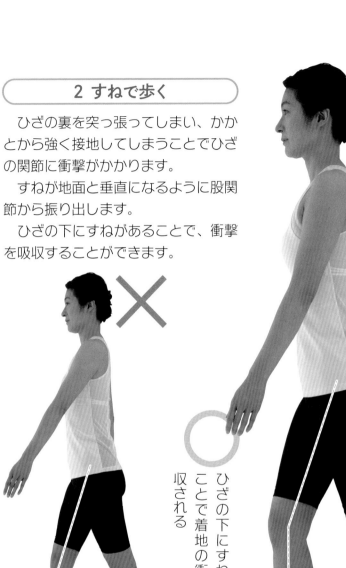

大切なこと 2

ひざにかかる重さを解消すること

私たちが日常生活で、立つ、座る、歩くなどの動作をスムーズにできるのは、ひざの関節が正常に機能しているからです。

歩き方でひざにかかる重さは変わってきます。

人が歩く場合には体重の2～3倍もの重さがひざにかかっています。

その負担を最小限にするのがスムーズな重心移動です。

姿勢や体の動き次第でひざにかかる荷重も変わります。

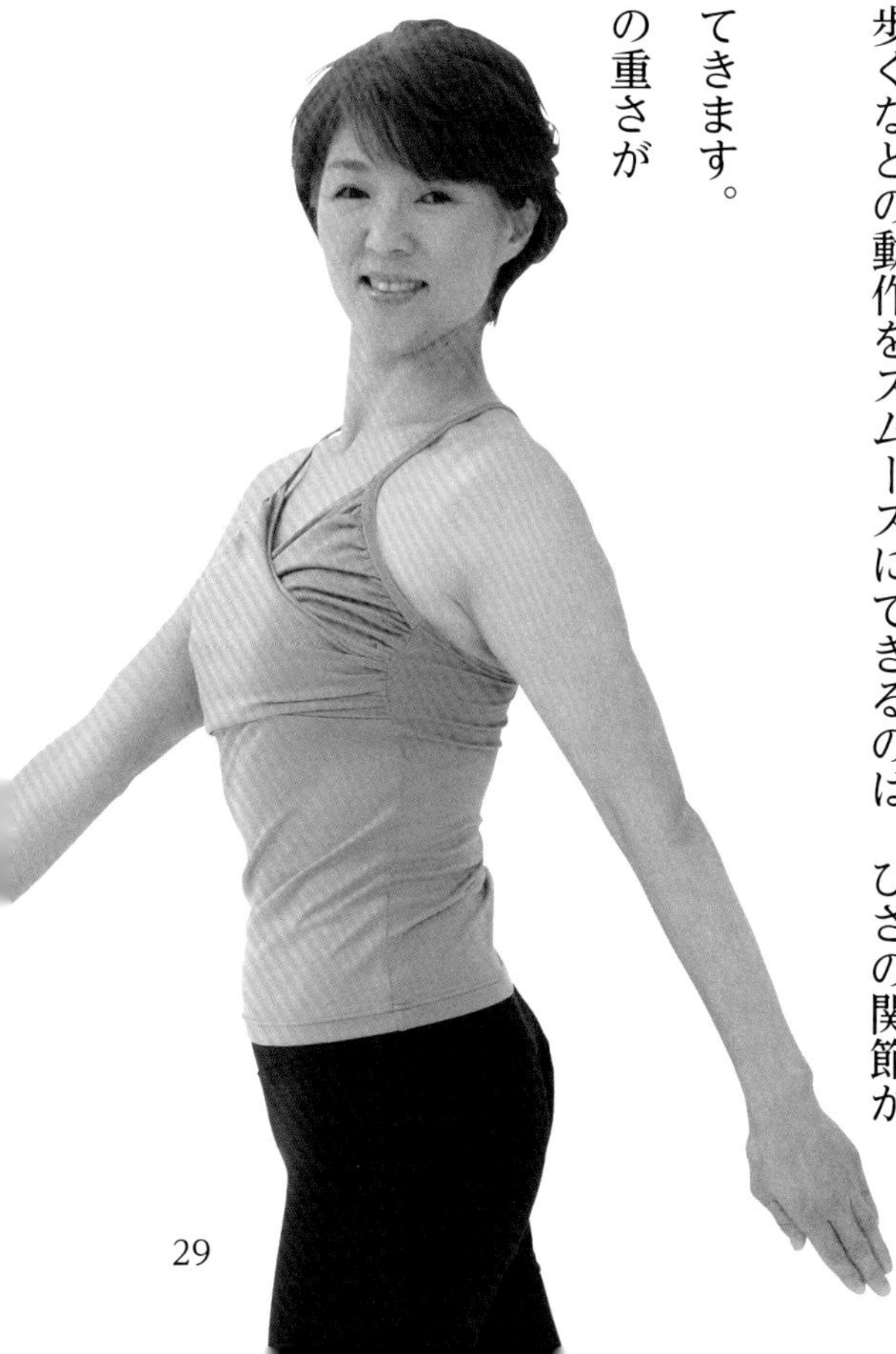

1 着地したとき、くるぶし、ひざ、骨盤、頭が一直線にする

着地したときに、背中が丸くなったり反ったりすることで、重心バランスが崩れ、ひざにかかる重さが大きくなります。

振り出した足が着地したとき、くるぶし、ひざ、骨盤、頭が一直線になるようにします。

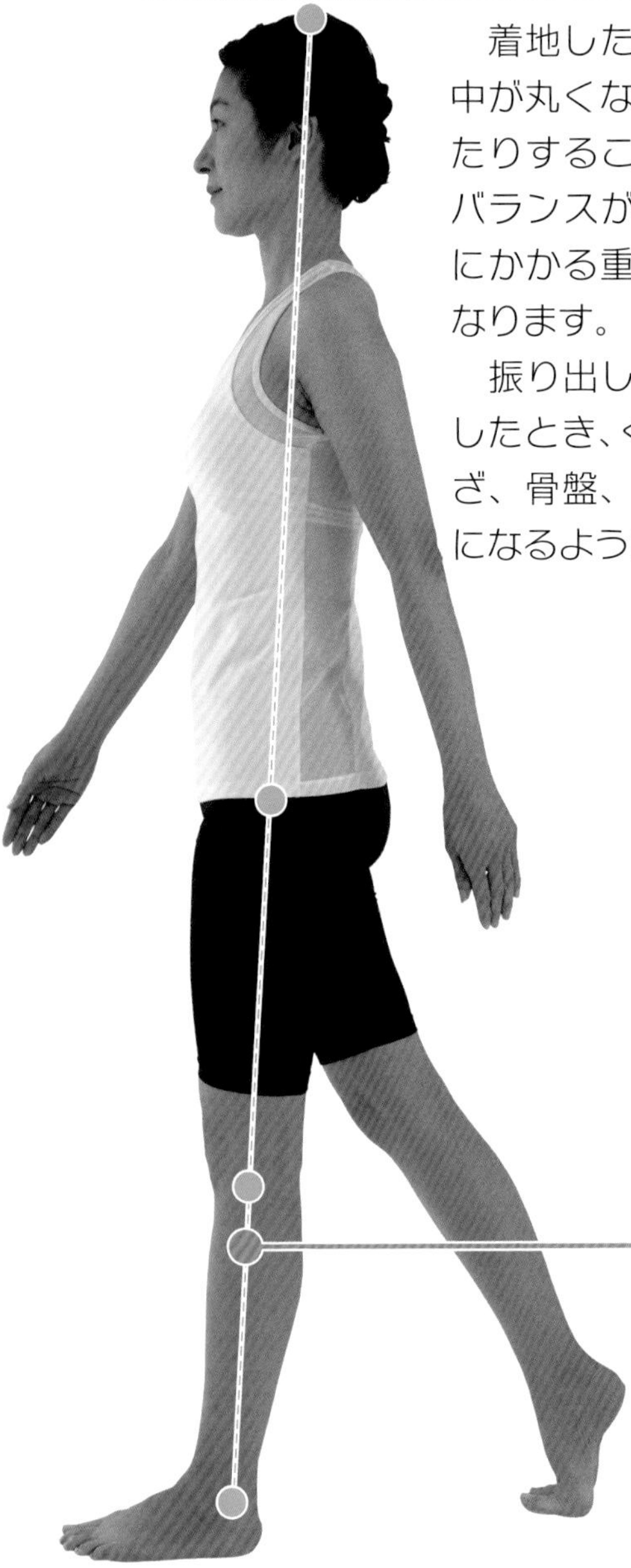

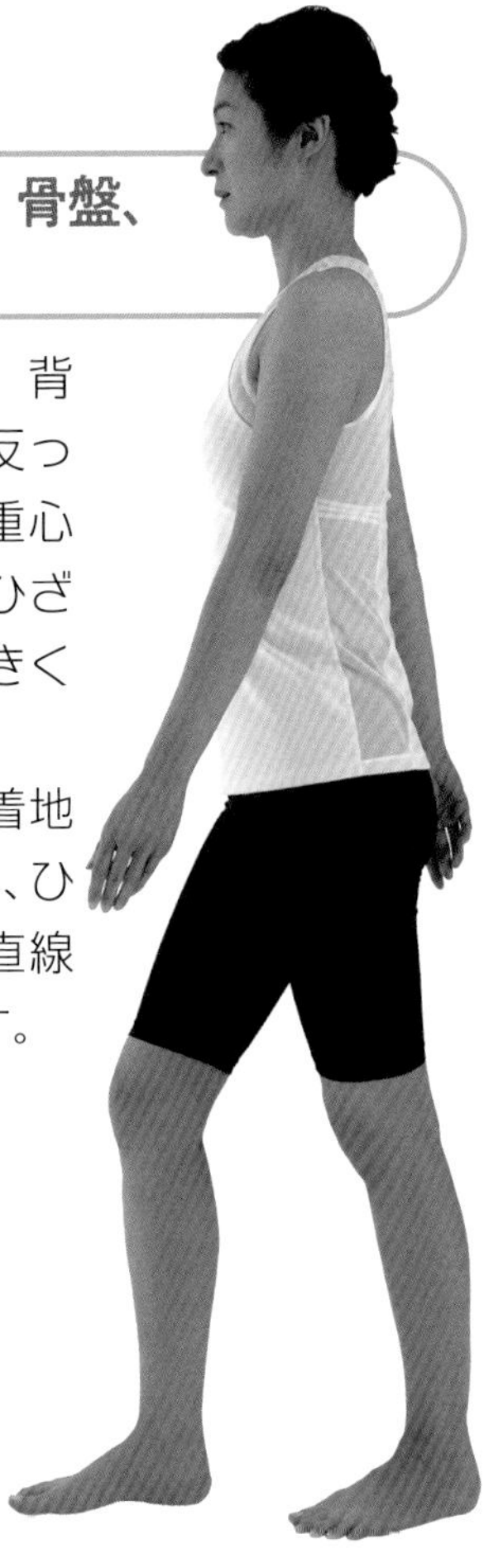

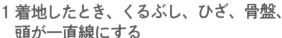

2 骨盤を立てる

体の基準となる股関節の核となる「骨盤」が前へ倒れると、ひざは内側へ引っ張られ、ねじれてしまいます。

恥骨と左右の腰骨の３点を結ぶ逆三角形が床に対して垂直にして骨盤をたて、骨盤の本来あるべき位置（ニュートラルポジション）にしましょう。

●良い姿勢

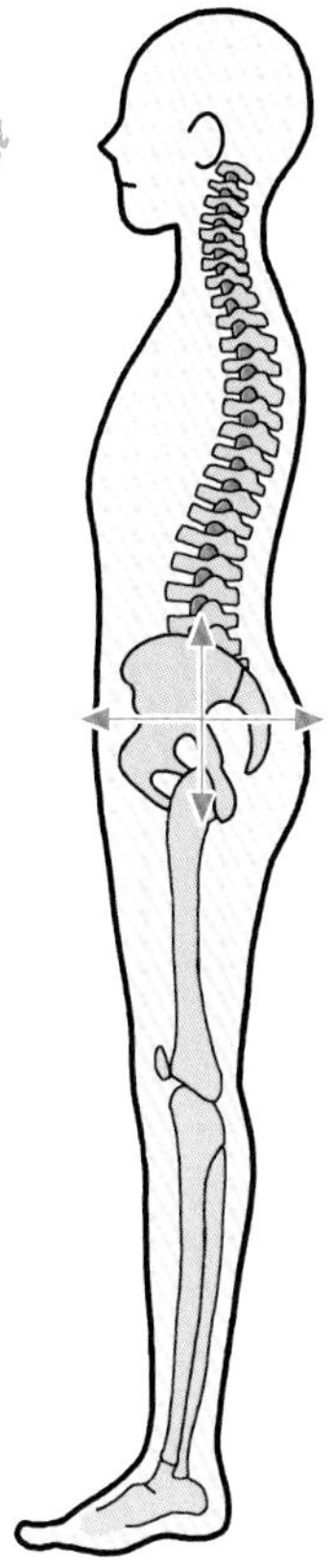

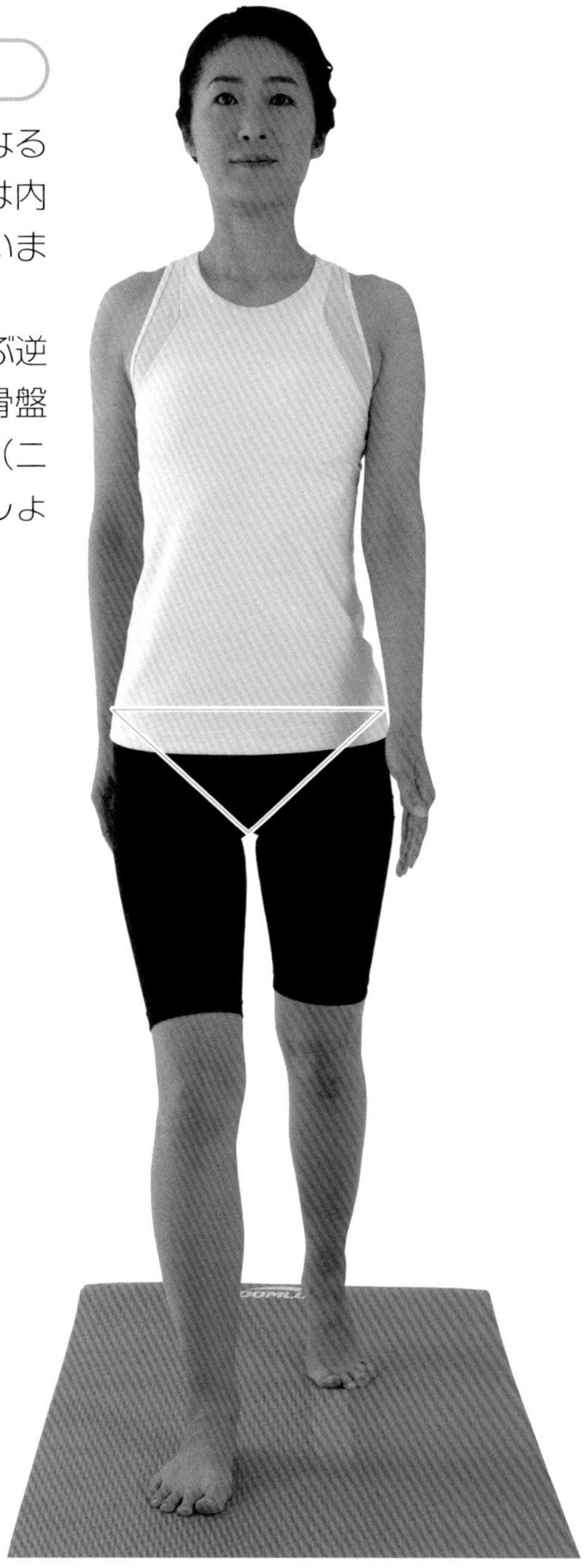

大切なこと
3

ひざがねじれないようにすること

「ひざ」は体の基準となる股関節と、末端で体を支える足関節の中間にあるため、それぞれの関節から「ねじれ」の影響を受けやすい関節です。

つま先とひざは同じ方向を向いていなければならないのですが、姿勢や歩き方のクセなどのさまざまな要因からねじれという負荷がかかり、それがくり返され限界を超えてしまうことにより痛みに変わってしまうのです。

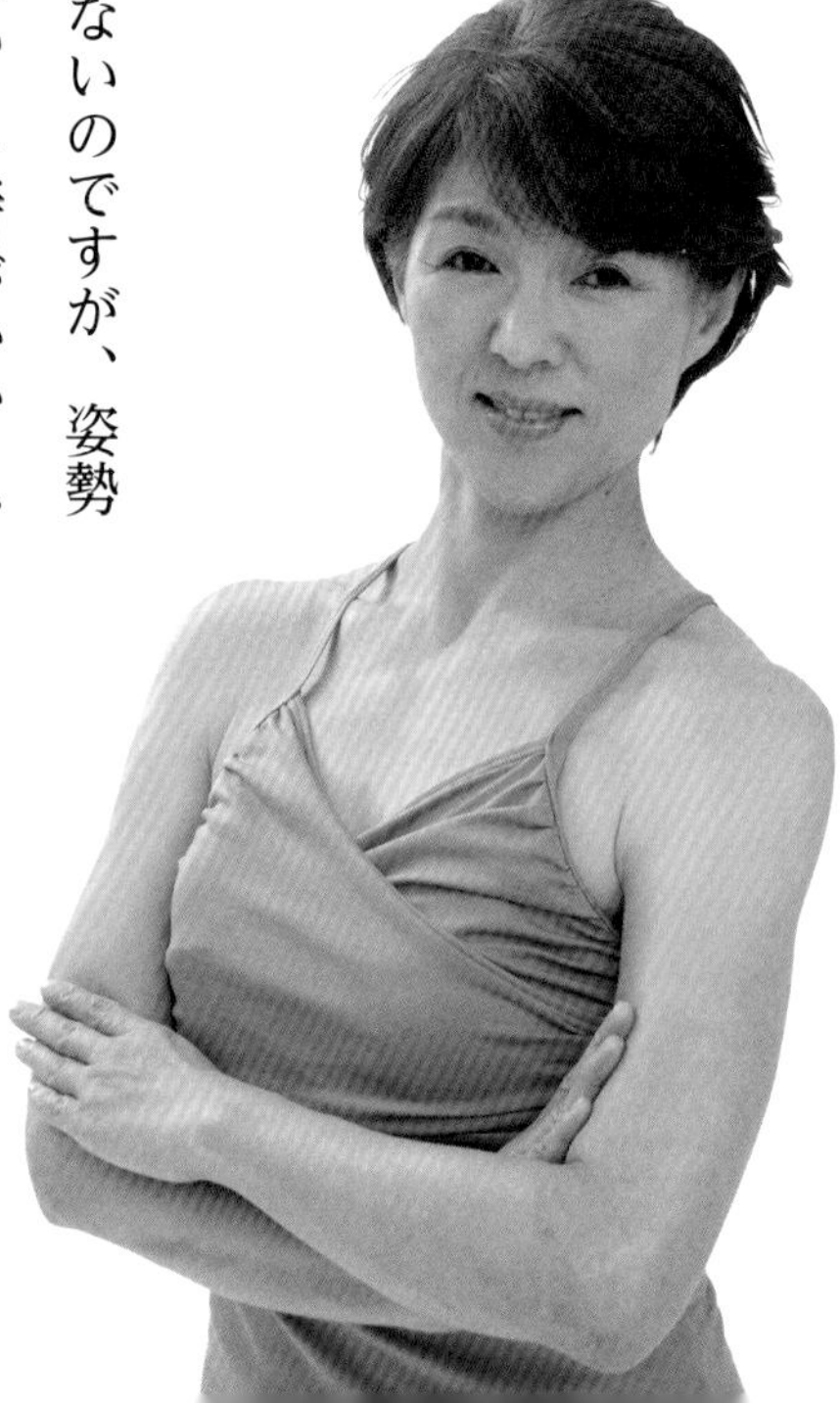

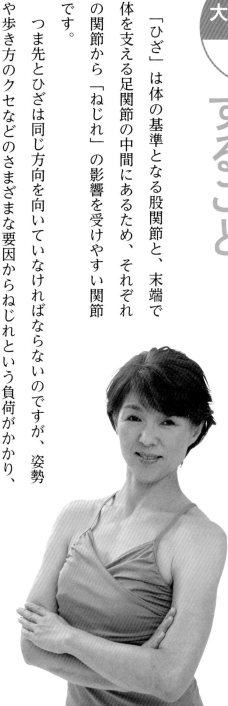

1 つま先からひざが同一方向

ひざ頭が、足の人差し指の方に向いているようにしましょう。

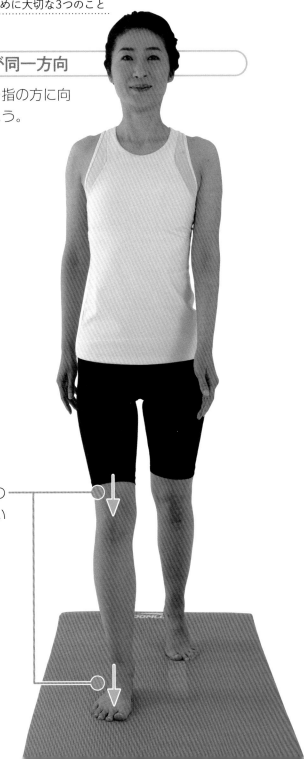

ひざ頭の向き方が、足の人差し指（第2趾）に向いている

2 振り子のように自然に腕を振る

卵1個分が入るくらい脇の下を開け、両腕を下げず、ひじが骨盤の上方を通るように腕を振ります。体の前で交差させるように、振り子のように自然に振ります。

手は親指が軽く人差し指の側面に触れ、親指の爪が上向きになるように「カップ状に」ゆるく握ります。

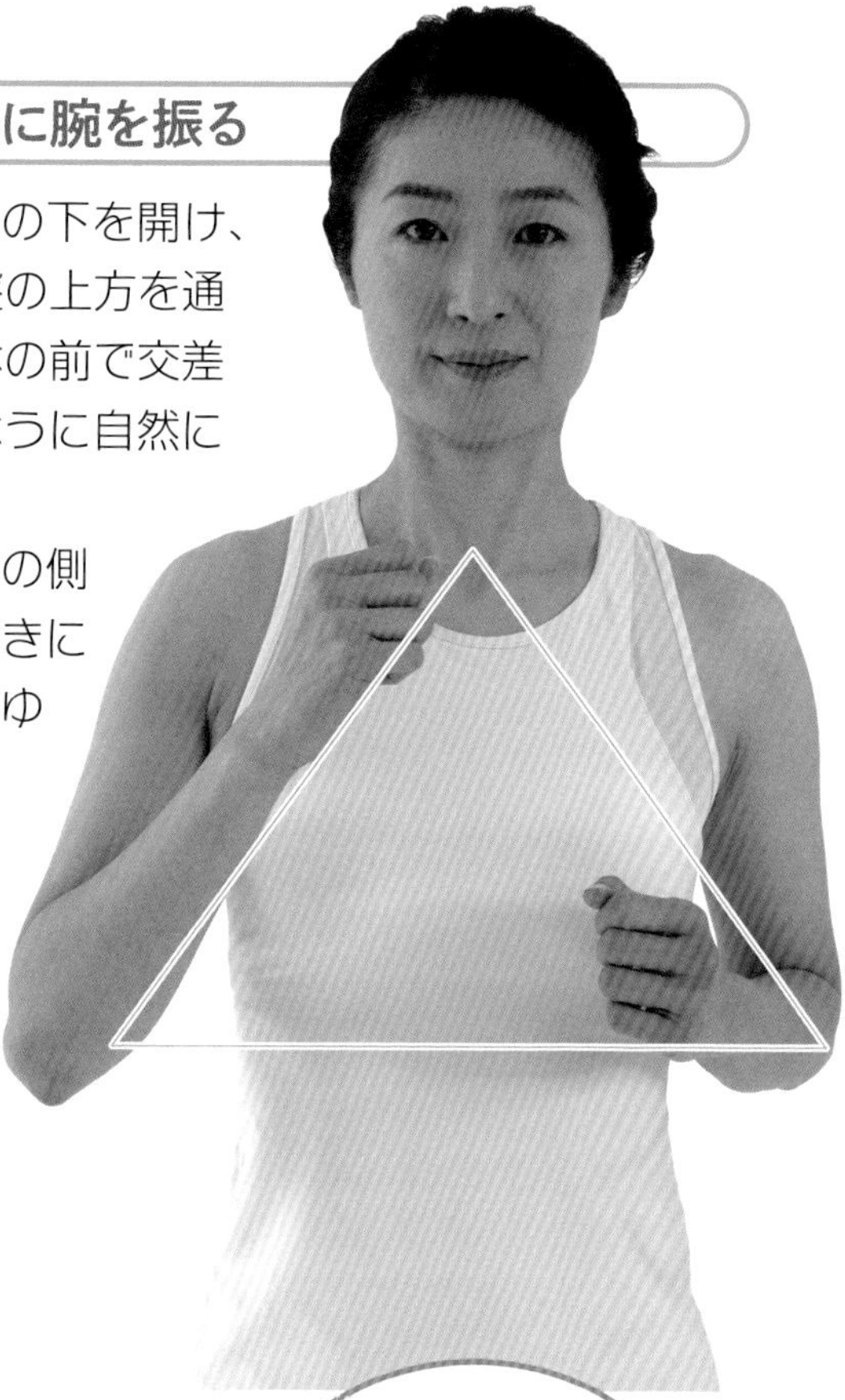

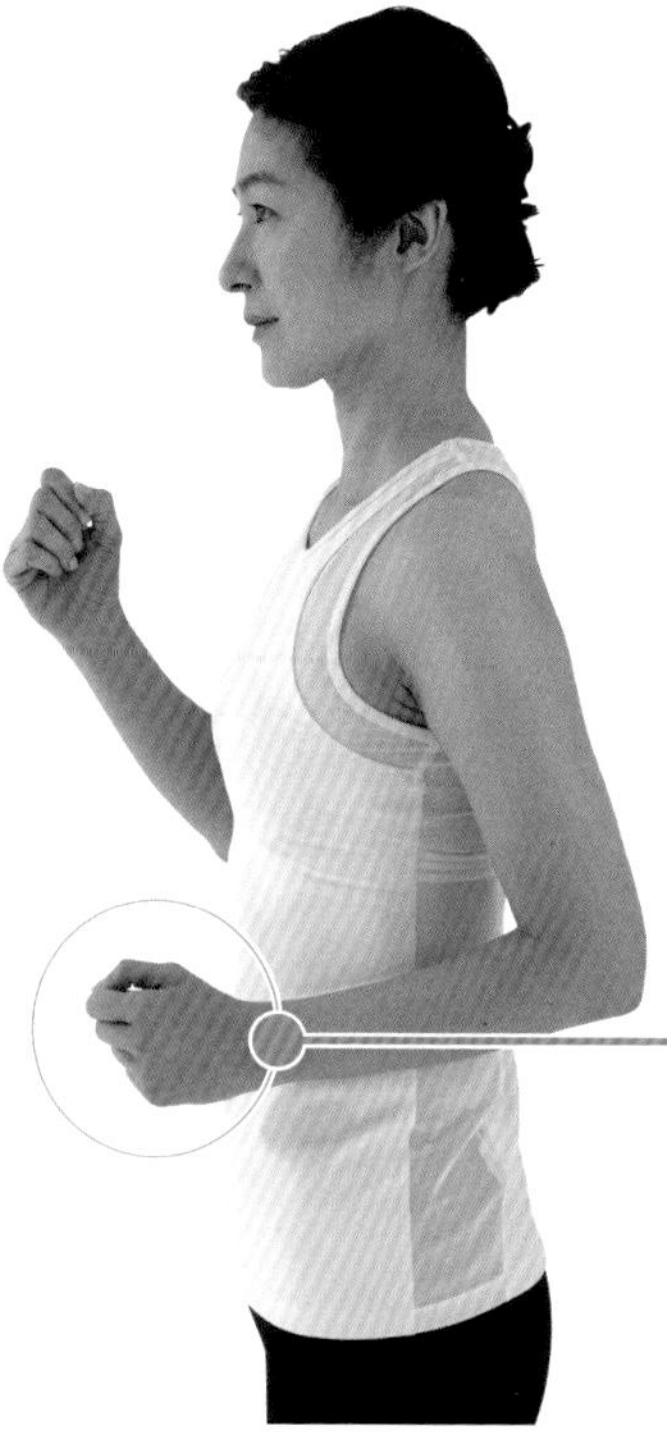

手とひじ、反対の手で三角形をつくるのを意識して腕を振る

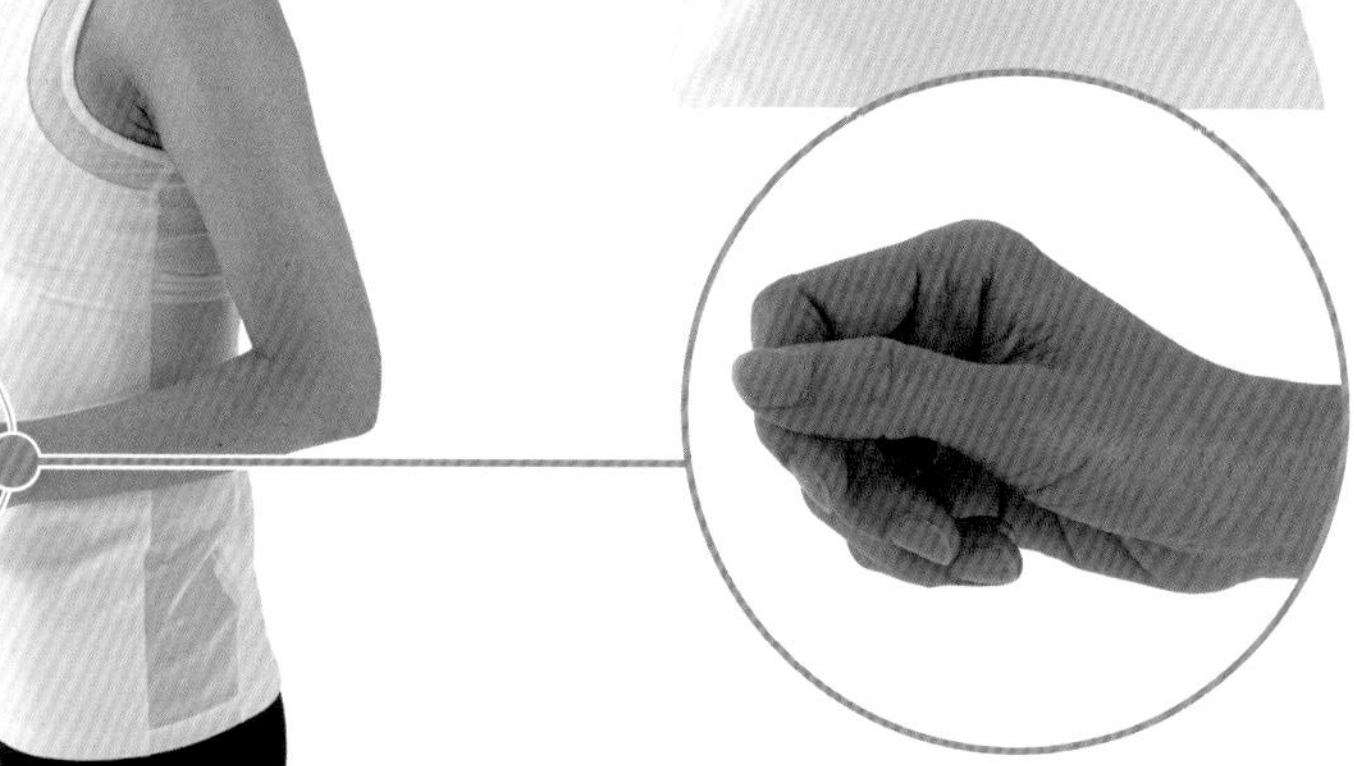

手の握り方は握りしめずに、手のひらに空間ができるくらいに

第3章

ひざにかかる衝撃に強くなる体操

ひざにかかる衝撃に強くなるのはこんな体操

ひざにかかる衝撃をなくすには股関節の機能を向上させ、かかとへの負担を減らす体操が有効です。

まず、歩くことを想像してみてください。どこから脚を振り出せば衝撃を軽くすることができるのでしょうか。答えは「股関節」と「すね」です。

股関節とすねを同時に振り出し、すねを地面と垂直になるように接地します。

この章でご紹介している「**弓引きなんば歩き**」は弓を引く動きに合わせて股関節が前方へ推し振られ、すねが自然にでることが習得できるようになっています。

そして、股関節の機能を良くするためには連動して動くお尻の筋肉が重要です。

お尻の筋肉が強くなければ足を前へ出す力が発揮できません。「**本を頭にのせて後ろ歩き**」や「**1・2・3・4で、お尻アップトレーニング**」でお尻の機能を上げましょう。

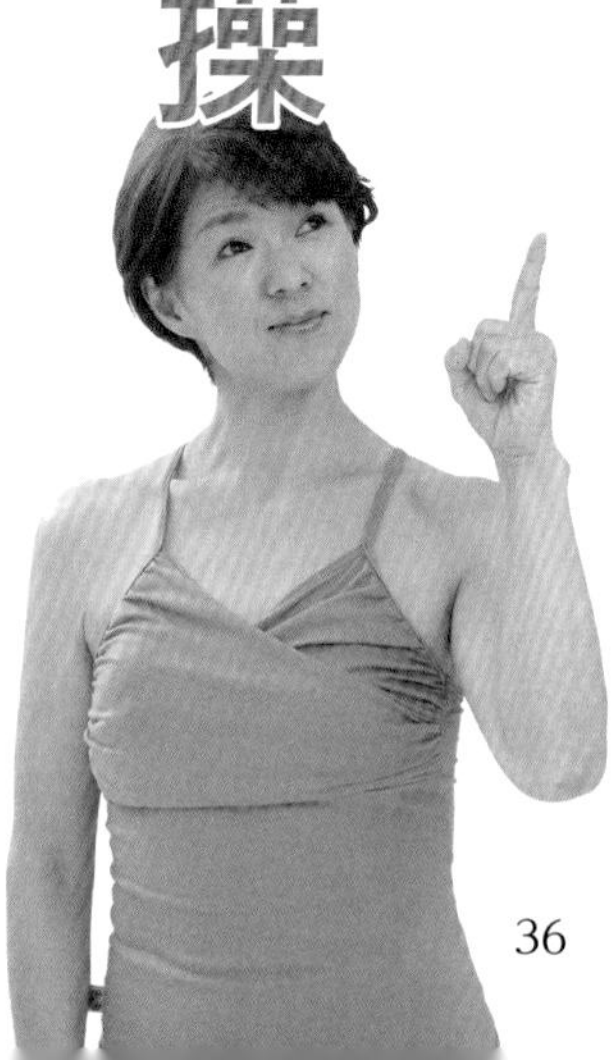

接地する際のかかとへの負担を減らし、ひざへの衝撃を減らすためにすねの筋力をあげる必要があります。すねの筋肉は、足の甲や足の裏を通り足の指先までつながっており、足の指を自由自在に動かしています。歩くとき、かかとへの衝撃が直接ひざに伝わってしまわないように、かかとが接地する瞬間にすねの筋肉が地面からの衝撃を吸収し太ももへつなげて、できるだけ広い面積で分散させているのです。

●足部の外在筋（前側）

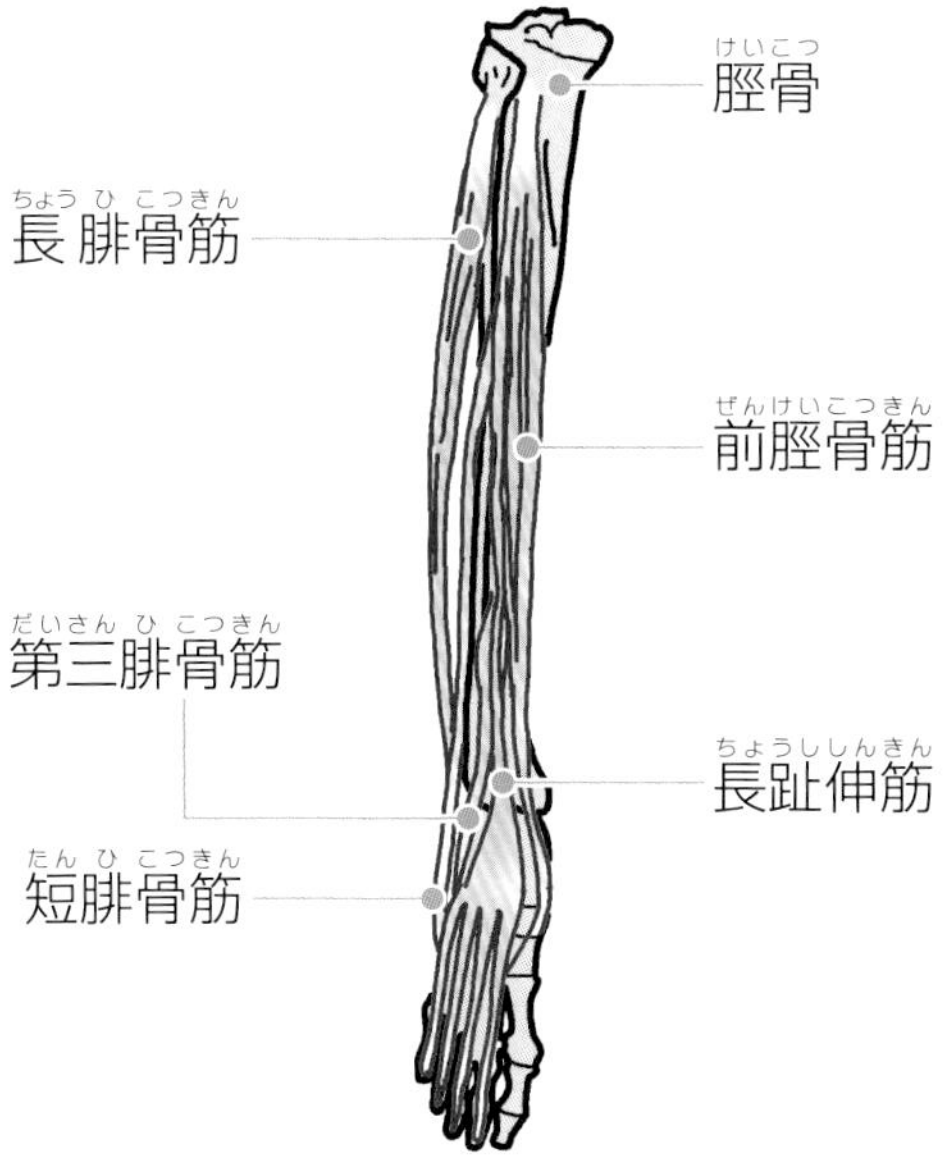
脛骨《けいこつ》
長腓骨筋《ちょうひこつきん》
前脛骨筋《ぜんけいこつきん》
第三腓骨筋《だいさんひこつきん》
長趾伸筋《ちょうししんきん》
短腓骨筋《たんひこつきん》

これらのことから、すねの筋肉を柔らかくすると同時に、すねの筋肉の機能を上げましょう。「**土踏まずを鍛えるスリッパ歩き**」や、「**タオルつかみバランス**」「**ピアノ体操**」は足の指を動かすことですねの筋肉を強化します。また、すねの筋肉が硬くなると同時に足首も硬くなるので、「**足首を柔らかくする運動**」や「**足指はさみでグーパー**」「**タオルグーパー**」で併せて改善しましょう。

1

弓引きなんば歩き

難易度
3
左右
10回

「なんば歩き」とは右足と右手、左足と左手を一緒に出す歌舞伎などでよく見られる伝統的な日本人の歩き方です。

重心を低くし、腰をぐっと前へ出すなんば歩きが身につけば、ひざにかかる衝撃を減らすことができます。

とはいえ、左右同じ側の手足を同時に出す歩き方は現代人にとってなじみがないため、弓をひく動作を取り入れた「弓引きなんば歩き」という方法で脚の振り出し方をマスターしましょう。

弓を引こうとするときに腰をぐっと前へ出して脚を踏み出します。

このとき、脚が自然とスッと前へ出る感覚がわかってくると理想的です。

1 肩幅に脚を開く

ひじを曲げて軽く脇をしめます。

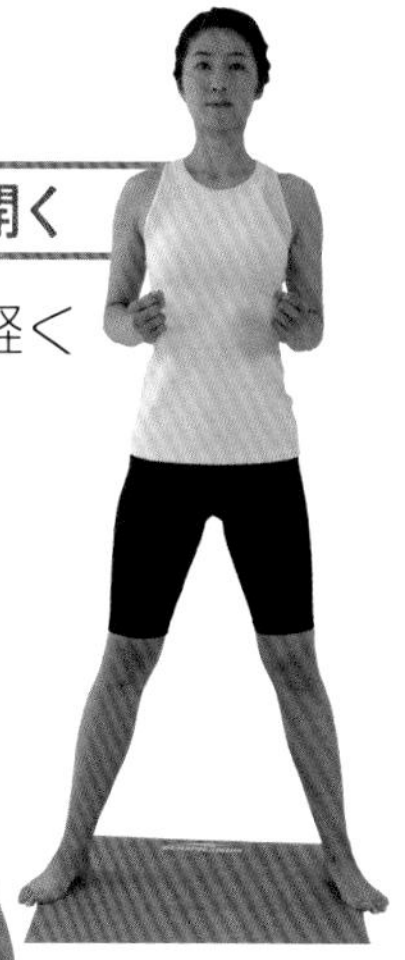

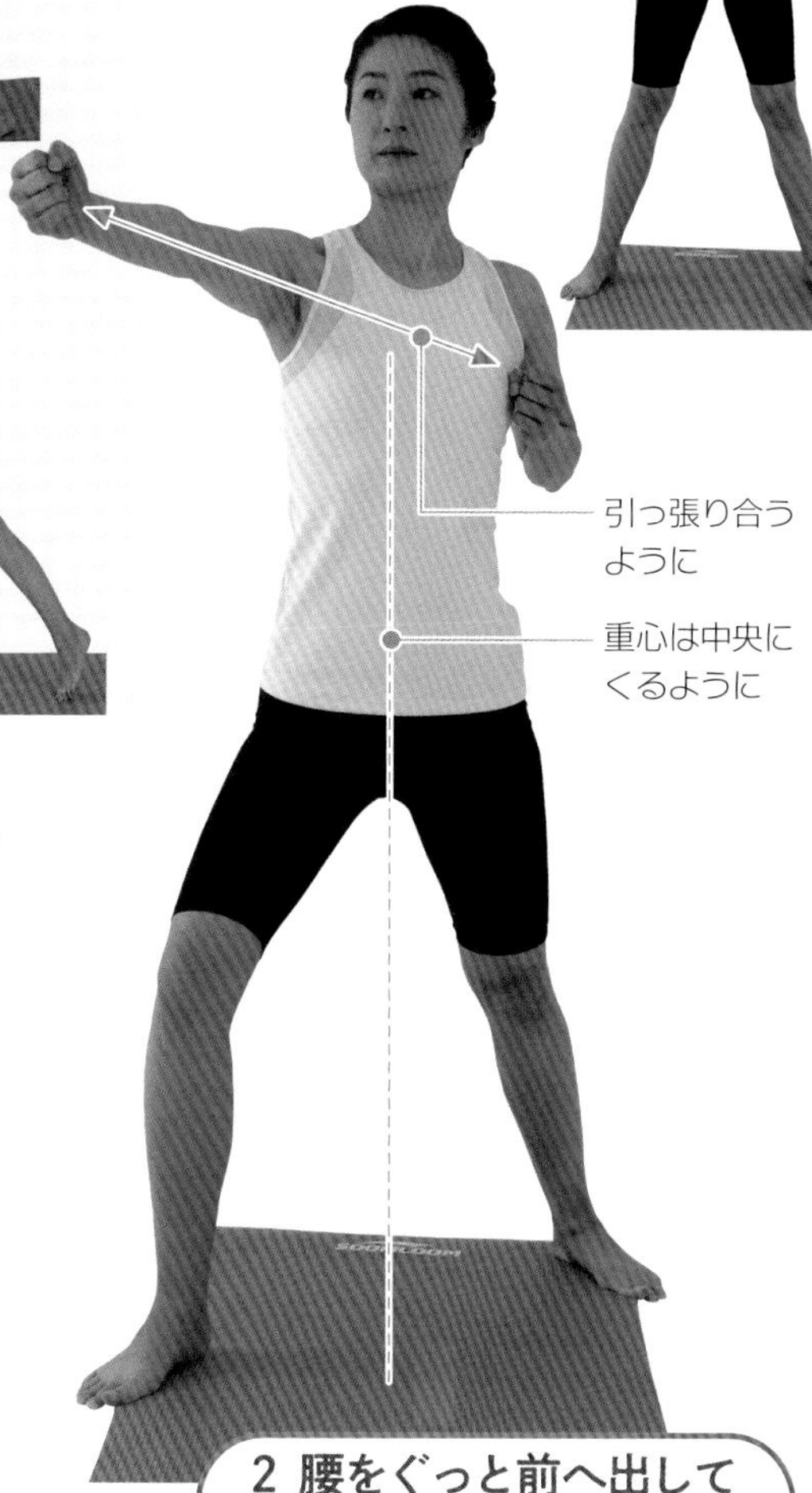
引っ張り合うように
重心は中央にくるように

2 腰をぐっと前へ出して腕を伸ばす

つま先とひざを同じ方向にしてつま先から脚を出します。

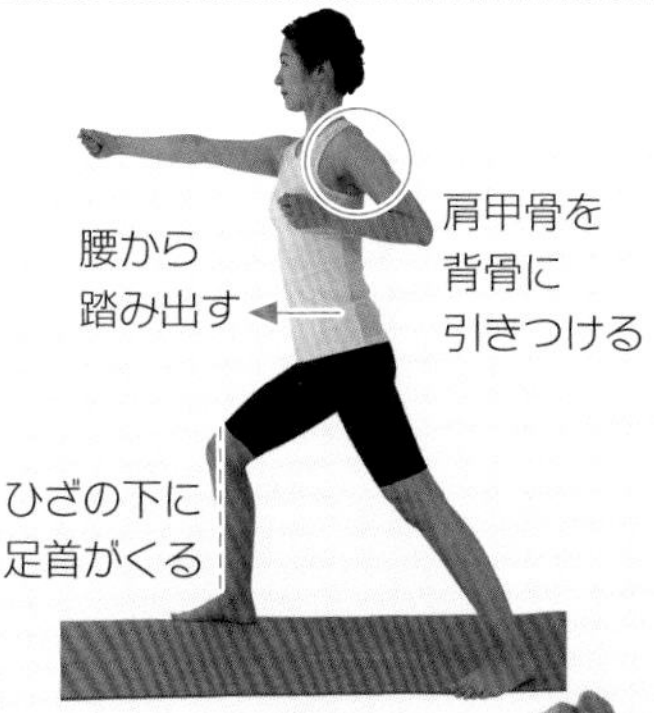
腰から踏み出す
肩甲骨を背骨に引きつける
ひざの下に足首がくる

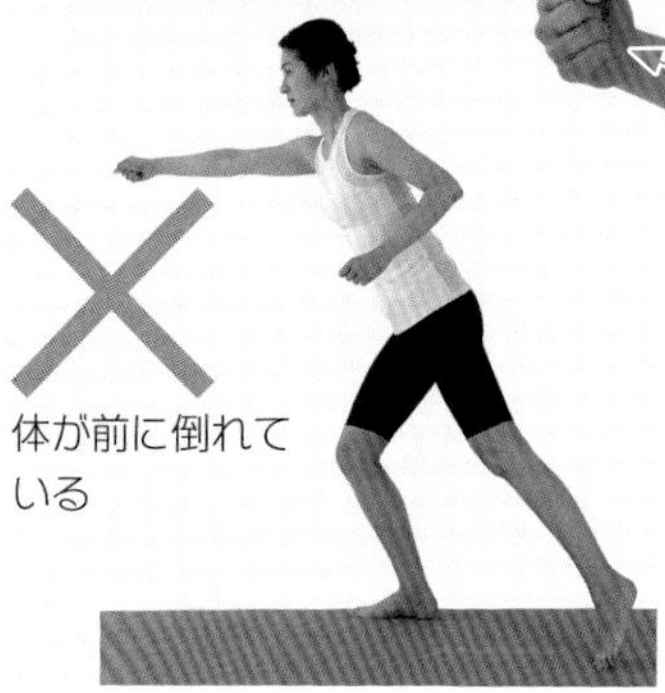
体が前に倒れている

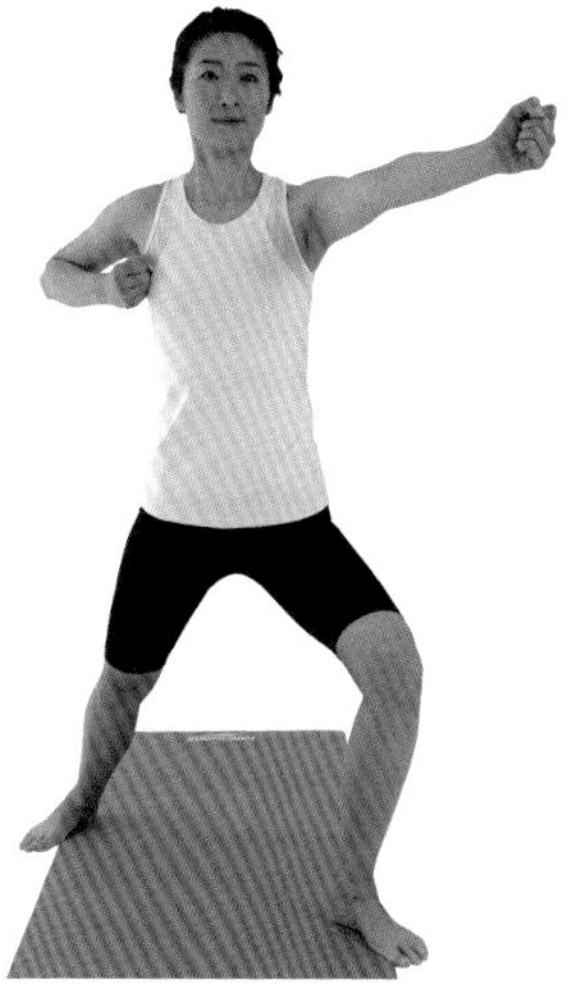

3 左右交互で行う

反対も同様に行います。

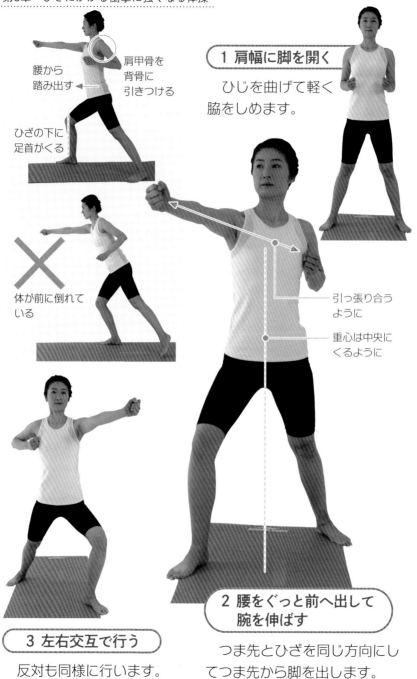

2

土踏まずを鍛えるスリッパ歩き

難易度
2
左右
4歩×5回

足裏のアーチを保ち、ひざへの衝撃を解消するトレーニングです。

足裏の機能を鍛えることによりひざへの負担を減らします。

足は28個の骨が組み合わさってアーチ状になっています。

このアーチが体重を支え、衝撃を吸収しています。

足裏のアーチが崩れないようにするためには、足の指を動かすことでしか鍛えることができません。

スリッパを履いて、パタパタと音をたてないように歩いてみましょう。

足の指に力を入れると足の裏に力が伝わり、「土踏まず」がぐっと高くなり、スリッパがくっつくようになります。

1 スリッパを履く

自分の足のサイズにあったスリッパを履きましょう。

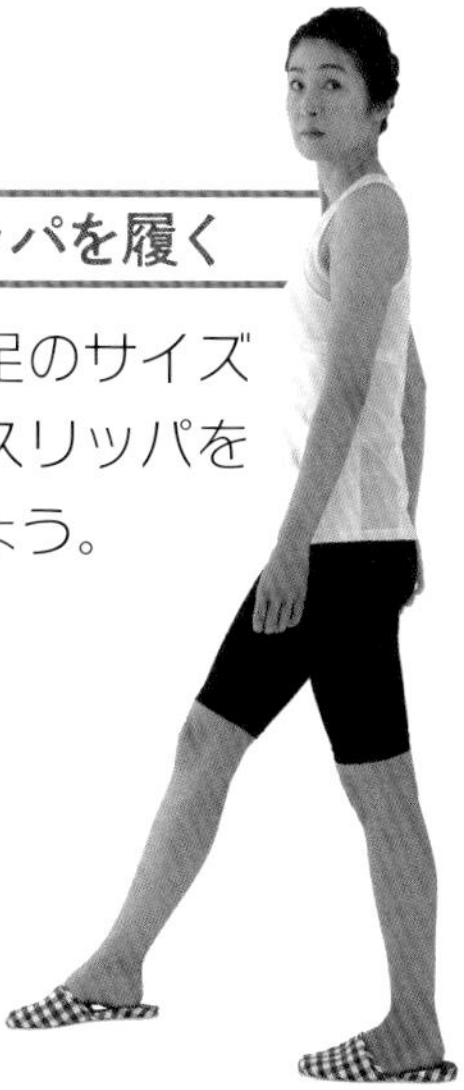

2 足を振り出す

足を振り出すときに足裏でスリッパを引きつけるようにします。

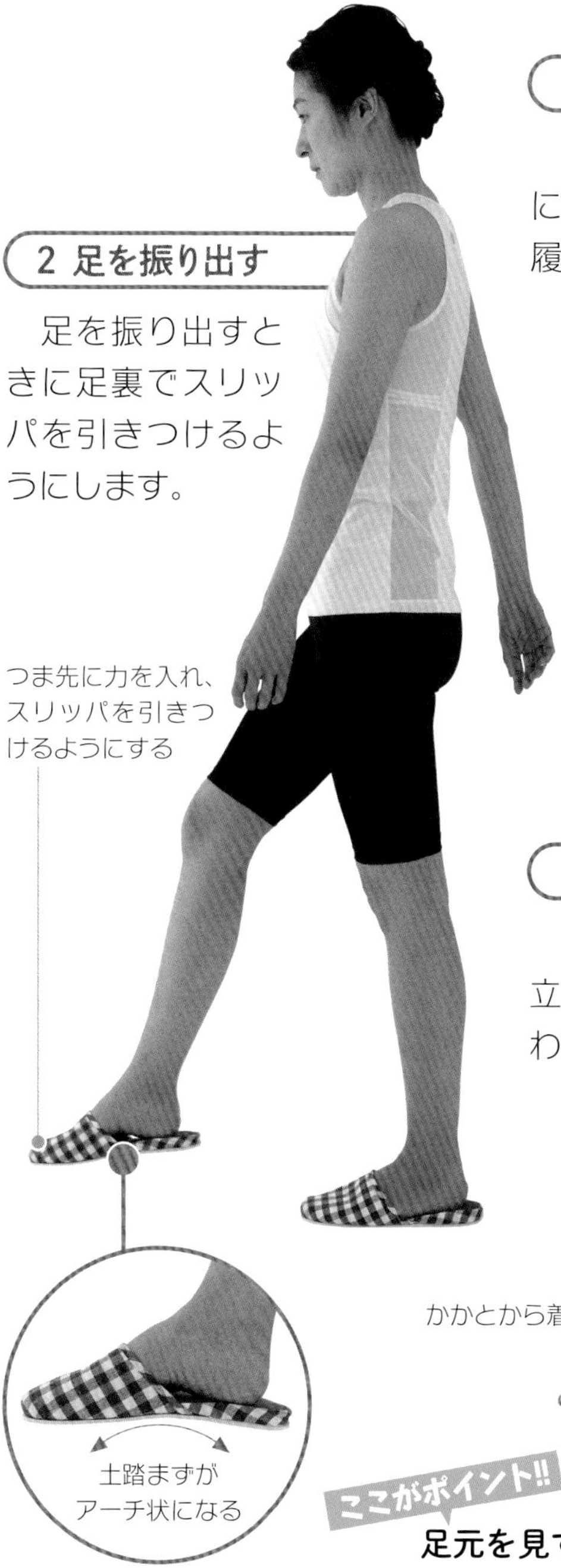
つま先に力を入れ、スリッパを引きつけるようにする
土踏まずがアーチ状になる

3 かかとからおく

かかとから（音を立てないように）ふわりと着地します。

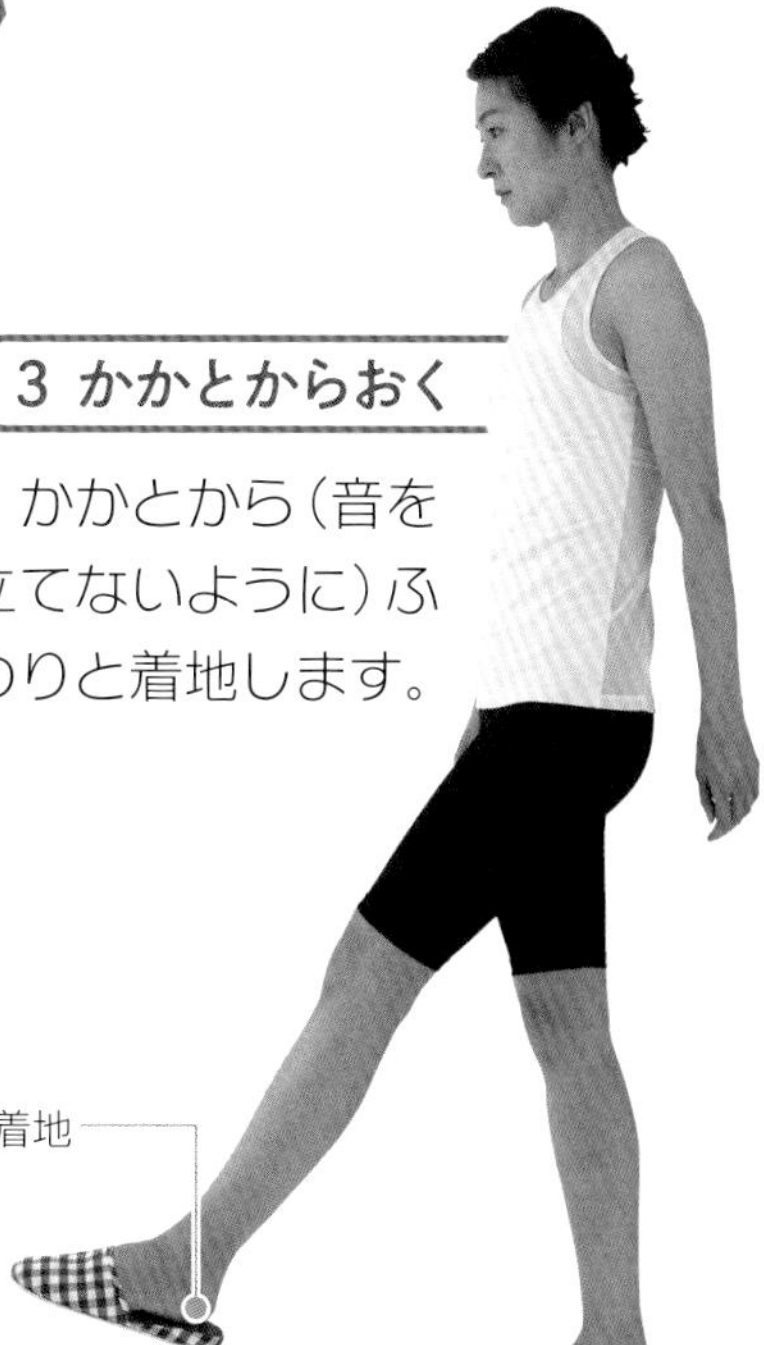
かかとから着地

ここがポイント!!

足元を見すぎないようにしましょう。

3 本を頭にのせて後ろ歩き

難易度 3
左右 4歩×5回

後ろ歩きで、眠った筋肉（太ももの裏）を目覚めさせる運動です。

普段、歩いているときは太ももの前側にある大腿四頭筋《だいたいしとうきん》を主に使っていて、太ももの裏側はほとんど使えていません。

後ろ歩きでもっとも重要なことは、足裏のアーチを使ってかかとをゆっくりつけることです。これができていないと太ももの裏側を使うことができません。

後ろ歩きは後ろの方向へ進むことばかり意識してしまいがちですが、頭の上へ本をのせることで体幹を安定させ、身体を引き上げるイメージで歩きましょう。

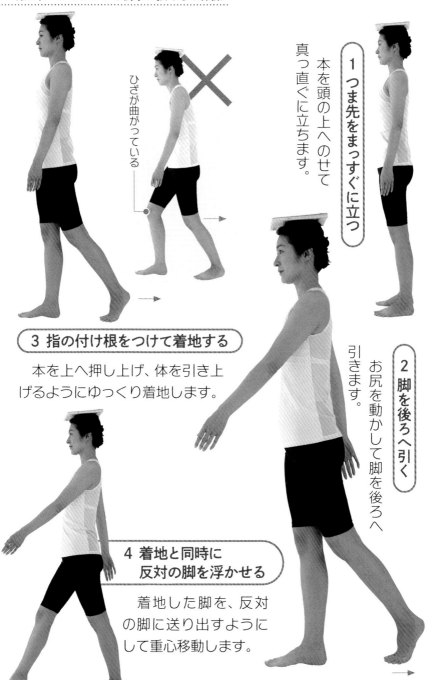

1 つま先をまっすぐに立つ

本を頭の上へのせて真っ直ぐに立ちます。

2 脚を後ろへ引く

お尻を動かして脚を後ろへ引きます。

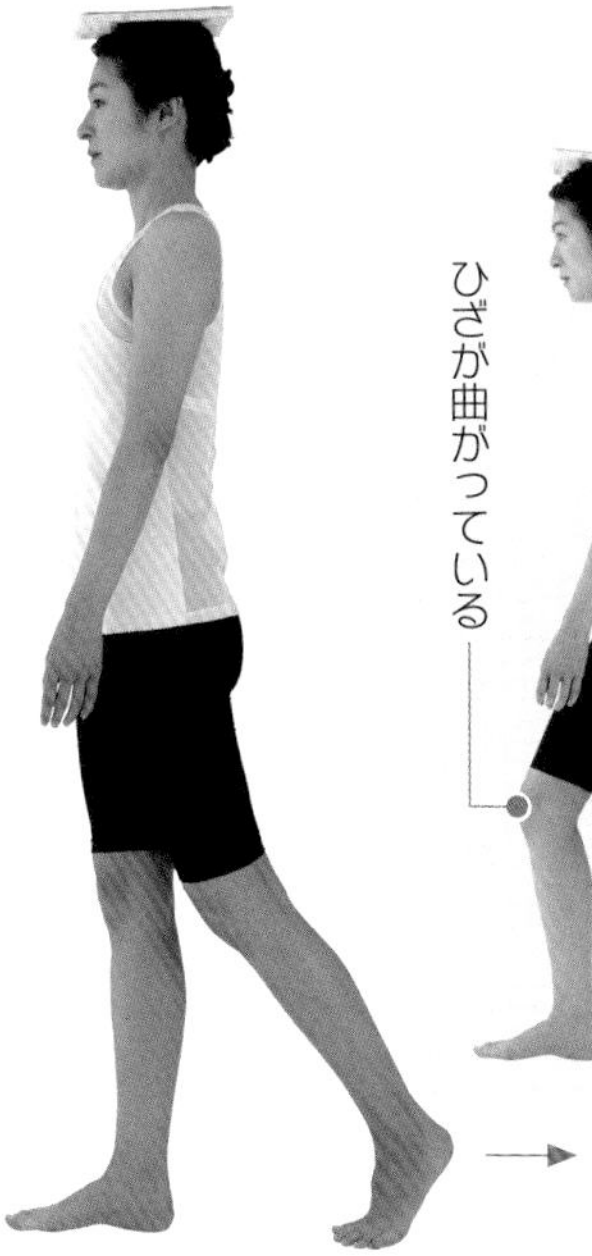

3 指の付け根をつけて着地する

本を上へ押し上げ、体を引き上げるようにゆっくり着地します。

4 着地と同時に反対の脚を浮かせる

着地した脚を、反対の脚に送り出すようにして重心移動します。

4 タオルつかみバランス

足の指でタオルをつかみ、脚を上げる全身バランストレーニングです。
足の裏には感覚受容器があり、足裏から下半身、体幹へとアプローチします。

難易度
5
左右
5回

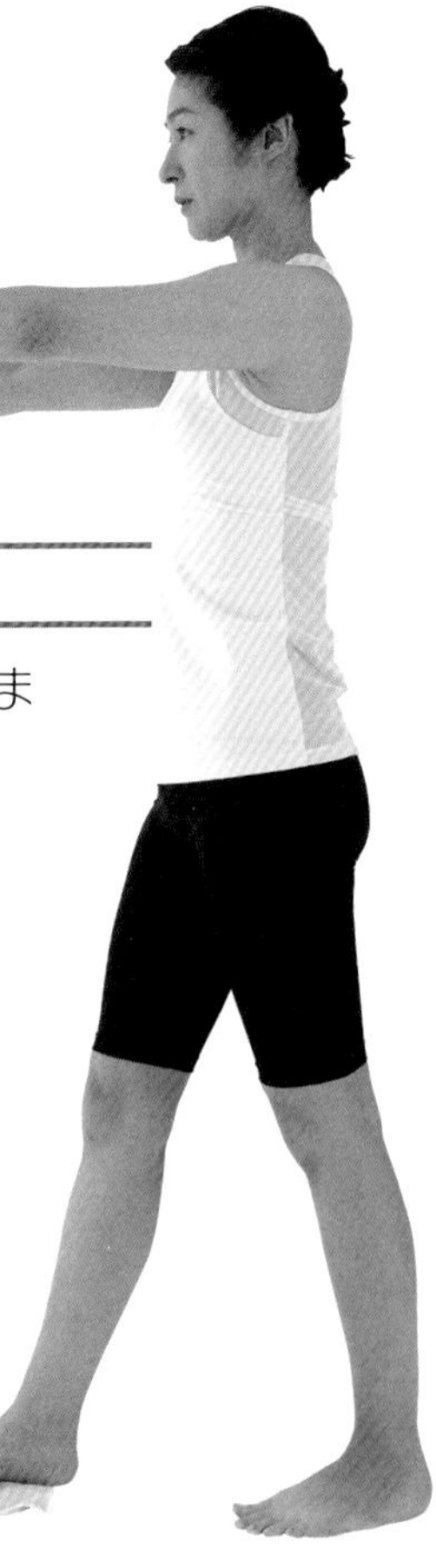

1 指を大きく開く

均等に開くようにしましょう。

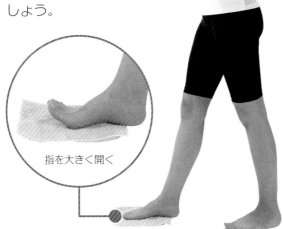

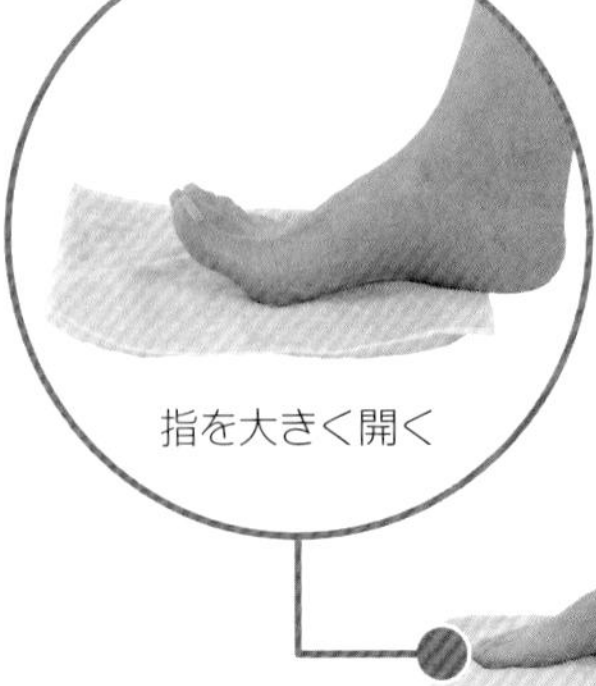

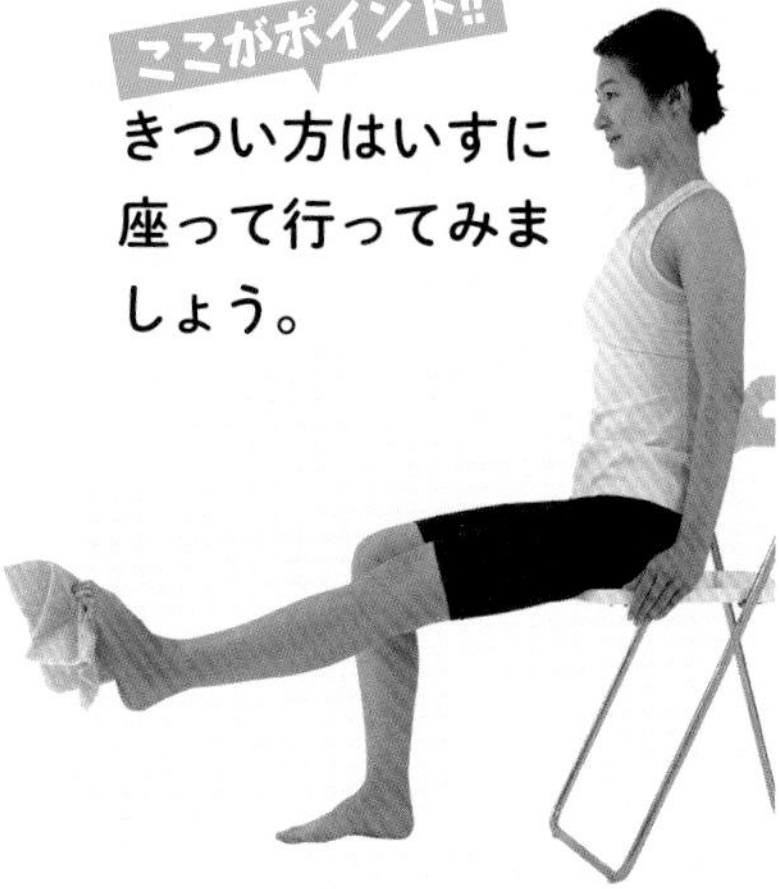

ここがポイント!!

きつい方はいすに座って行ってみましょう。

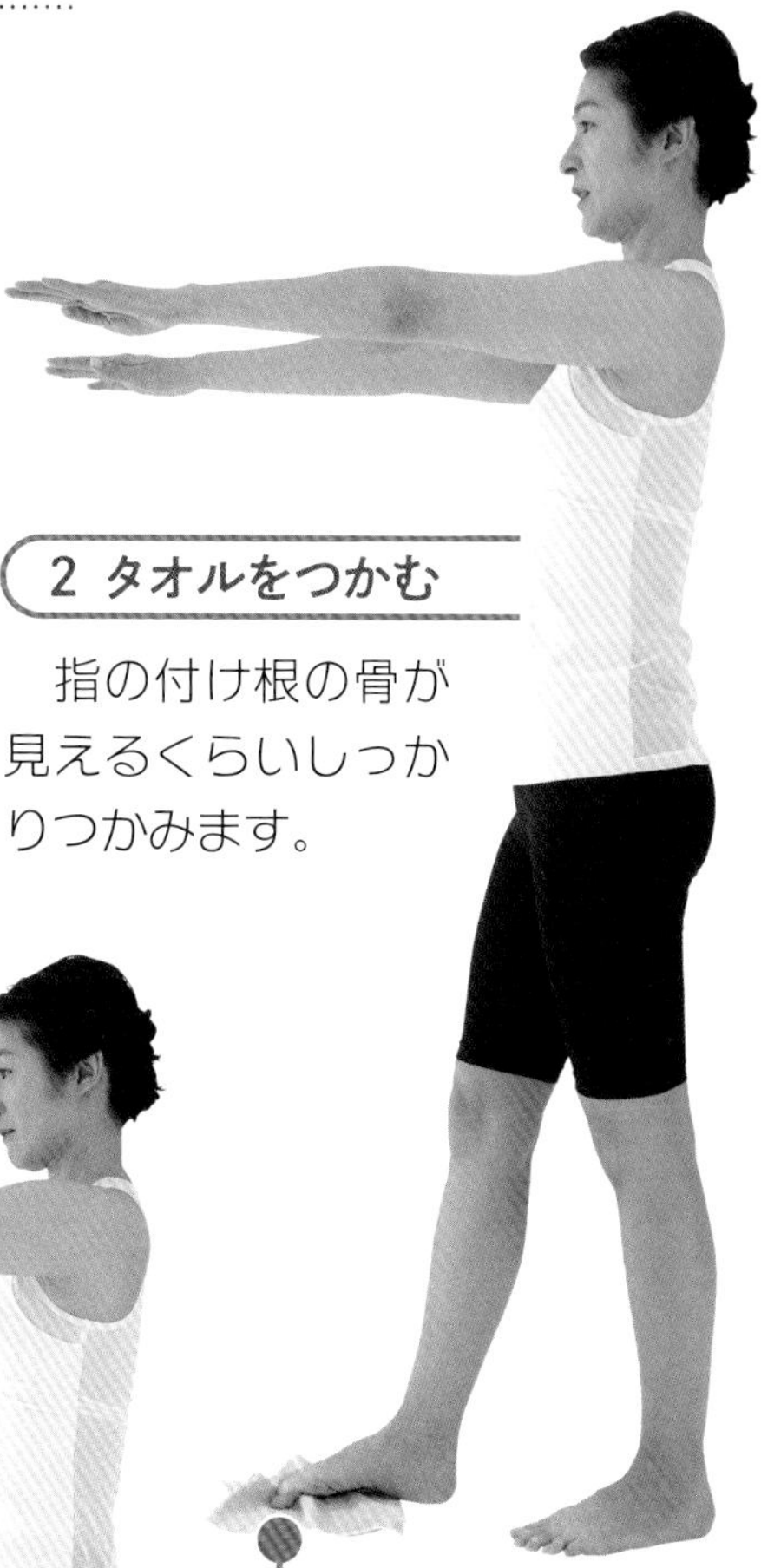

2 タオルをつかむ

指の付け根の骨が見えるくらいしっかりつかみます。

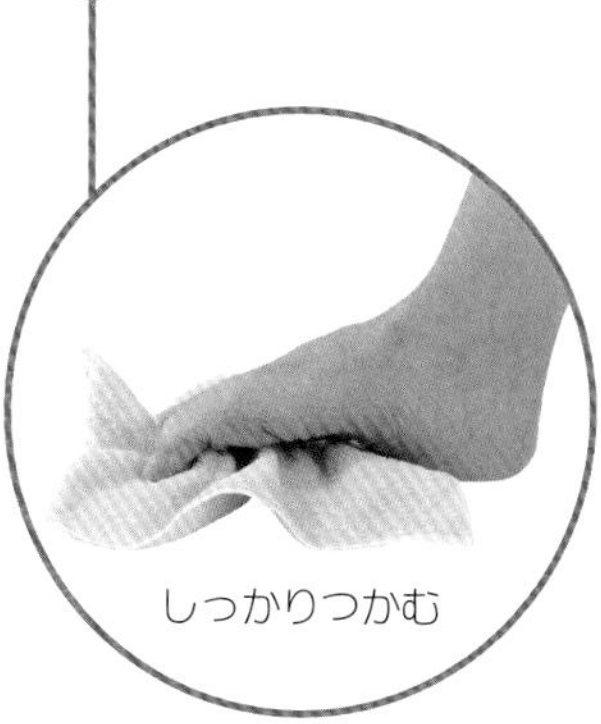
しっかりつかむ

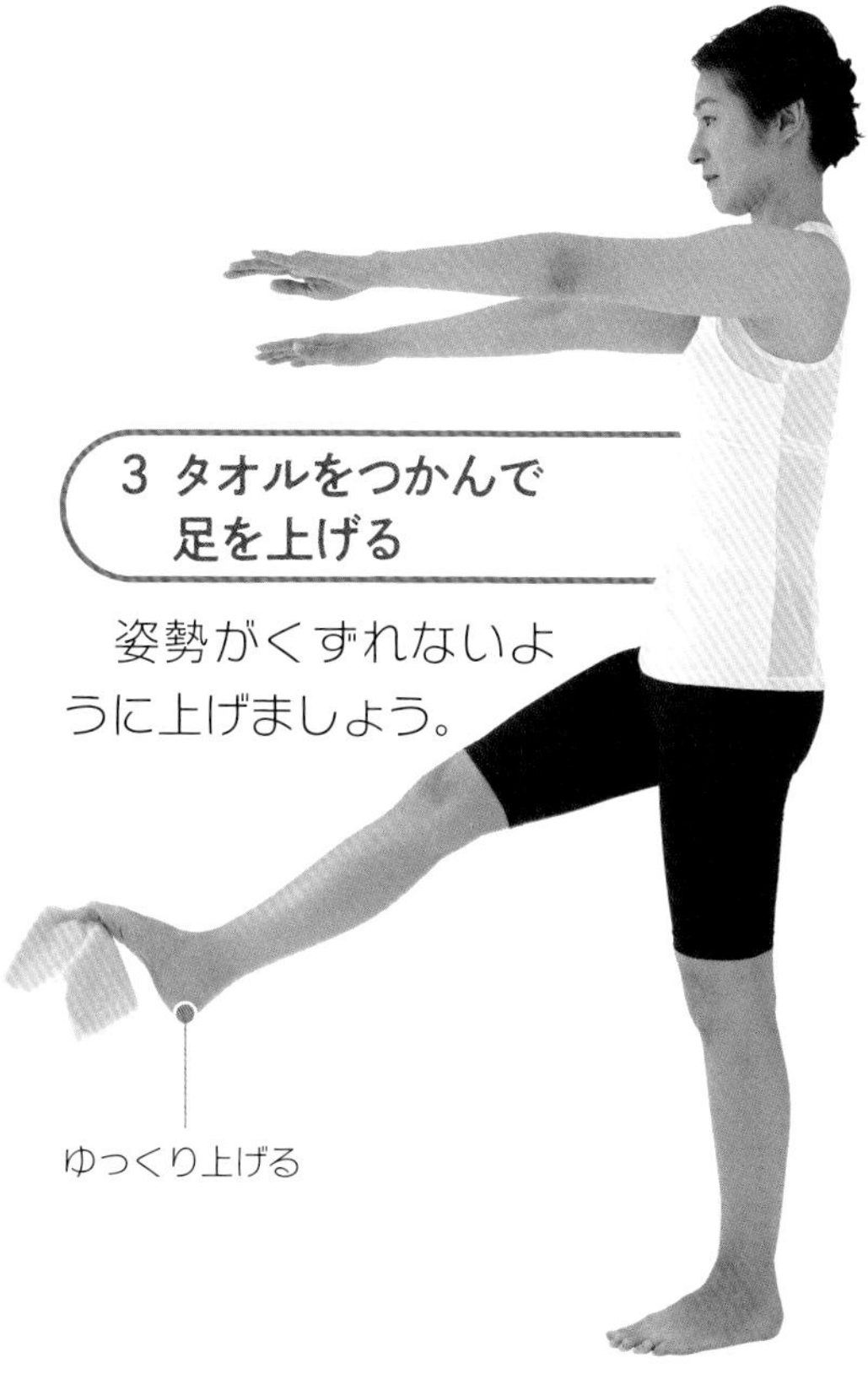
ゆっくり上げる

3 タオルをつかんで足を上げる

姿勢がくずれないように上げましょう。

5

ピアノ体操

難易度
5
左右
5回

足の指を動かして、すねの筋肉を鍛える運動です。

ふくらはぎを鍛える人は多いと思いますが、すねの筋肉を鍛えている人は少ないのではないでしょうか。

すねの筋肉が弱くなるとつま先を上げる力が弱くなり、つまずきやすくなります。

すねの筋肉は足の指とつながっているので、足の指をたくさん動かして、地面からの衝撃を吸収できるようにしましょう。

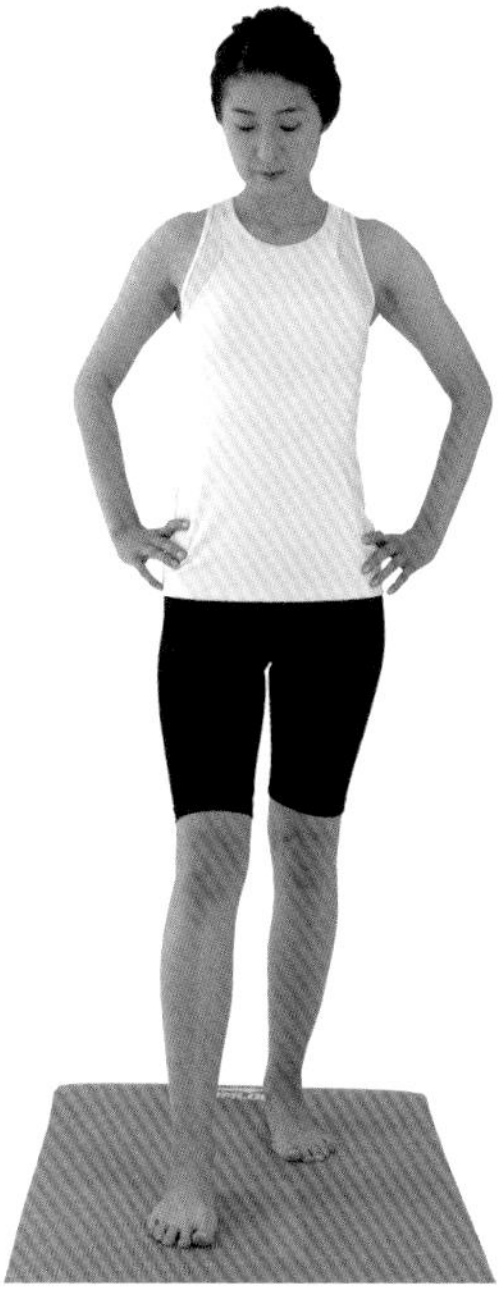

1 足を前に出す

一歩、足を前に出します。

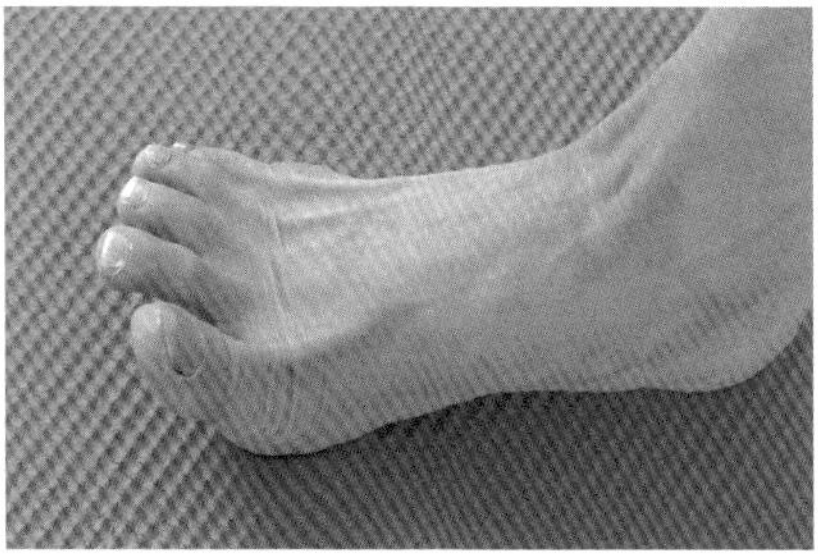

2 5本の指を上げる

足の指を均等に開いて上げます。

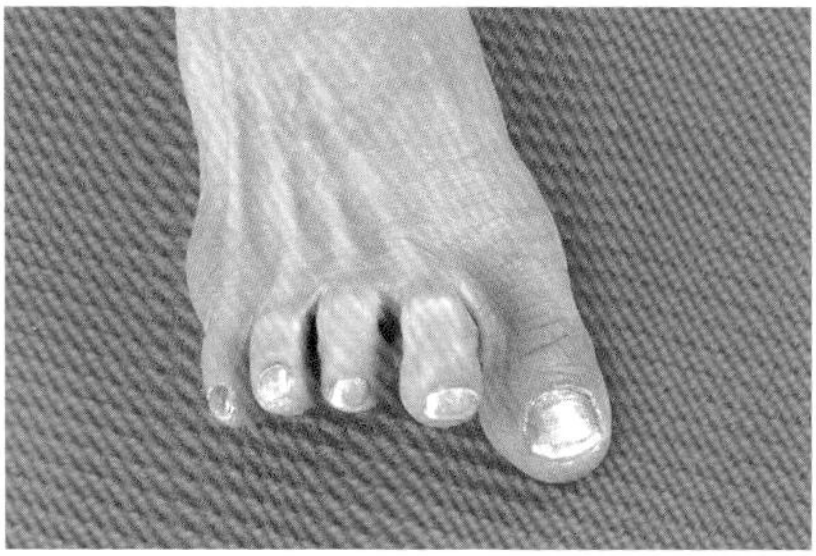

3 親指を下ろす

母指球（親指の付け根）をつけるようにして親指を下ろします。

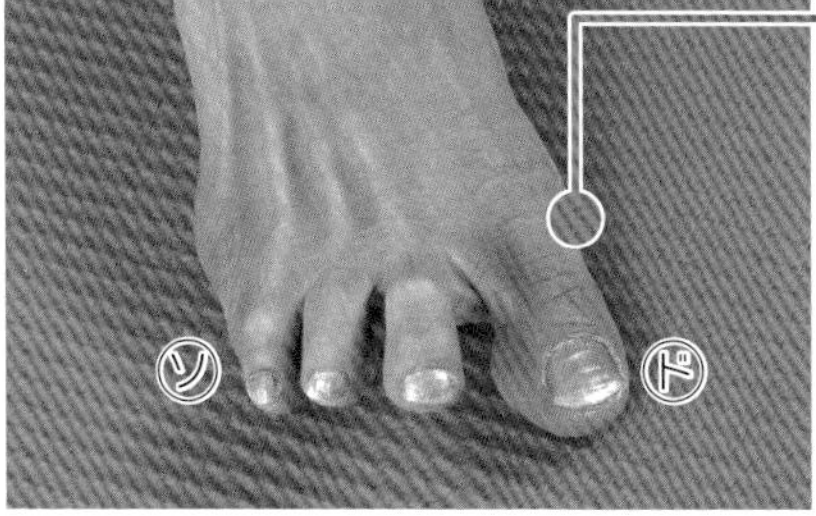

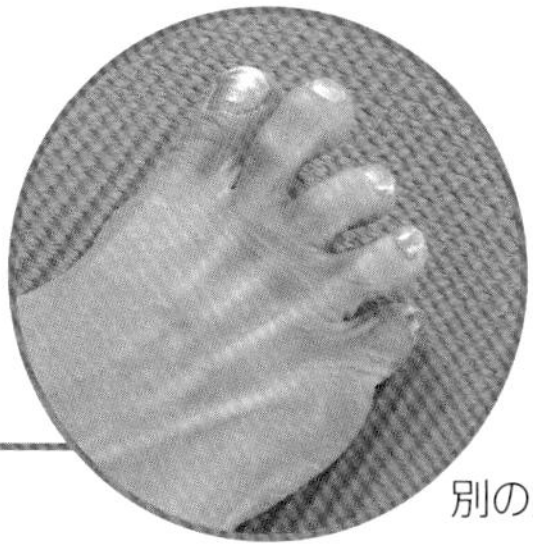

別の角度から

4 小指を下ろす

小指球（小指の付け根）をつけるようにして小指を下ろします。人差し指、中指、薬指を浮かせ、足裏を床から離します。ドレミファソをイメージして「ド」と「ソ」をつけます。

6

足首を柔らかくする運動

ひざ下の筋肉は足首を通して指先までつながっています。足の指と足首を連動させることで、足首の柔軟性をアップさせます。慣れてきたら目線をまっすぐにして行います。

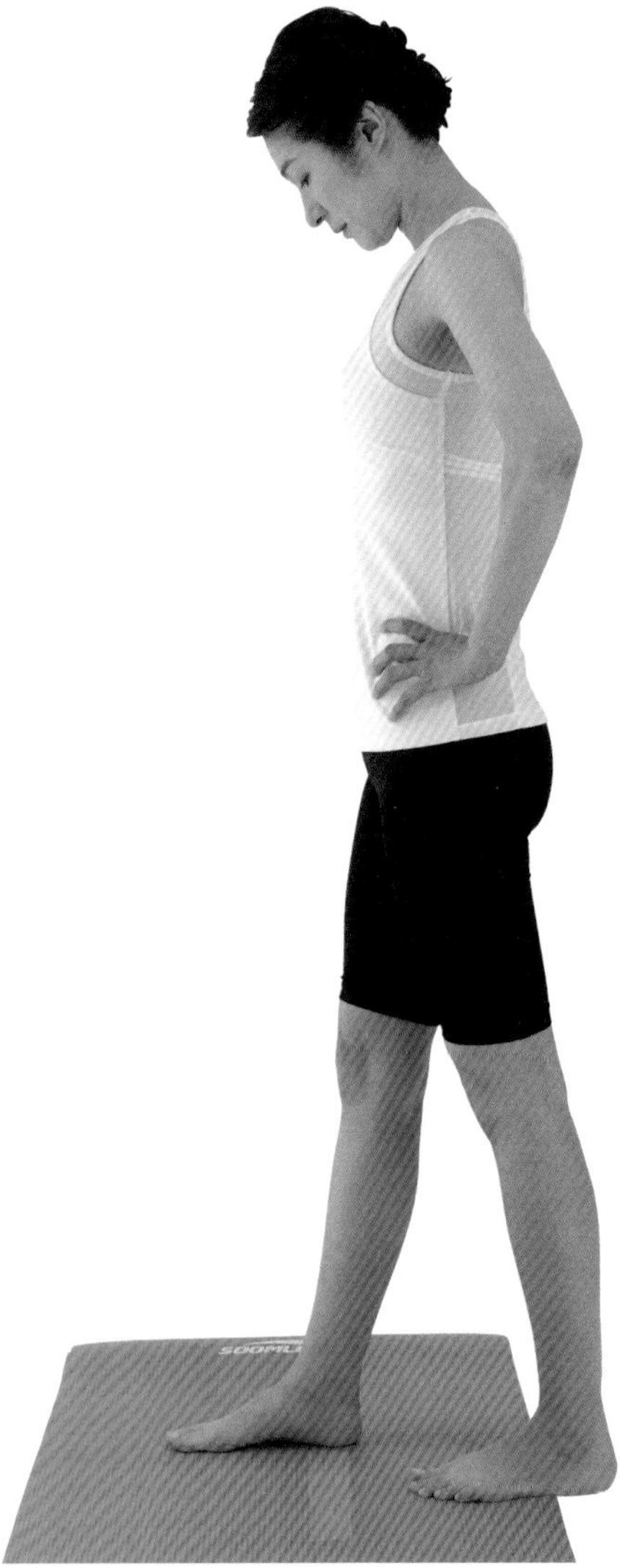

1 足を前に出す

足を一歩前に出します。

難易度
1
左右
5回

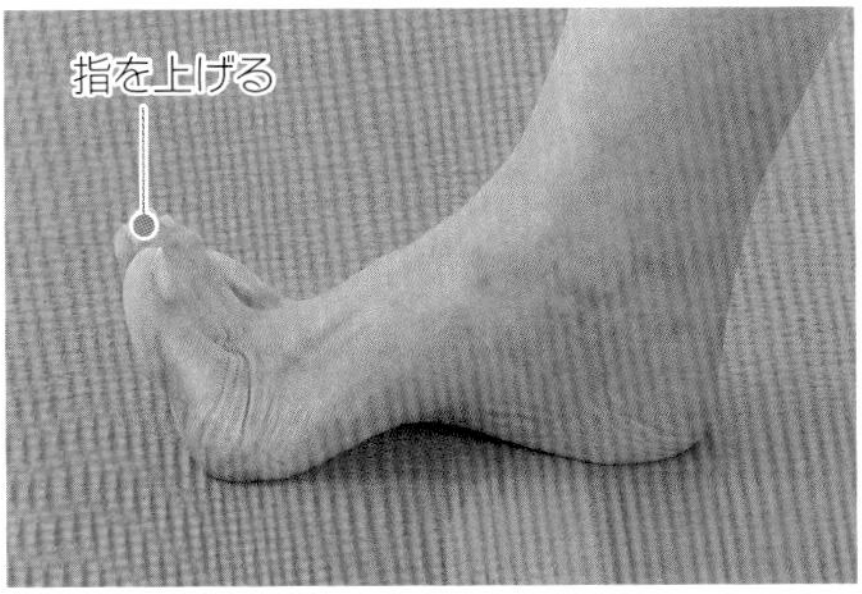
指を上げる

2 5本の指を上げる

指を開いて5本の指を上げます。

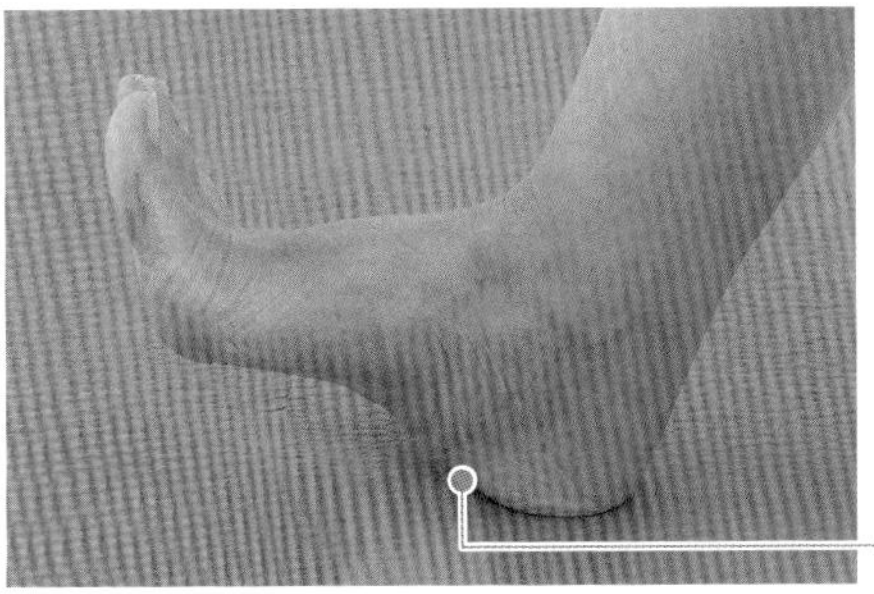
足裏をぎりぎりまで離す

3 足裏を床から離す

かかとを着けたまま、指を上げた状態で足の裏を床から離します。

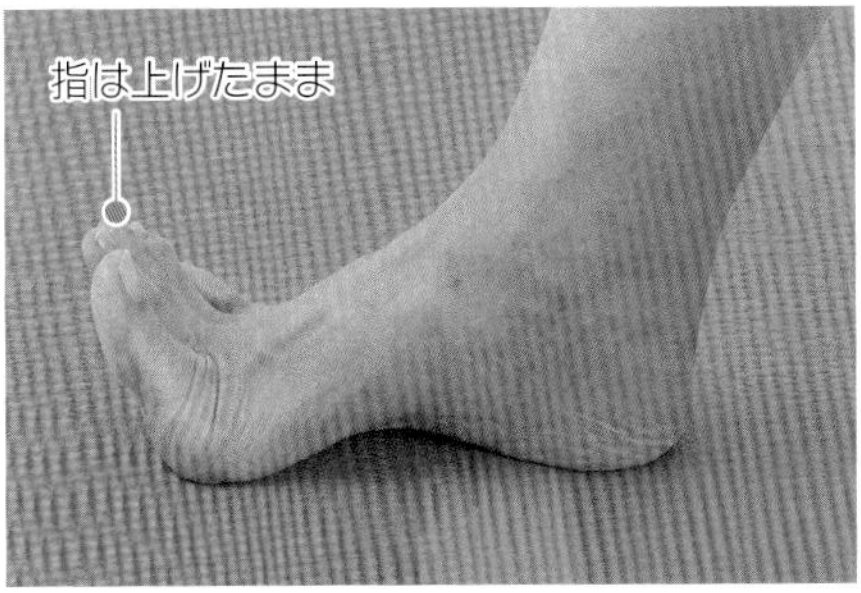
指は上げたまま

4 足裏を床に近づける

指を上げた状態で足裏を床に着けます。

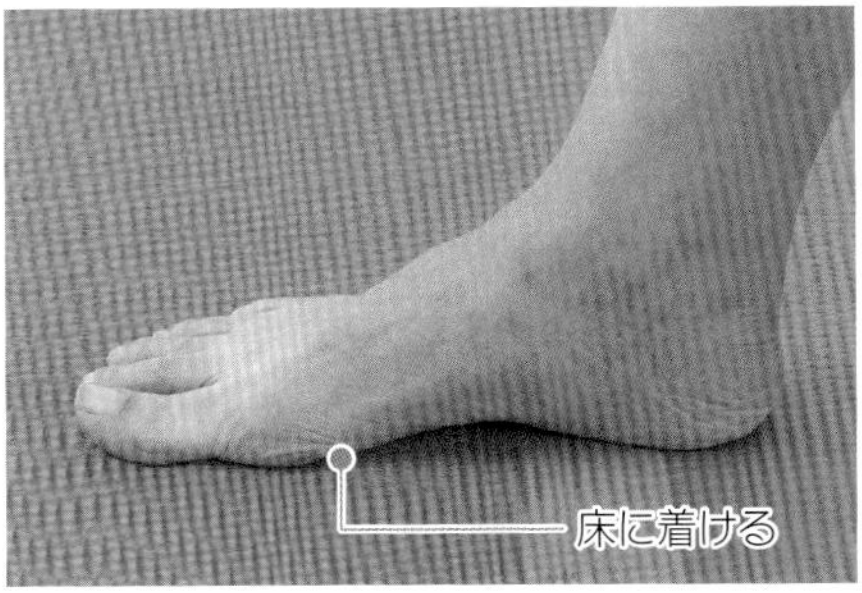
床に着ける

5 指先を床に着ける

上げた状態の指をゆっくり床に着けます。

7 足指はさみでグーパー

足の指の間に自分の手の指を入れて、足の指の付け根を開いた状態でグーパー運動をします。

足裏のアーチ（土踏まず）は地面からの衝撃を吸収しひざへの負担を軽減します。

足裏のアーチを作るうえで大事なことは足の指を均等に開くことです。

足の指が開くことで足のアーチ機能が向上し安定してひざへの衝撃が小さくなる歩き方ができます。

難易度 2
左右 1回

1 足の指に手の指を入れる

右足の親指と人差し指の間に左手の親指を入れ、人差し指と中指の間に右の親指を入れます。

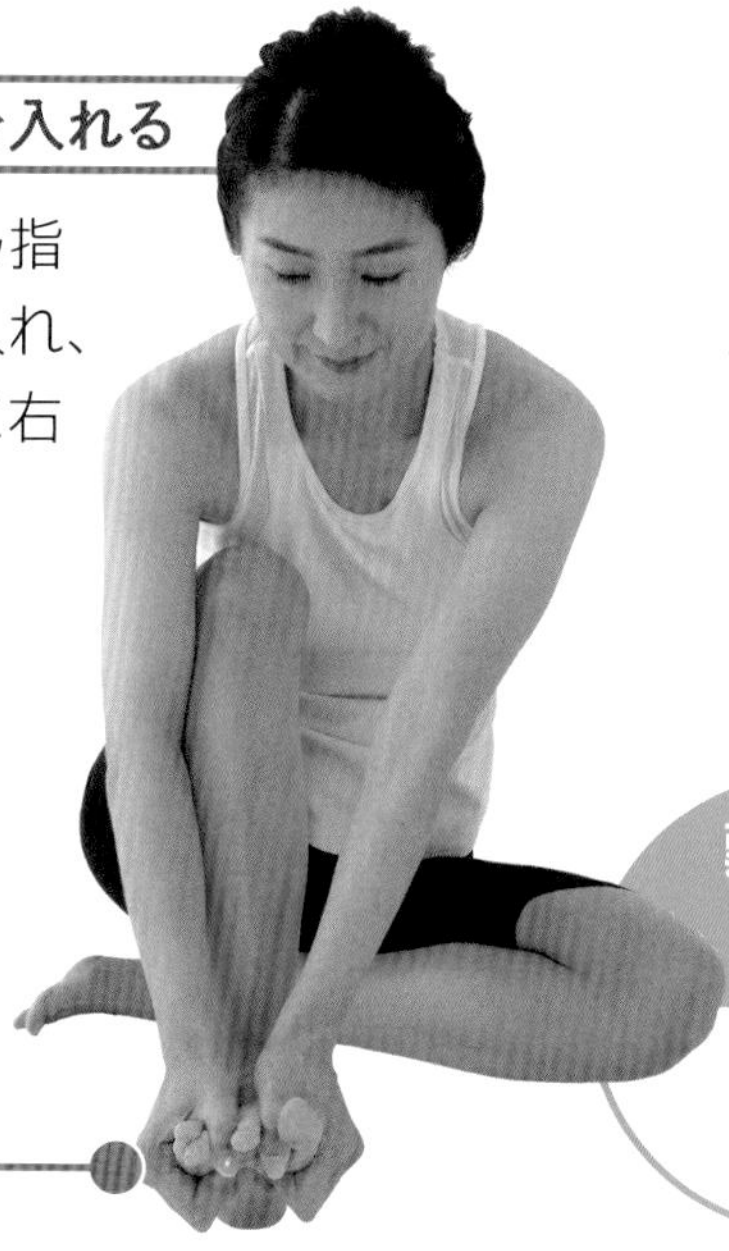

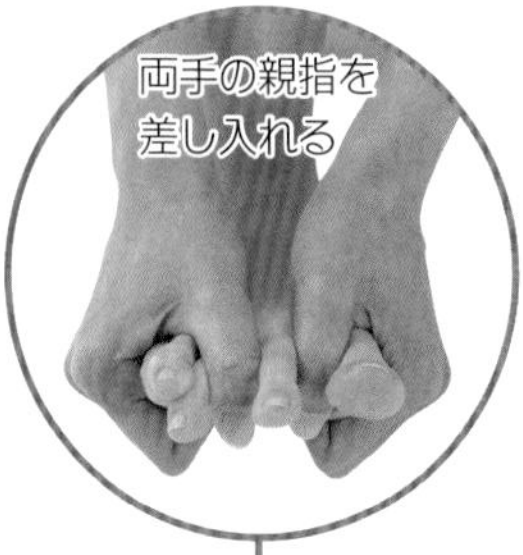
両手の親指を
差し入れる

2 残った手の指を土踏まずにあてる

残った両手の4本の指を土踏まずの中心にあてます。

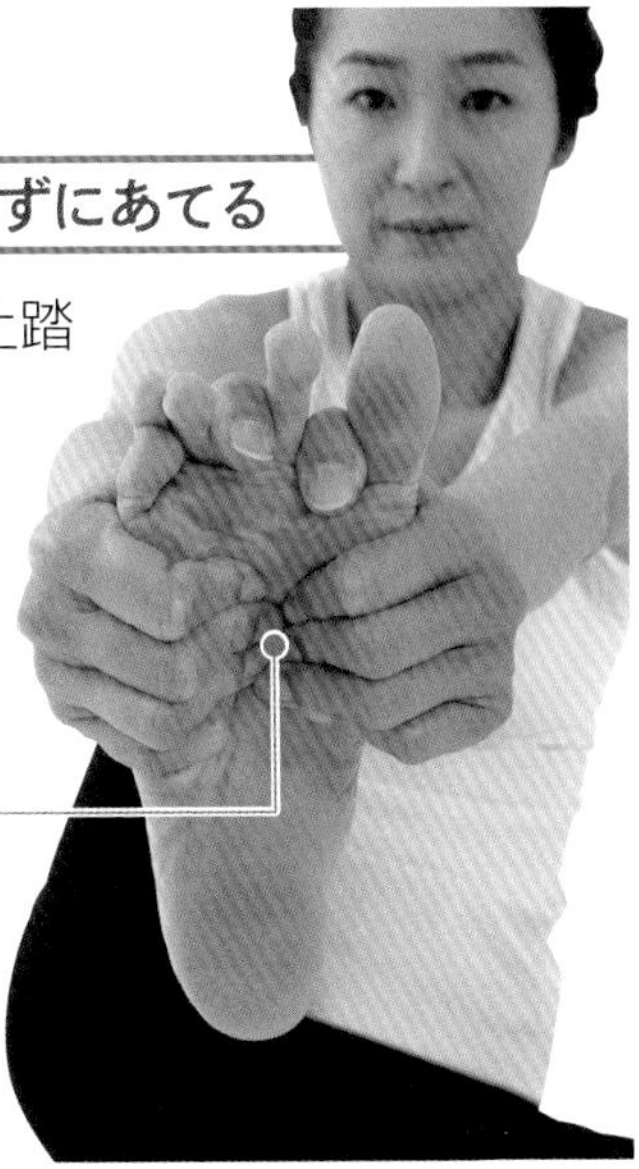
土踏まずの中心にあてる

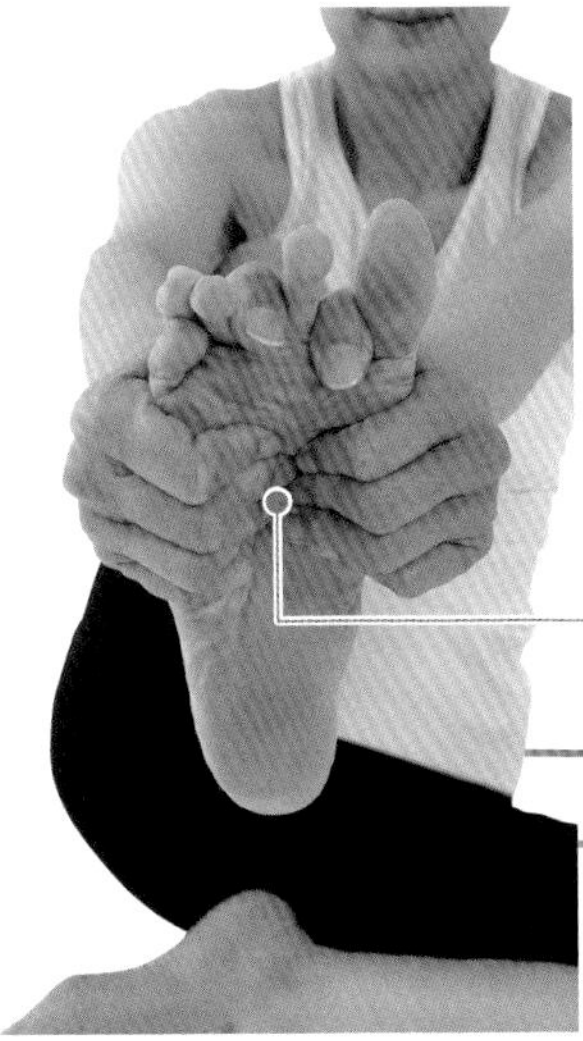
たたむようにギュッと力を入れる

3 グーにします

4本の指先に力を入れ、指を土踏まずに押し込むようにしてグーにします。

4 指をもどす

足の裏を広げるようにもどします。

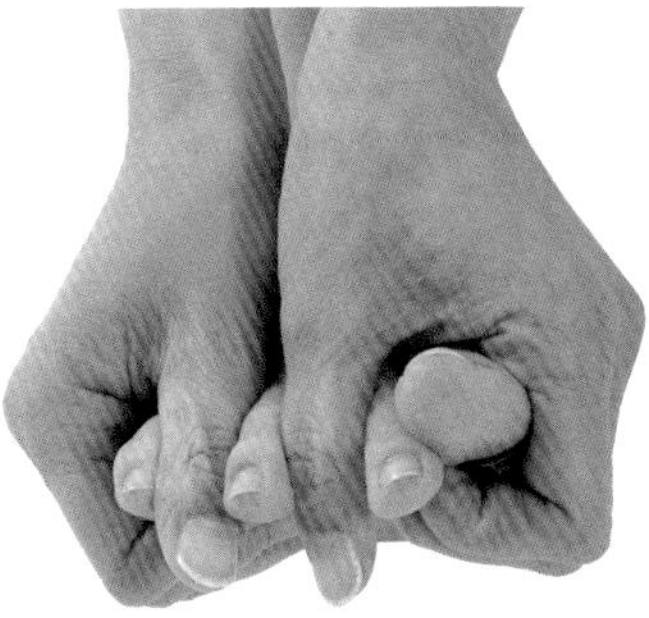

指をもどす

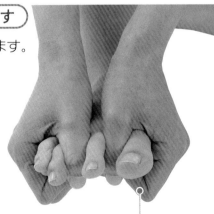

5 握る指をずらしていく

次は足の親指と人差し指を握り、順に握る指をずらしていきます。

8

「1・2・3・4」で、お尻アップトレーニング

難易度
4
左右
5回

お尻を上げて股関節の動きをよくするトレーニングです。お尻を伸ばしたり縮めたりすることによって、股関節まわりの筋肉を活性化させます。

お尻の筋肉は股関節の可動域に大きく関係しています。

大きな筋肉は反動で動きやすいため、「1・2・3・4」と声を出してカウントに合わせてコントロールして動きましょう。

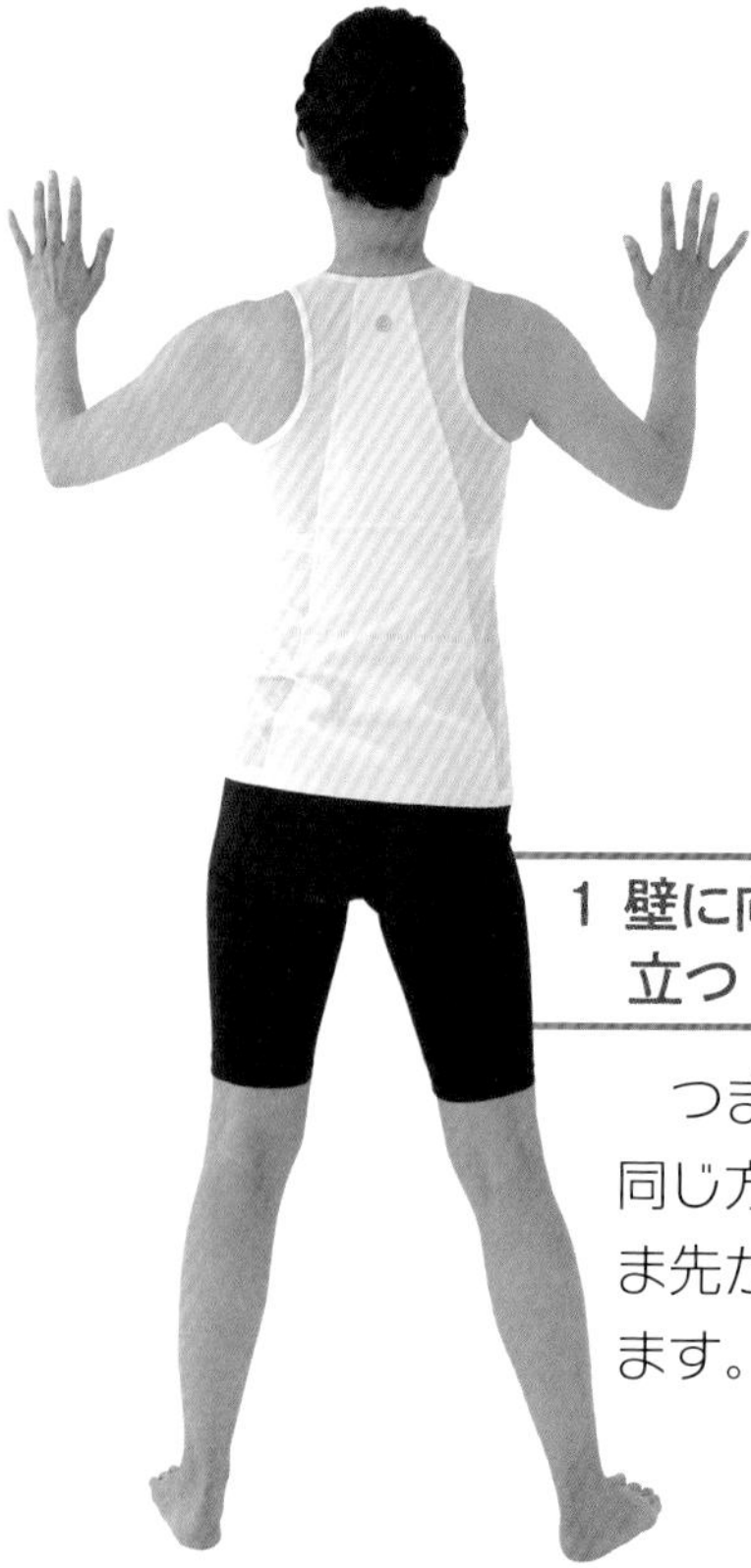

1 壁に向かって立つ

つま先とひざを同じ方向にしてつま先から脚を出します。

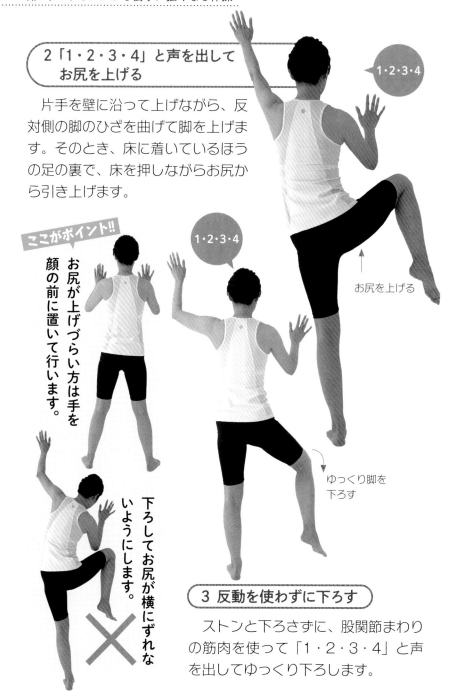

2「1・2・3・4」と声を出して　お尻を上げる

片手を壁に沿って上げながら、反対側の脚のひざを曲げて脚を上げます。そのとき、床に着いているほうの足の裏で、床を押しながらお尻から引き上げます。

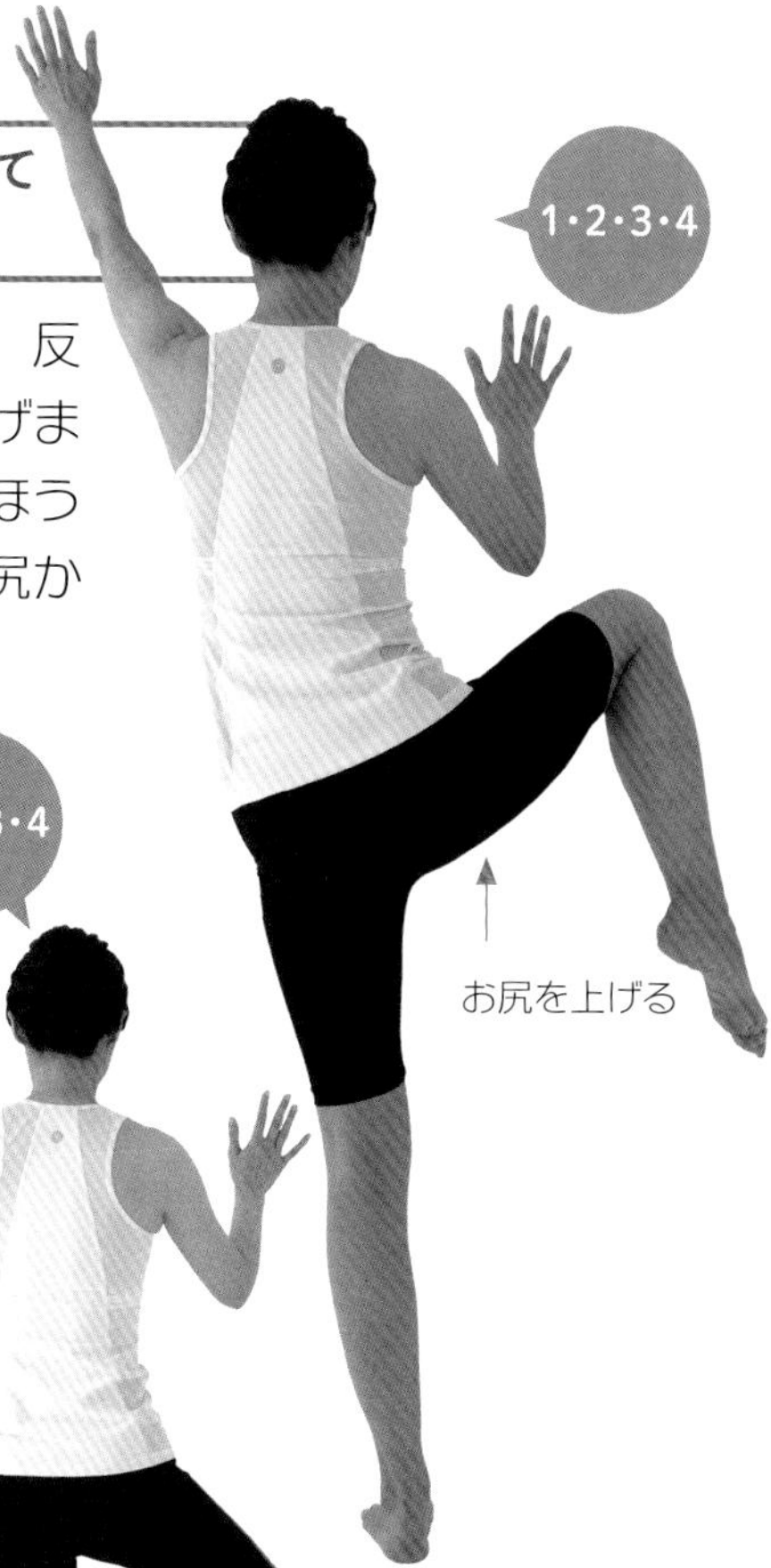
1・2・3・4
お尻を上げる

ここがポイント!!

お尻が上げづらい方は手を顔の前に置いて行います。

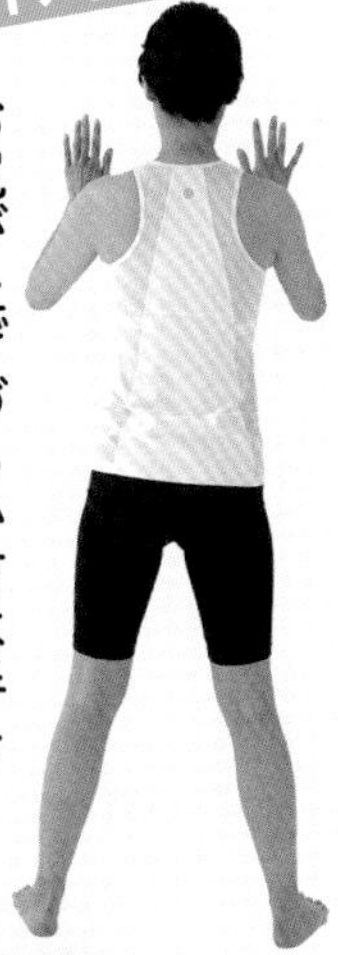

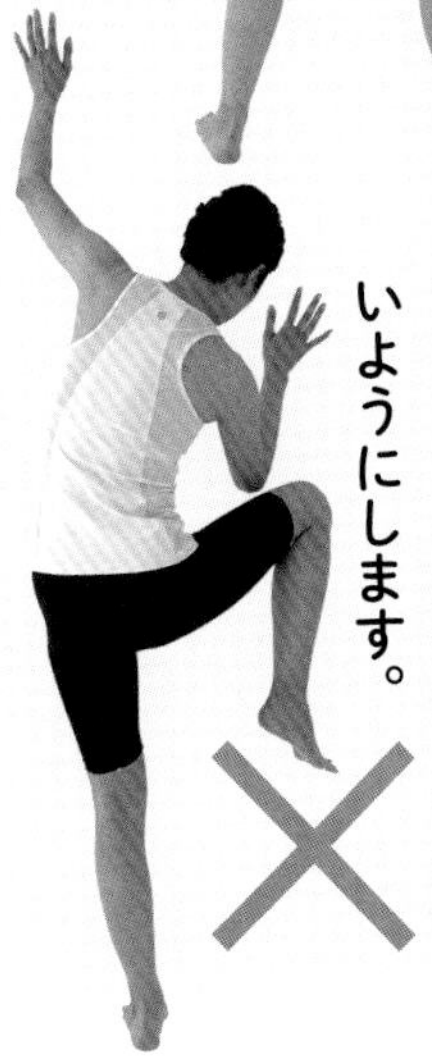

下ろしてお尻が横にずれないようにします。

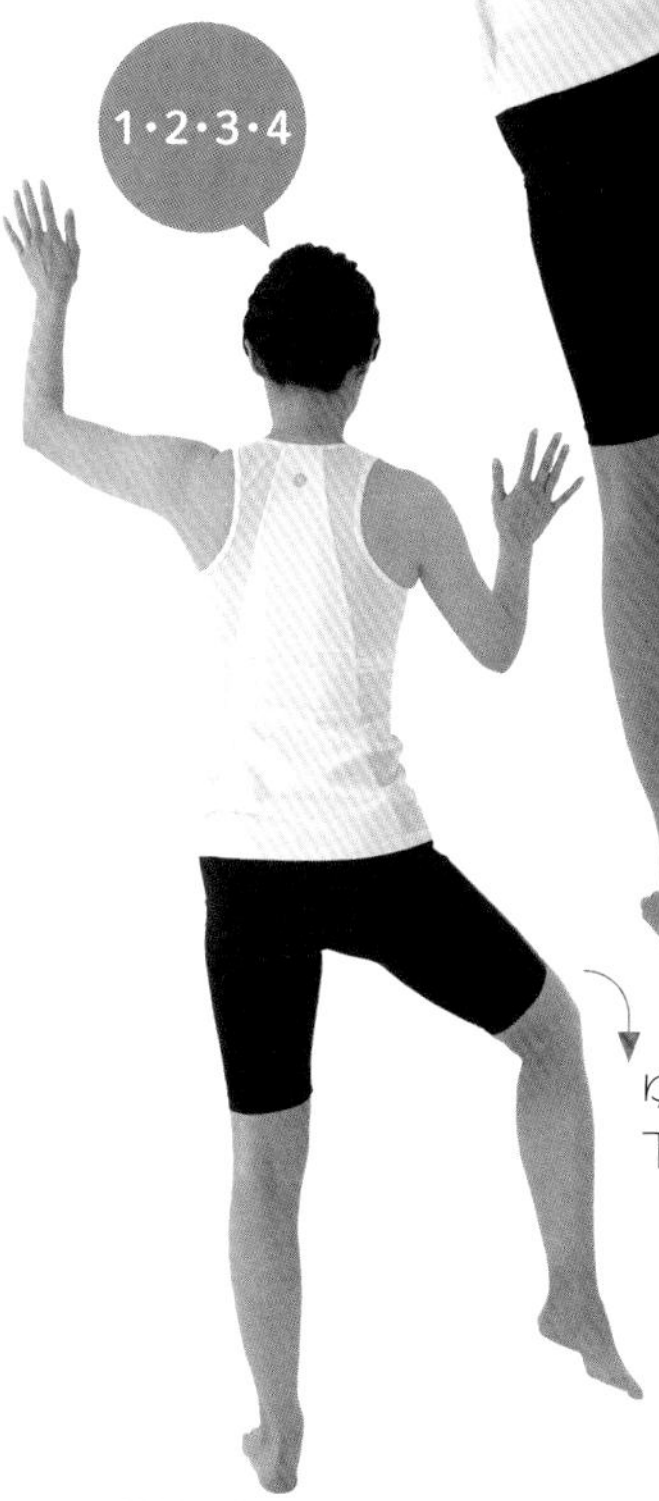
1・2・3・4
ゆっくり脚を
下ろす

3 反動を使わずに下ろす

ストンと下ろさずに、股関節まわりの筋肉を使って「1・2・3・4」と声を出してゆっくり下ろします。

9 タオルグーパー

足の指があまり動かない方にお薦めの足裏アーチトレーニングです。

タオルの上にのり、足の指を動かして足裏の機能を上げます。

タオルの高さがあるため、足の指が動きやすくなります。

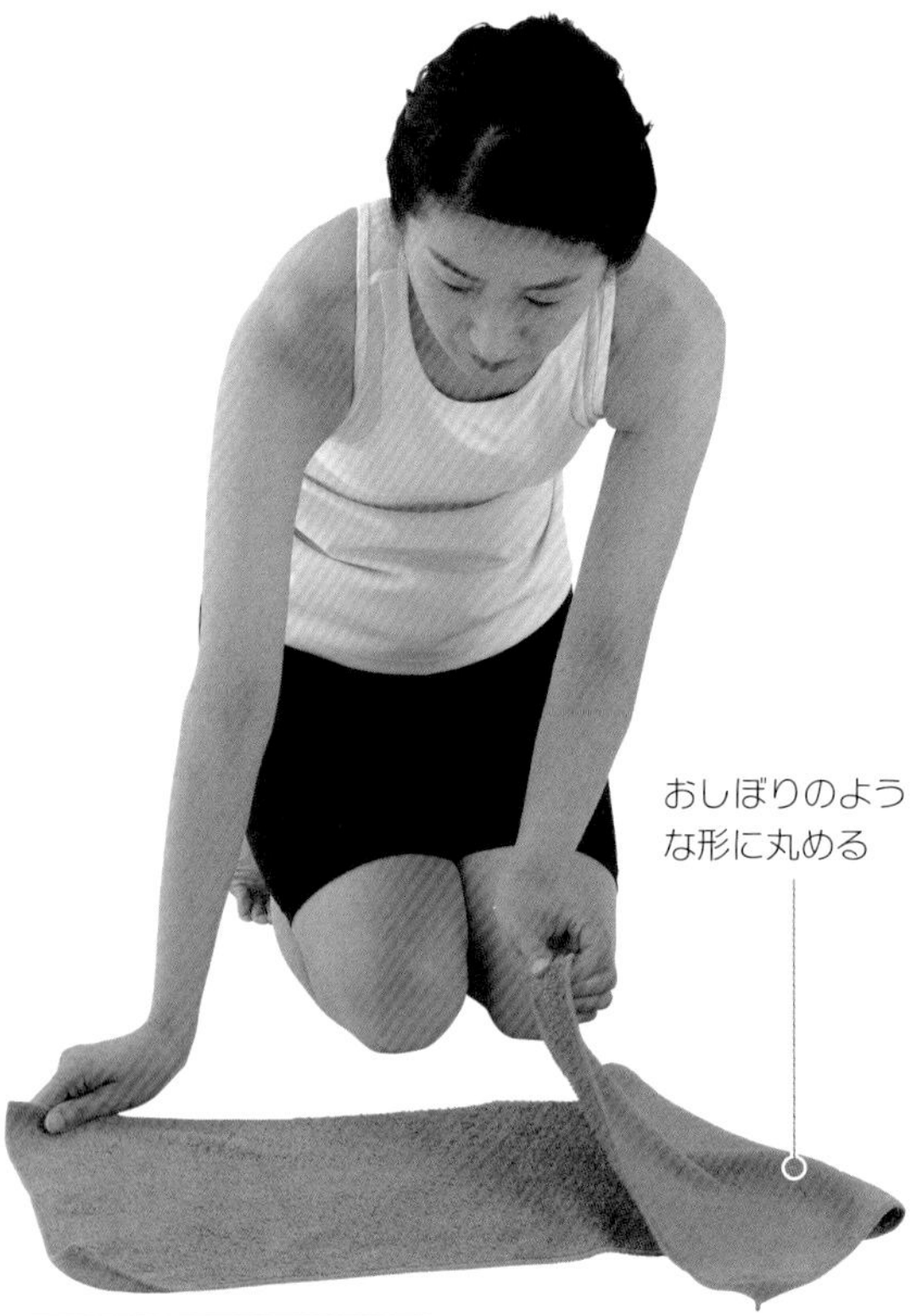
おしぼりのような形に丸める

難易度 1
左右 10回

1 タオルを丸める

フェイスタオルを丸めます。

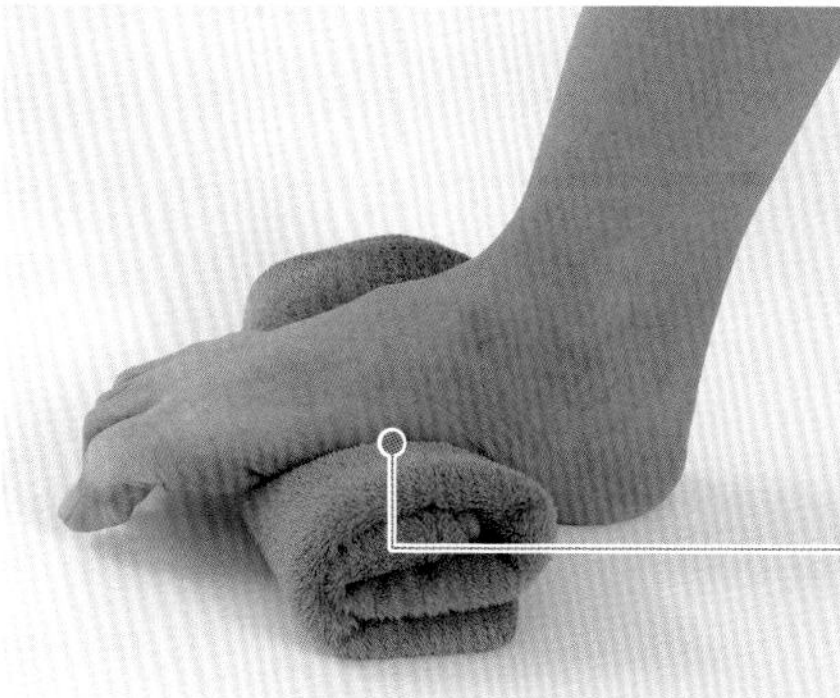
タオルの上に
足裏をのせる

2 タオルに足裏をのせる

おしぼりの形にしたタオルの上に足裏をのせます。

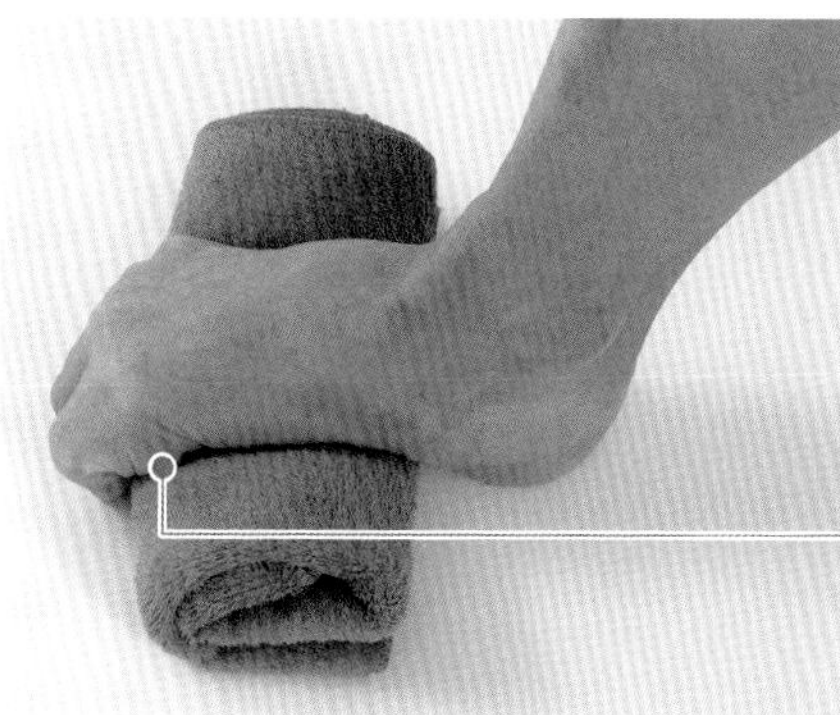
足裏を動かしてグーに

3 足の指をグーにする

タオルをつかむように足の指をグーにします。

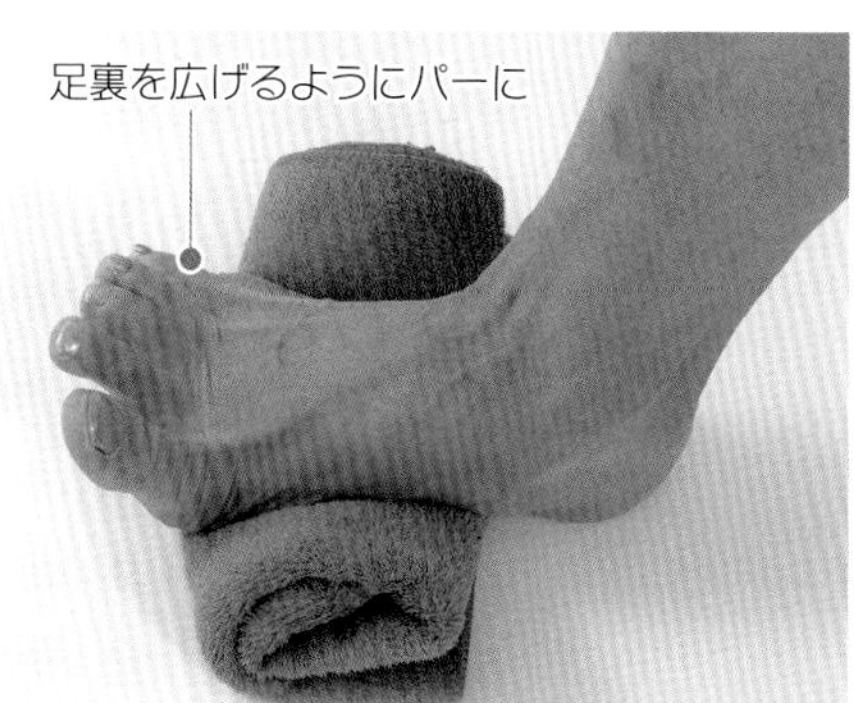
足裏を広げるようにパーに

4 足の指をパーにする

足の裏を広げるようにパーにします。

ここがポイント!!

- **足の指だけではなく足の裏を動かすようにします。**
- **いすに座って行ってもかまいません。**

トレーニングを長続きさせるコツ②

短期的なゴールと長期的なゴールを設定して!!

トレーニングを継続させていくうえでゴール（目標）を設定しておくことはとても重要です。ゴールには2種類あって**短期的なゴールと長期的なゴール**があります。

いつも短期的な結果を求めつつ、その積み重ねを長期的な結果として考えることが長く続けていくコツです。

この本のゴールはひざが痛くならない歩き方を習得し、快適に一生元気に自分の足で歩き続けることです。

短期的なゴールを「ひざが痛くならない歩き方を習得」、長期的なゴールを「快適に一生元気に自分の足で歩き続ける」として考えてみてください。

長期的なゴールは漠然としがちでモチベーションを継続させていくのは難しいかもしれません。

そこで短期的ゴールの設定です。「ひざが痛くならない歩き方を習得」の中身として、足の指を動くようにしたいとか、グラグラしないで立てるようになるとか、様々な目的があると思います。それぞれのゴールに向かってトレーニングし、身体の変化を楽しんでみてください。そしてトレーニングが終わったら数歩歩いてみましょう。

「足が軽くなった！」「スッと足が前に出るようになった！」など変化がでてきたら短期的なゴールの達成です。

日々の短期的ゴールの達成を実感することで、長期的なゴールへと進むことができるでしょう。

第4章

ひざにかかる重さを解消する体操

ひざにかかる重さを解消するのはこんな体操

ひざにかかる重さを解消するためには、重心の移動をスムーズにすることが重要です。

重心の移動をスムーズにするためには、体幹（手足を除いた首から下の胴体の部分）の安定と、上半身と下半身をつなぐ接点となる骨盤が重要な役割を果たします。

まず、体幹を安定させるには胴体部分のインナーマッスル（深層筋）とアウターマッスル（表層筋）の両方をバランスよく強化する必要があります。胴体部分のインナーマッスル（腹横筋）は脊柱の骨についている多裂筋や骨盤と肋骨《ろっこつ》の間をコルセットのように包み込んでいます。

「**ゴロゴロ体幹エクササイズ**」や「**ペットボトル骨盤トレーニング**」、「**いすで体幹エクササイズ**」は、不安定な状態で行うことで体幹の深いところにあるインナーマッスルにアプローチして活性化させます。そして、体幹の一番下にある骨盤には大殿筋（お尻の筋肉）という筋肉

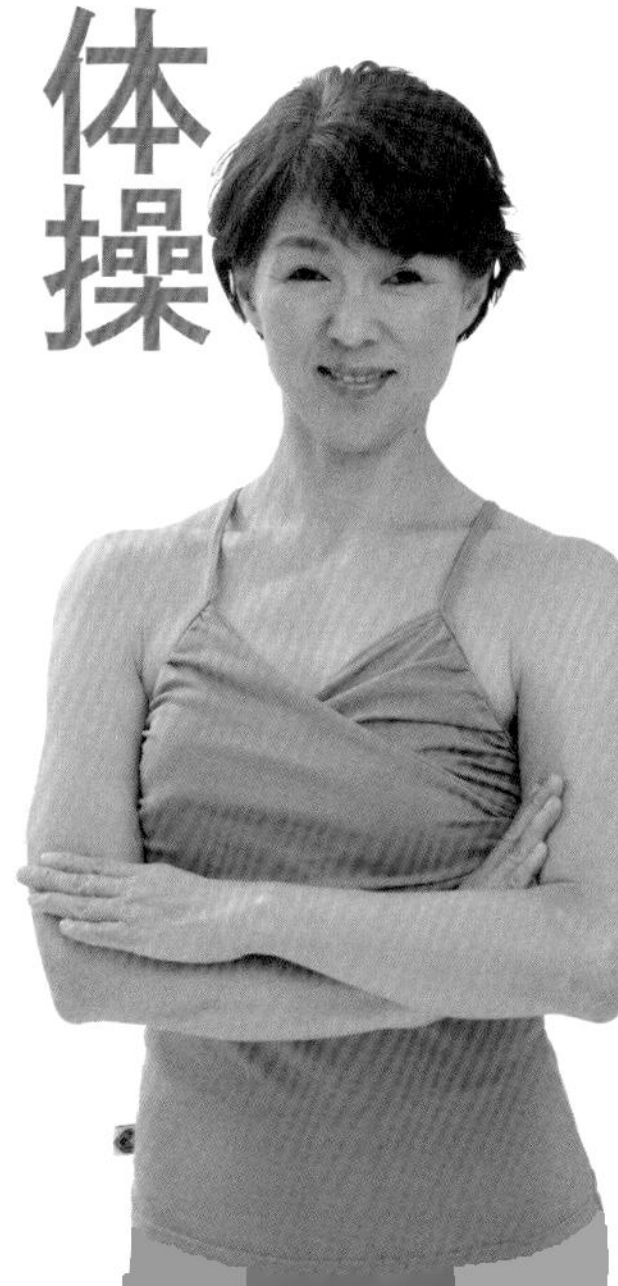

と、その筋肉よりもさらに深いところにある深層外旋六筋《しんそうがいせんろっきん》があります。深層外旋六筋は、骨盤と大腿骨をつなげ、鍛えることで姿勢が安定し重心の移動がスムーズになります。「**ハの字タオル体操**」や「**クラムシェル**」で深層外旋六筋に刺激を入れ活性化させます。

また、ひざに重さがかからないようにするもう一つのポイントとして、着地したときに、くるぶし、ひざ、骨盤、頭が一直線になること。「**お皿エクササイズ**」や「**バックライントレーニング**」で姿勢を改善していきます。

姿勢が改善しても歩くという動作の中でできなければ、ひざにかかる重さを解消することはできません。「**骨盤を安定させるウォーキング**」や「**伸び伸びウォーキング**」では、着地した時の姿勢を歩く動きの中で習得していきます。

●股関節の深層筋

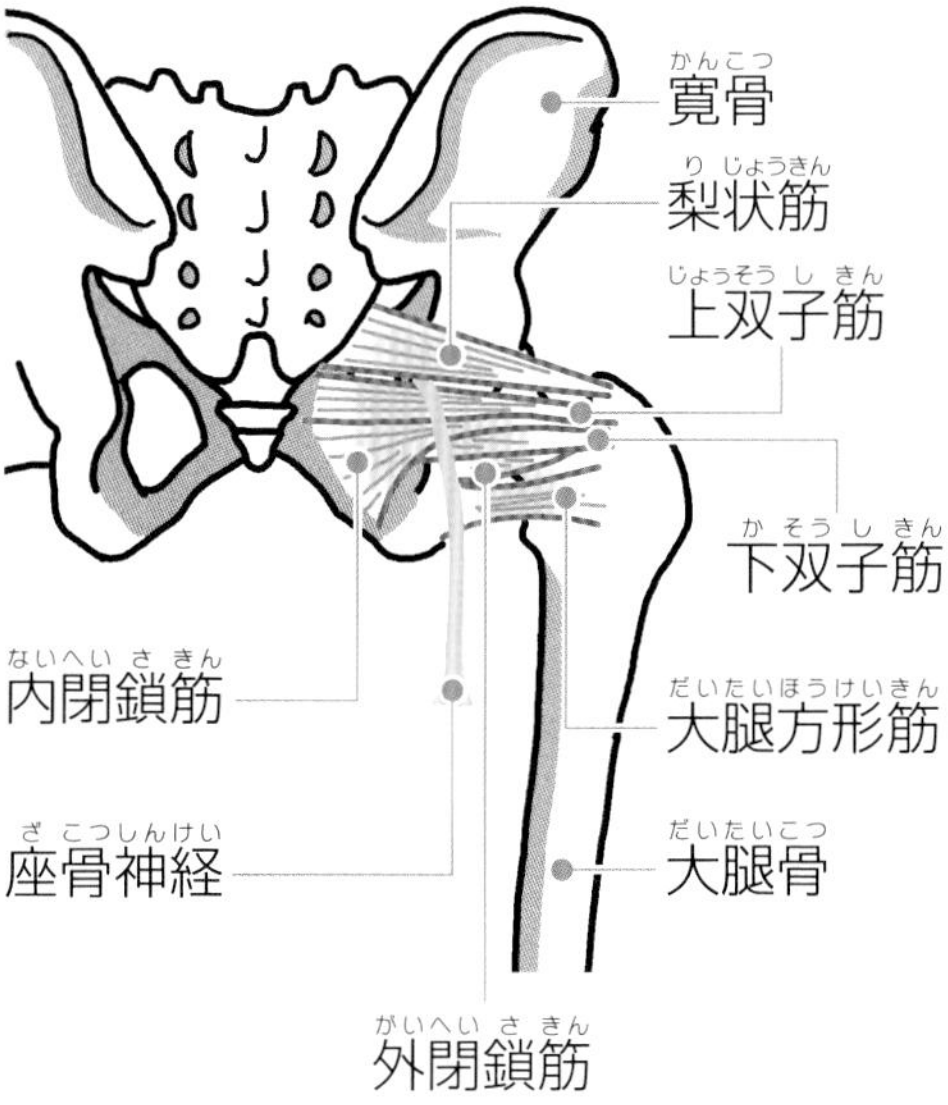
寛骨《かんこつ》
梨状筋《りじょうきん》
上双子筋《じょうそうしきん》
下双子筋《かそうしきん》
内閉鎖筋《ないへいさきん》
大腿方形筋《だいたいほうけいきん》
座骨神経《ざこつしんけい》
大腿骨《だいたいこつ》
外閉鎖筋《がいへいさきん》

1 骨盤を安定させるウォーキング

難易度 3
左右 4歩×5回

骨盤を正しいポジションにして歩きます。

仙骨にタオルをあて、お腹側と同じ長さになるようにして下から引き上げます。

カラダの中心にある骨盤を安定させることで重心を前方移動させスムーズに歩けるようにします。

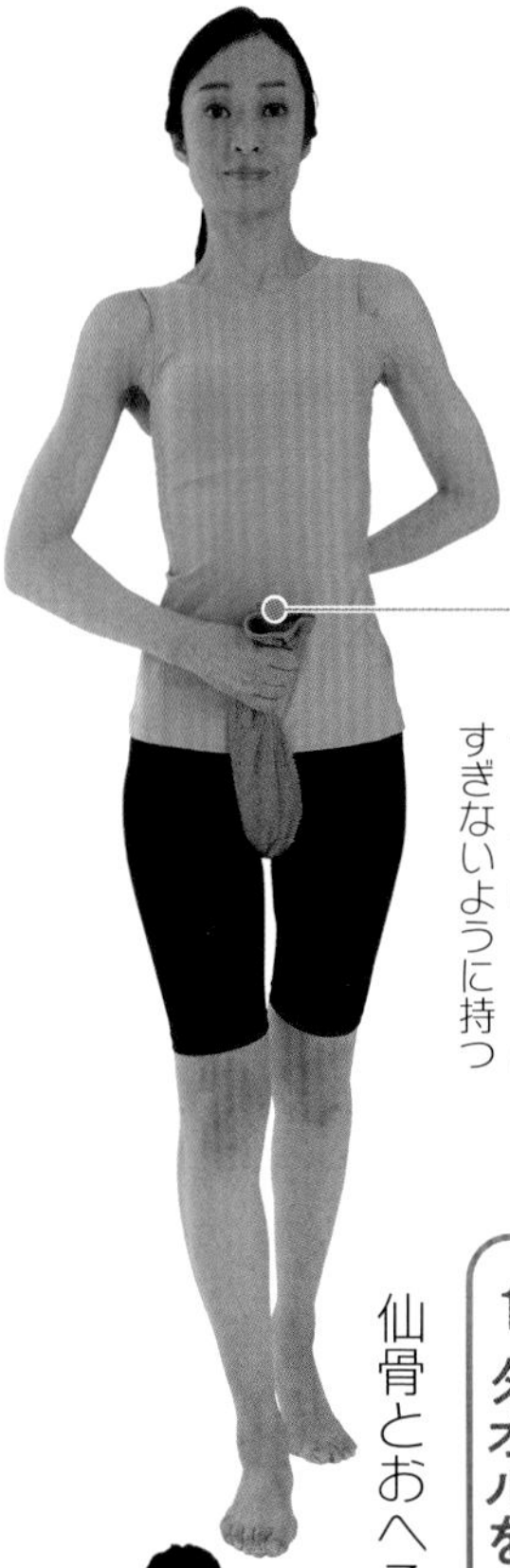

タオルは強く引っ張りすぎないように持つ

1 タオルを仙骨にあてる

仙骨とおへそのラインに、タオルをあてます。

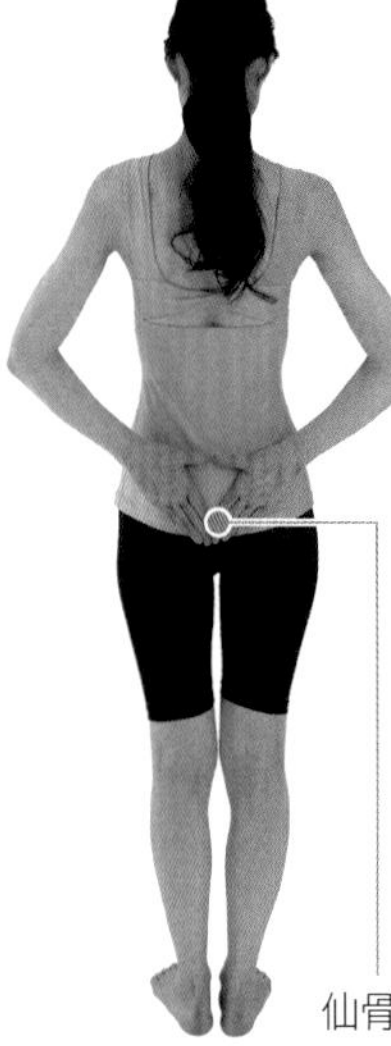

仙骨の位置

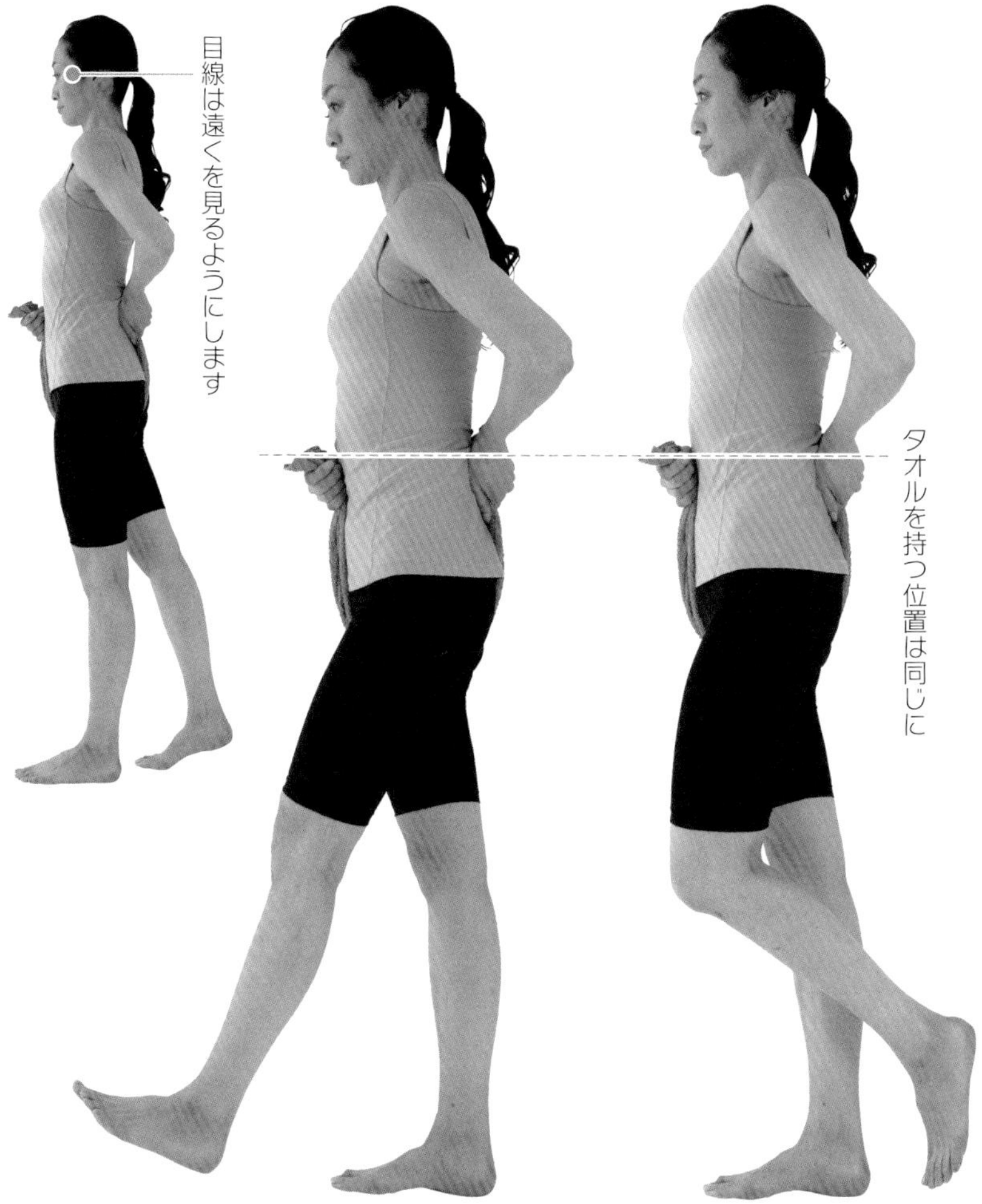
目線は遠くを見るようにします
タオルを持つ位置は同じに

2 タオルで骨盤を引き上げるように歩く

タオルを引き上げることで骨盤を安定させ、重心移動を意識しスムーズに歩きます。

ここがポイント!!

重心が前方移動しやすくなり股関節の可動域が上がります。そのため、大股になりやすいため、気をつけましょう。

2

伸び伸びウォーキング

足の裏の反力《はんりょく》（自らかけた力が反発して戻ってくる力）を使って全身をストレッチしながら歩きます。

体の重心の位置や全身の伸びを感じながら、くるぶし、ひざ、骨盤、頭が一直線上になるように歩きます。

難易度
3
左右
4歩×5回

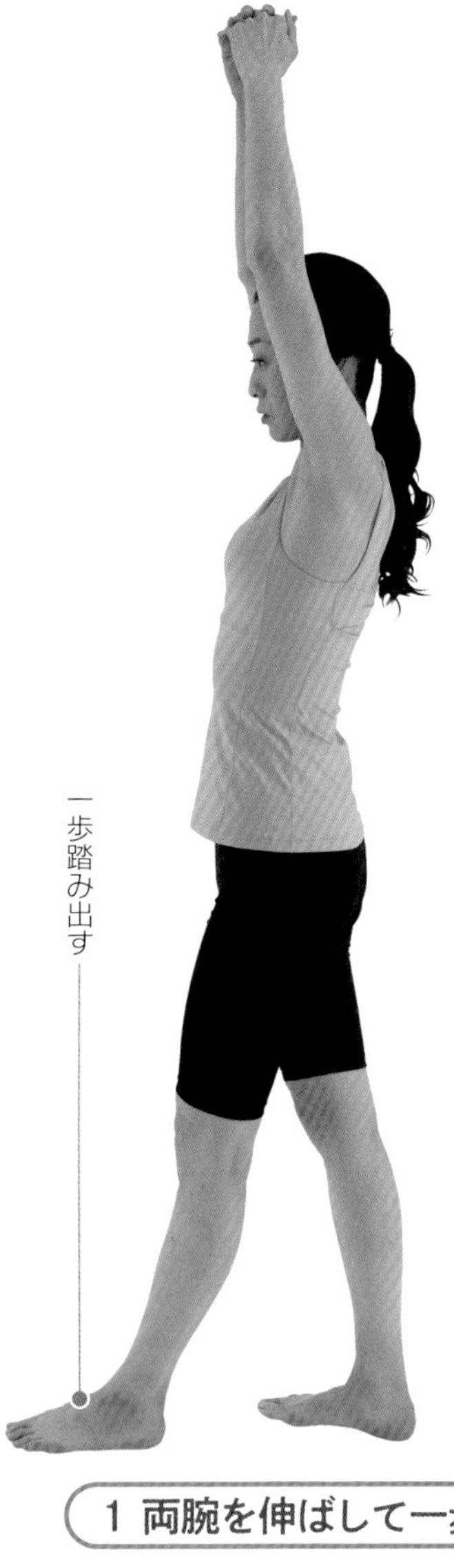

1 両腕を伸ばして一歩踏み出す

つま先からスッと足を踏み出します。

2 つま先から着地する

前に出した足のつま先、かかとの順に着地し、着地と同時に後ろの足のかかとを上げます。

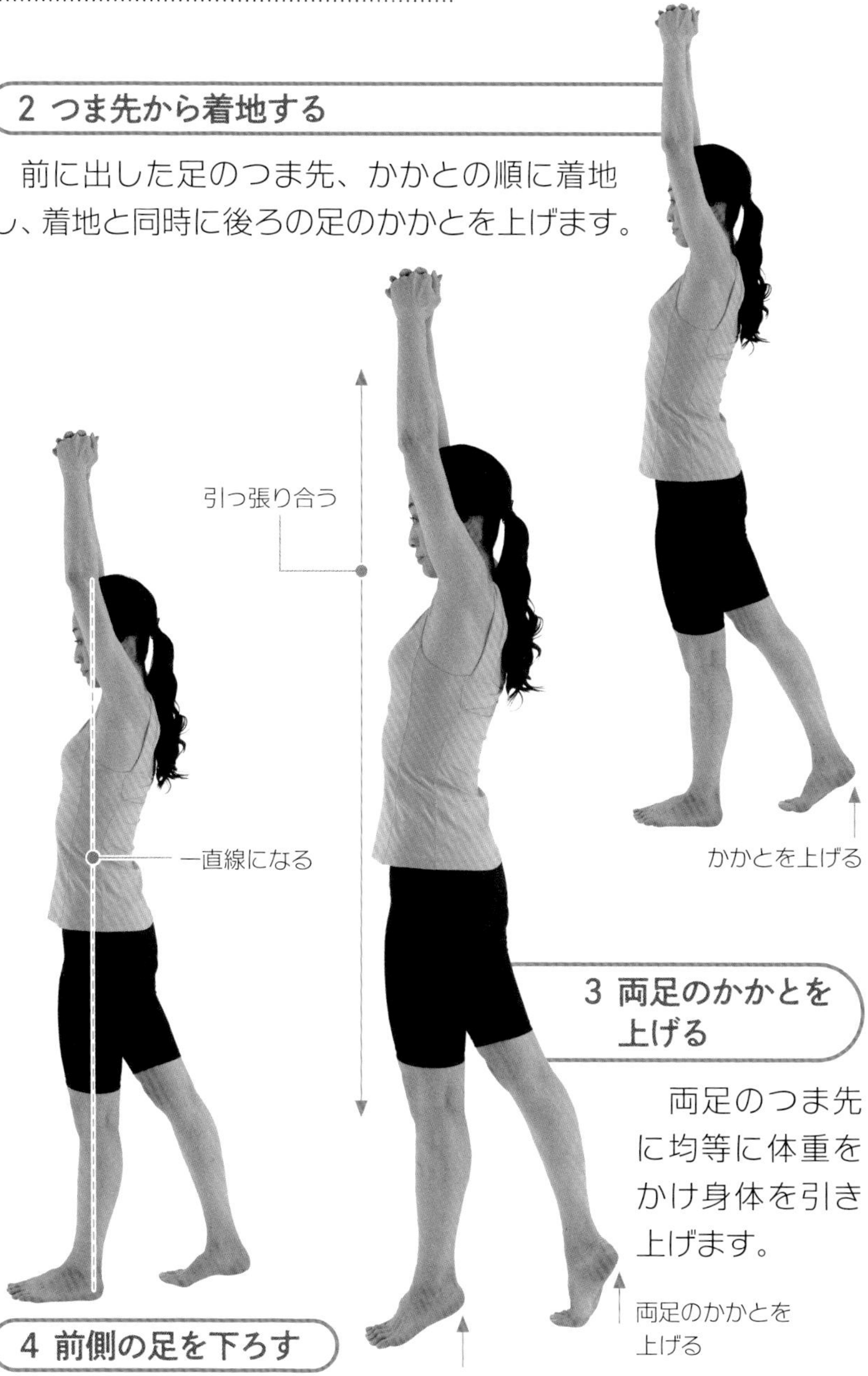
引っ張り合う
一直線になる
かかとを上げる
両足のかかとを
上げる

3 両足のかかとを上げる

両足のつま先に均等に体重をかけ身体を引き上げます。

4 前側の足を下ろす

重心を前に移動させながら前側の足を下ろします。くるぶし、ひざ、骨盤、頭が一直線になるようにします。

3 ハの字タオル体操

つま先をハの字にセットした脚のかかとを動かすことで、お尻・太もの内側・ふくらはぎの筋肉をトレーニングします。

お尻の筋肉から太ももにつながる筋肉を内側へ動かすことが重要です。

脚の内側の筋肉は日常生活で使われる機会が少ないため、意識して動かしましょう。

1 足をハの字にして、タオルの上にのせる

親指を合わせひざの中心と人差し指を一直線にします。

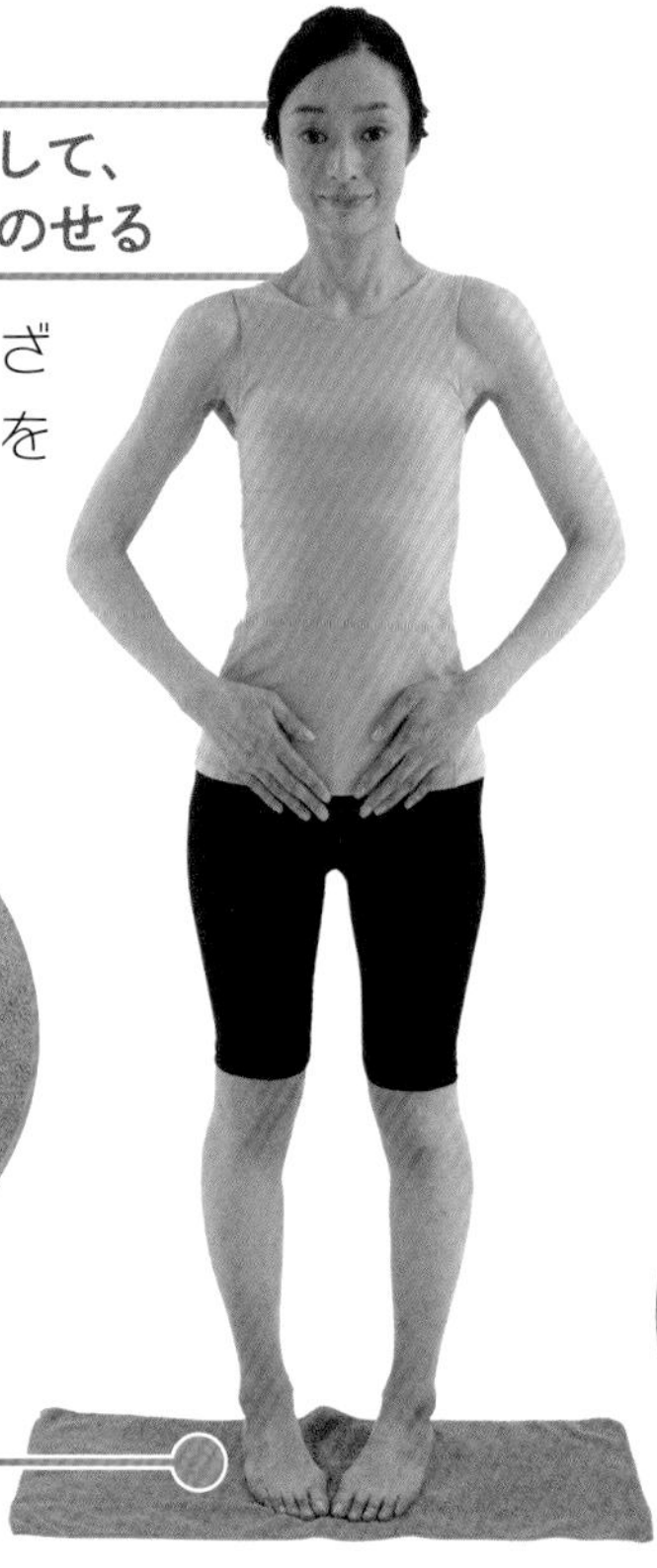

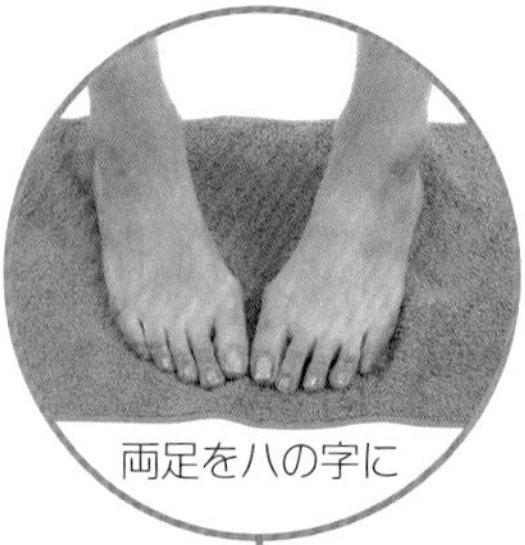

両足をハの字に

難易度 2
回数 10回

2 かかとを引き寄せる

お尻を引きしめるようにして股関節、ひざ、足首を上から順に寄せます。

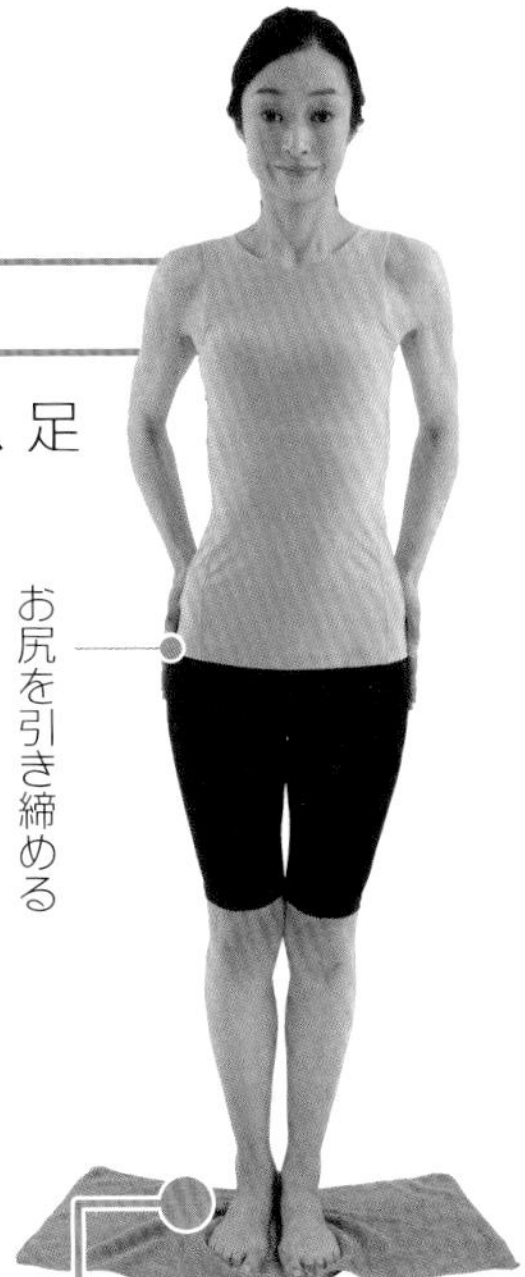
お尻を引き締める

3 タオルをはさみ、かかとを上げる

かかとの内側でタオルをはさみ、3cmくらいかかとを上げます。

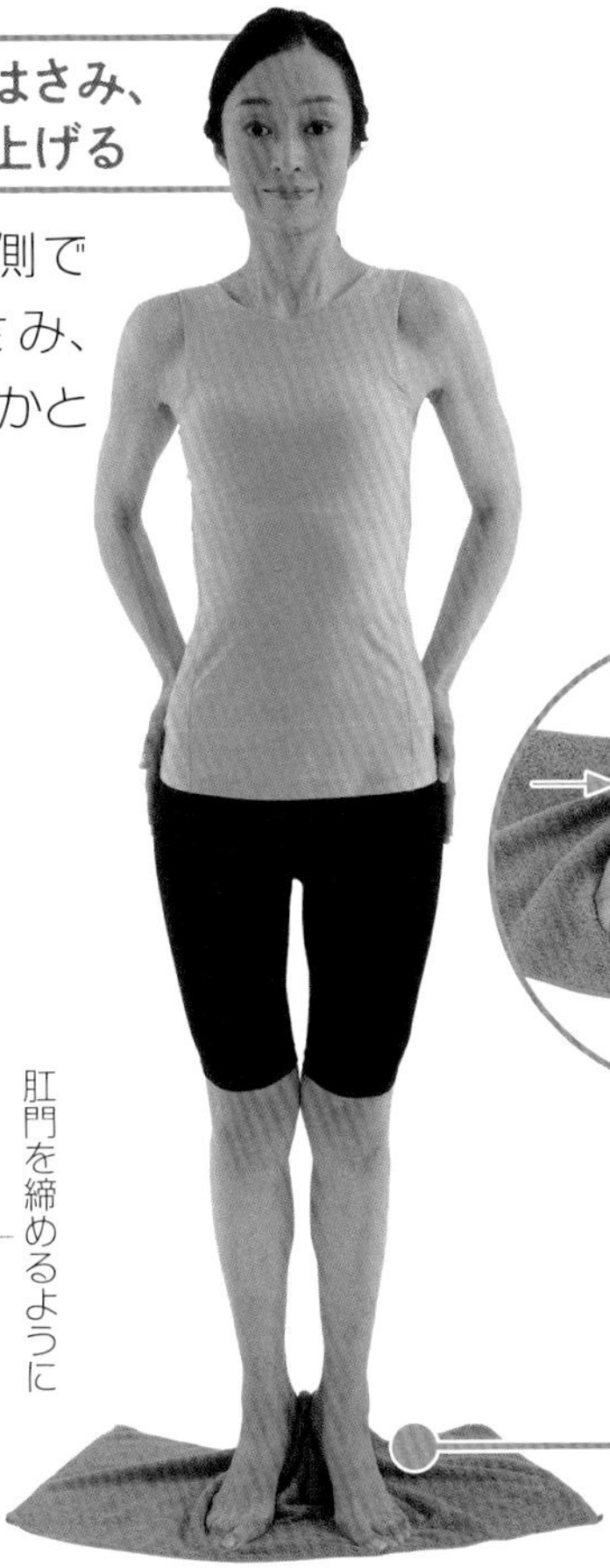

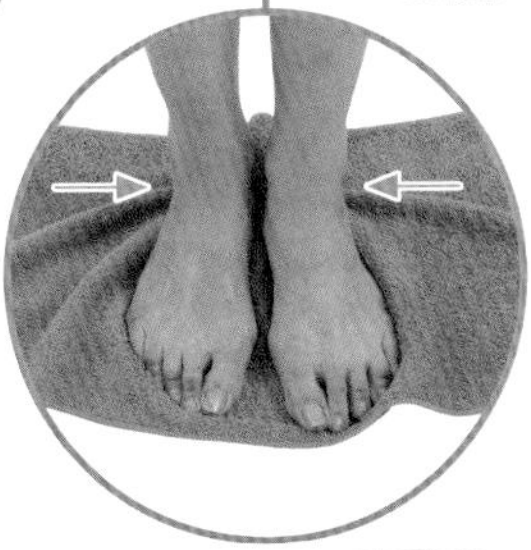

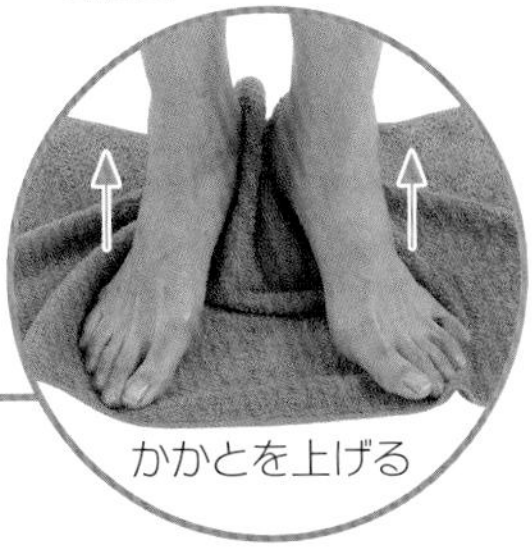
かかとを上げる

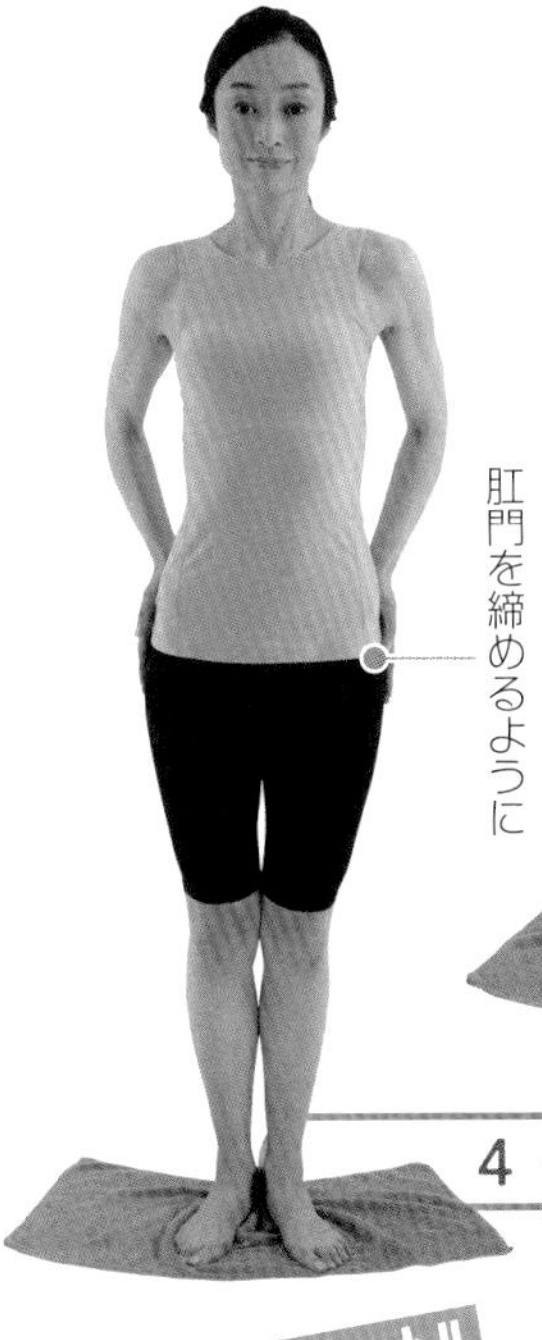
肛門を締めるように

4 タオルをはさんだまま、かかとを下ろします

肛門にぐっと力をいれてゆっくり下ろします。

ここがポイント!!
かかとからではなく、お尻から動かすのがポイント

4

クラムシェル

二枚貝の貝殻を意味する「クラムシェル」は、横に寝ながら貝殻を開くようにひざを立てるトレーニングで、股関節のインナーマッスル（深層外旋六筋※）を鍛えます。

深層外旋六筋は大腿骨と股関節をつないでいる筋肉です。股関節を安定させ、歩行、片足で立つときにとても重要な役割を担っています。

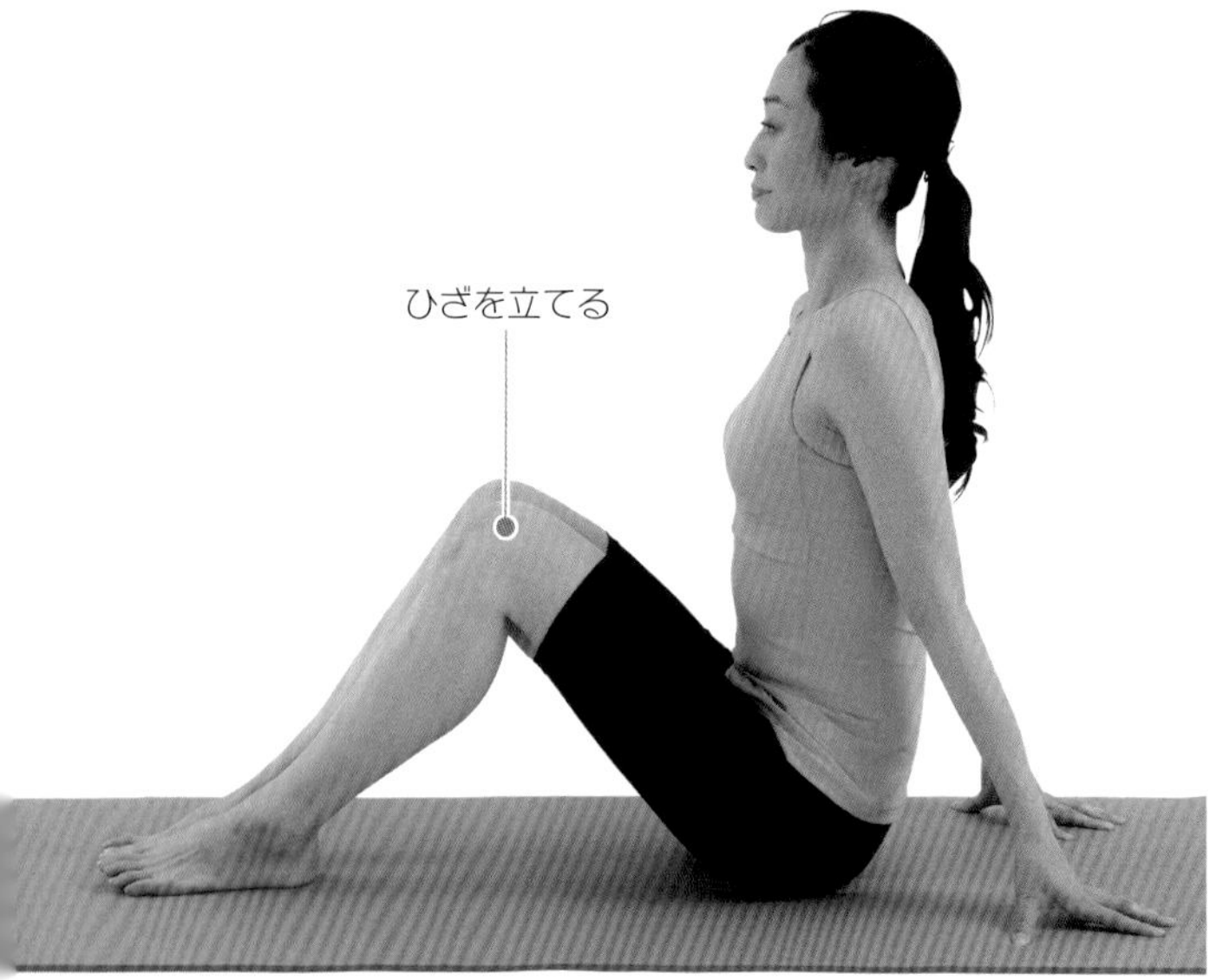

難易度
4
左右
10回

1 ひざを立てて座る

ひざ裏に握りこぶし1個分入るくらいを目安にひざを立てます。

※深層外旋六筋《しんそうがいせんろっきん》＝骨盤と大腿骨(太ももの骨)をつないでいる、梨状筋などの小さな筋肉群の総称

2 ひざの角度を変えずに横向きになる

　ひざを立てたまま、一度仰向けになり、そのままの状態で横を向きます。

　そのとき、お尻、かかとが一直線になるようにしましょう。

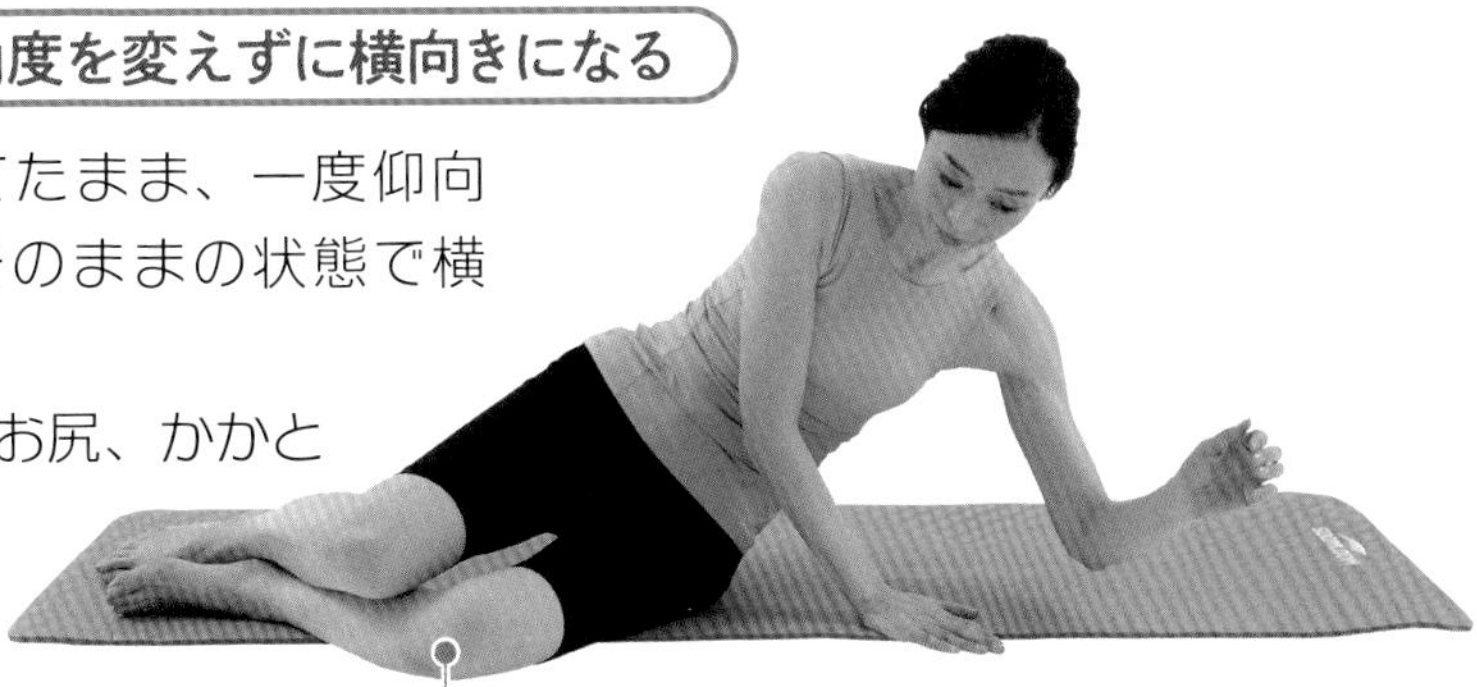

ひざを立てたまま横向きになる

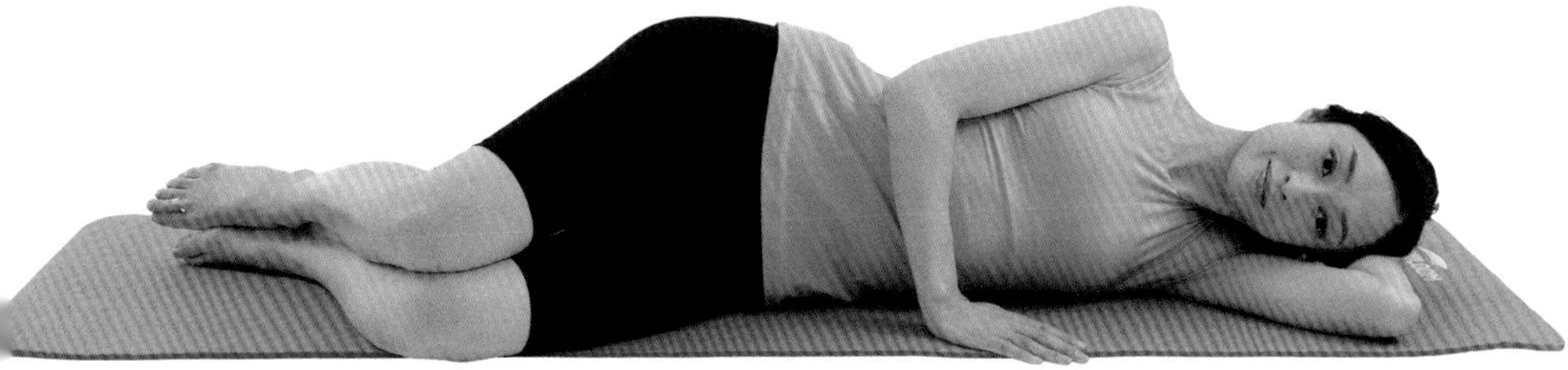

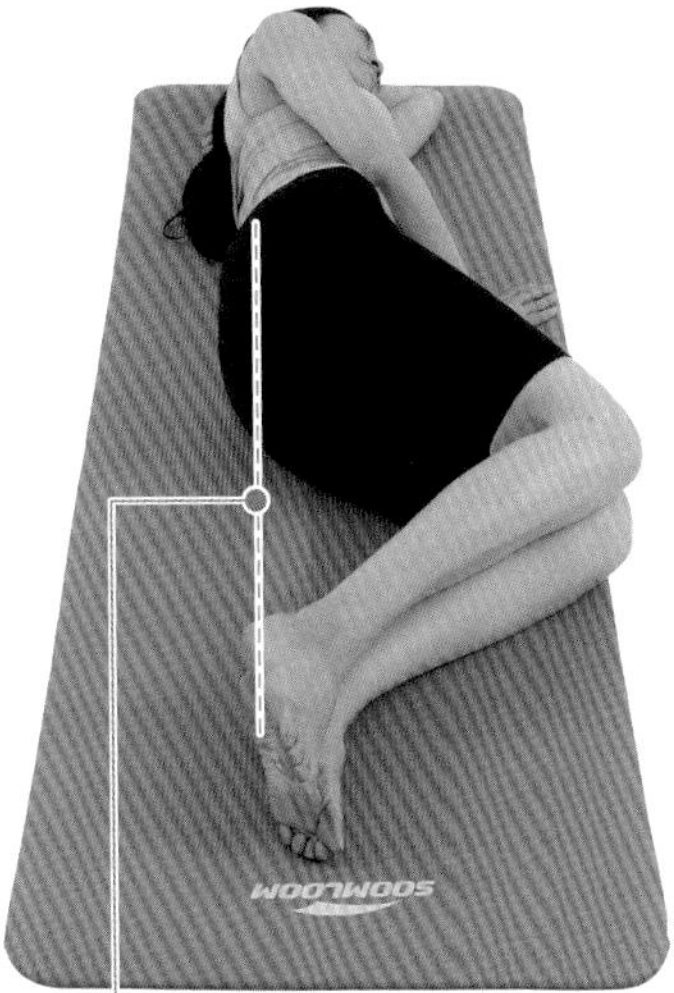

お尻とかかとが一直線になるように

ここがポイント!!

体幹を意識しながら、床についているほうのウエストラインにすき間ができるようにお腹を引き上げて行います。

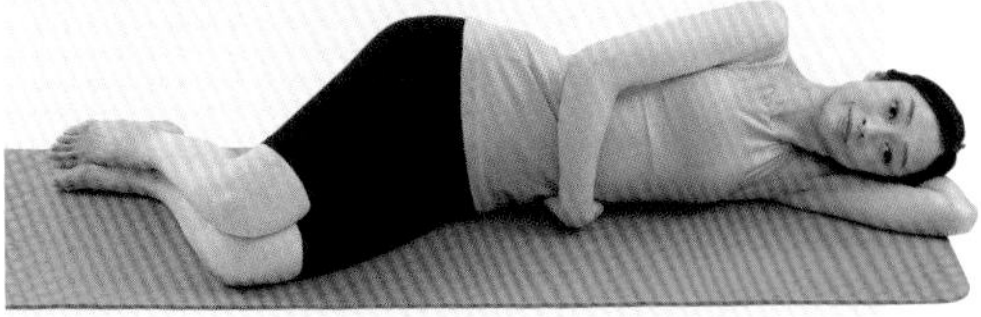

3 脚を開く

親指とかかとの内側をつけた状態で、お尻（股関節）から脚を開くようにします。

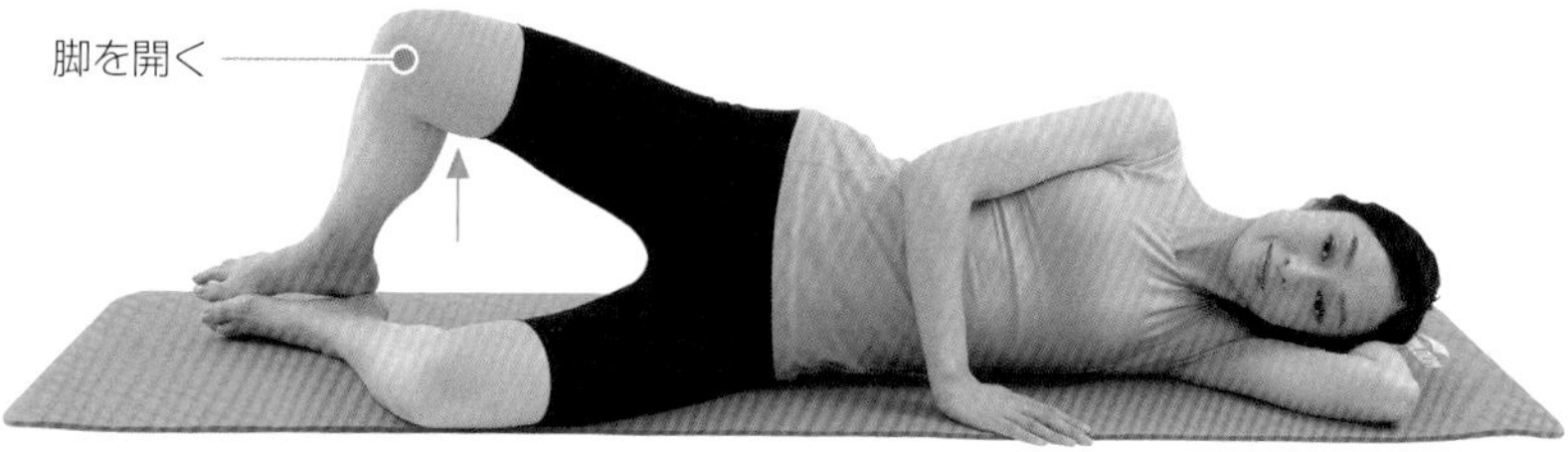

脚を開く

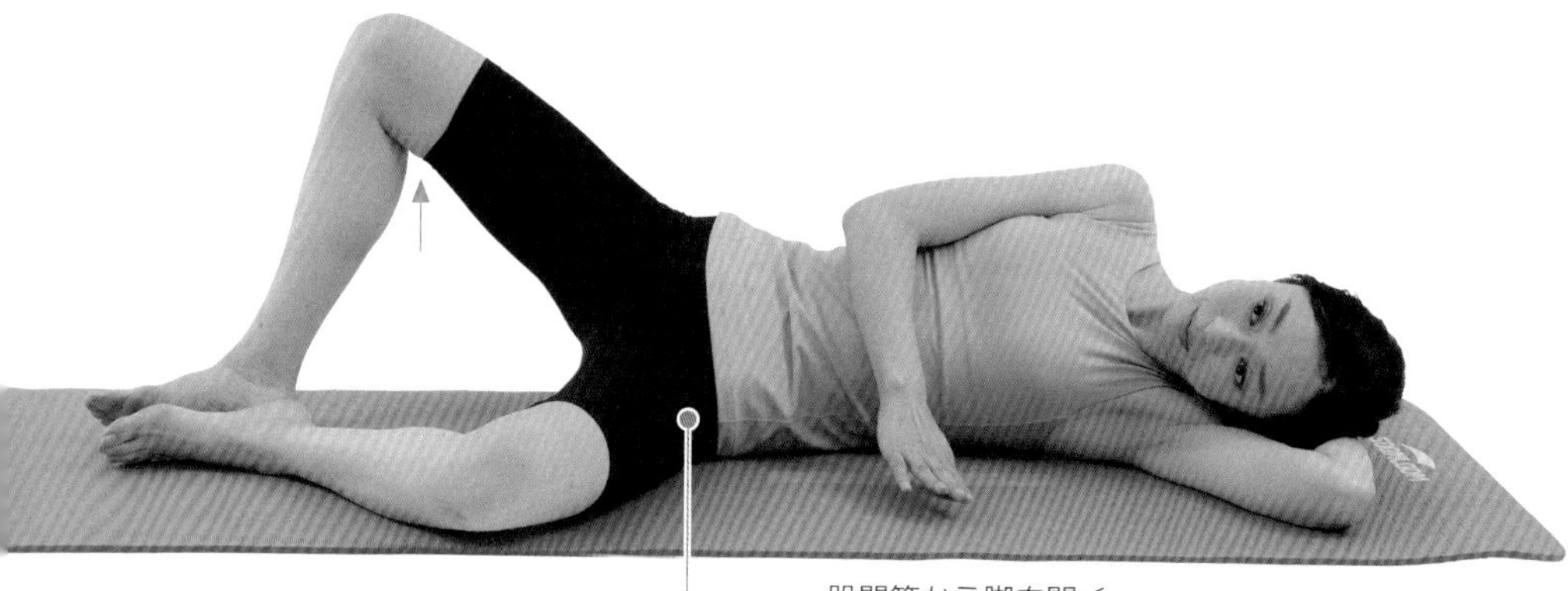

股関節から脚を開く

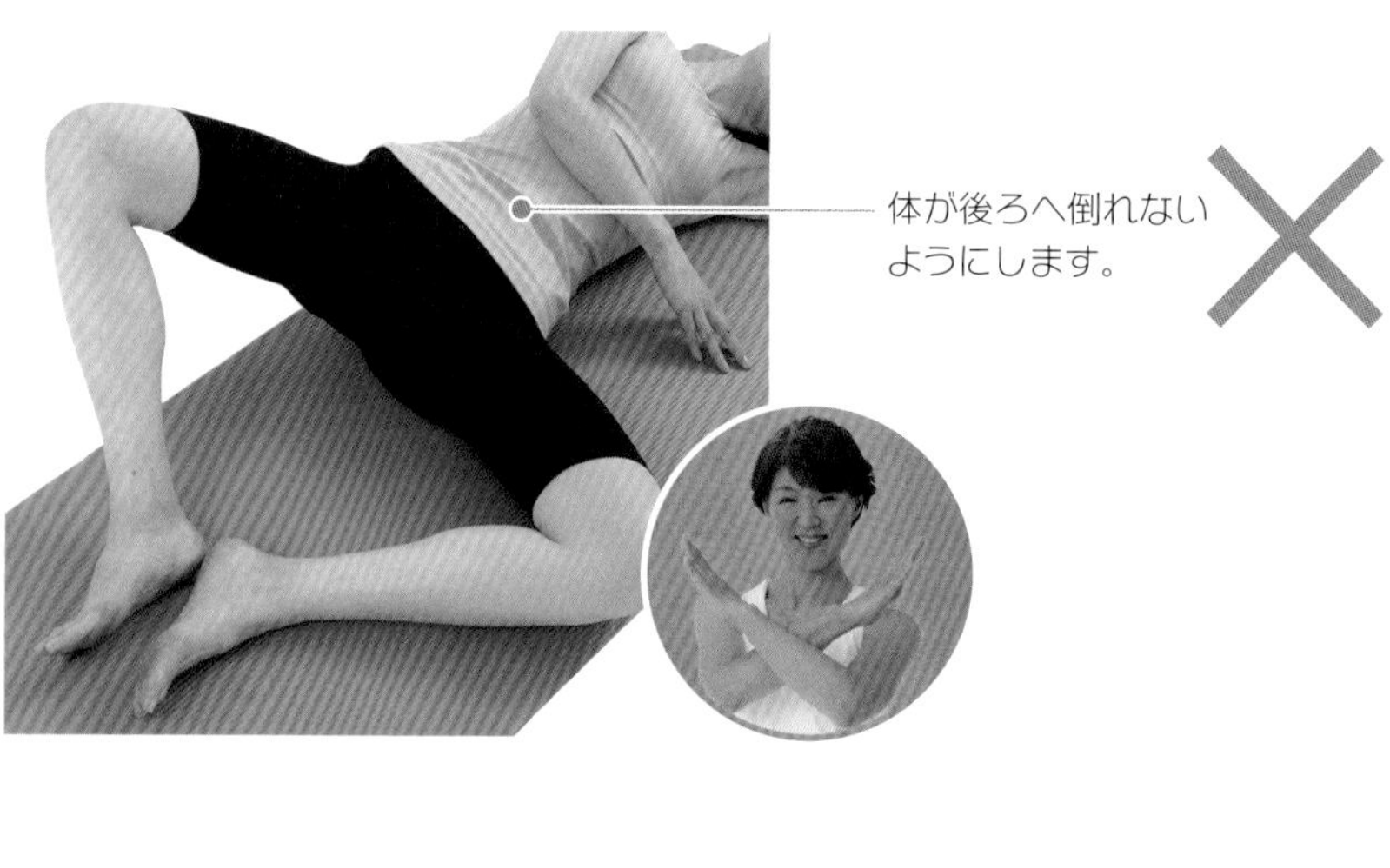

体が後ろへ倒れないようにします。

5

お皿エクササイズ

肋骨の動きを改善し、姿勢を整えます。
肋骨と肋骨の間にある肋間筋が硬くなると背骨は前へ倒れます。
背中が丸くなり猫背にならないように肋骨の硬さをとります。

難易度
3
左右
5回

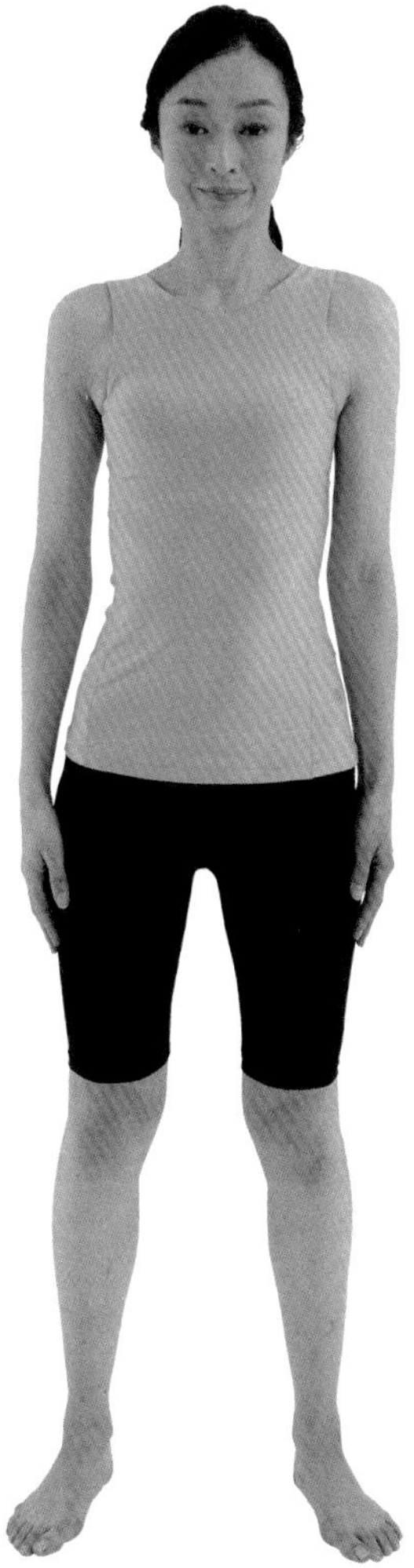

1 足を開いて立つ

肩幅に足を開いて立ちましょう。

2 片足にのって腕を伸ばす

足の裏で床を押して、骨盤と肋骨を引き離すように腕を伸ばします。

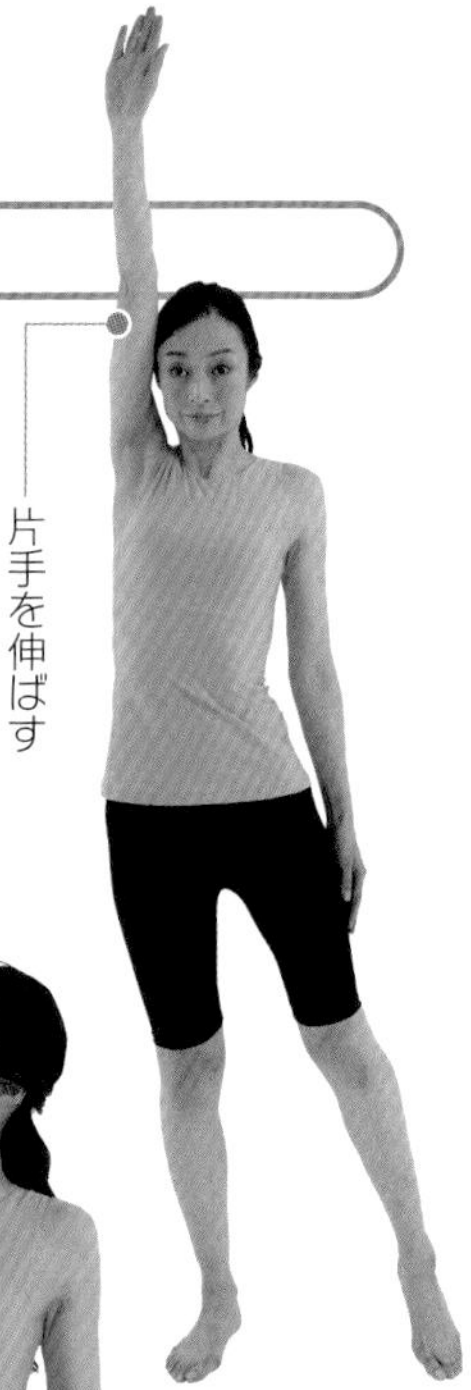
片手を伸ばす

3 棚からお皿をとるように伸ばす

手のひらを外側に向けて、さらに高い棚からお皿をとるように体側を伸ばします。

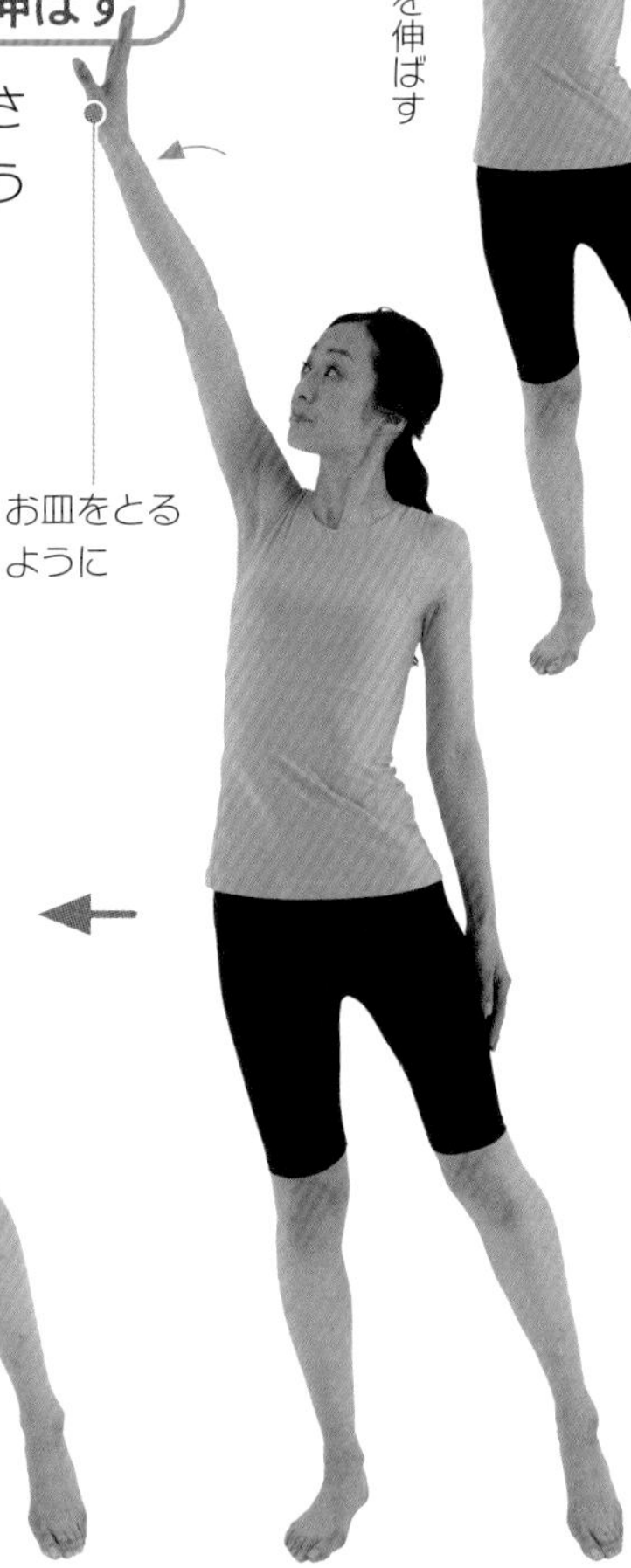
お皿をとるように

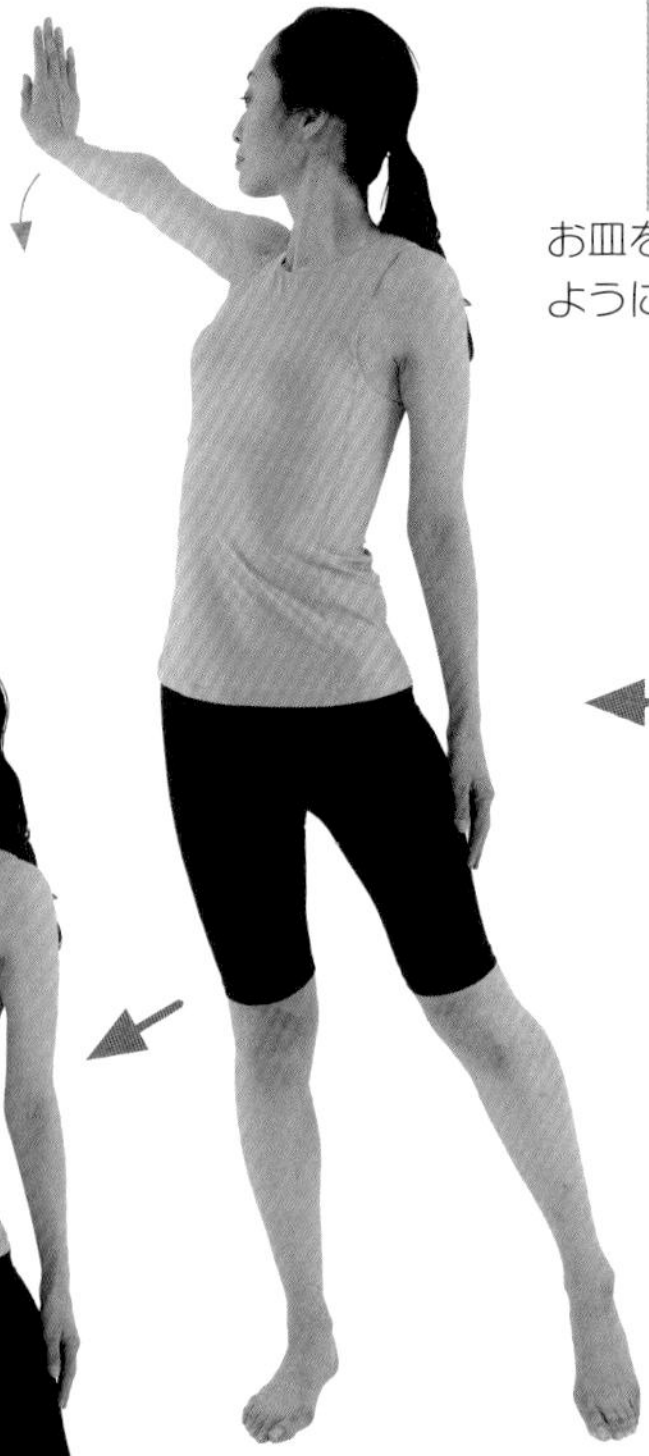

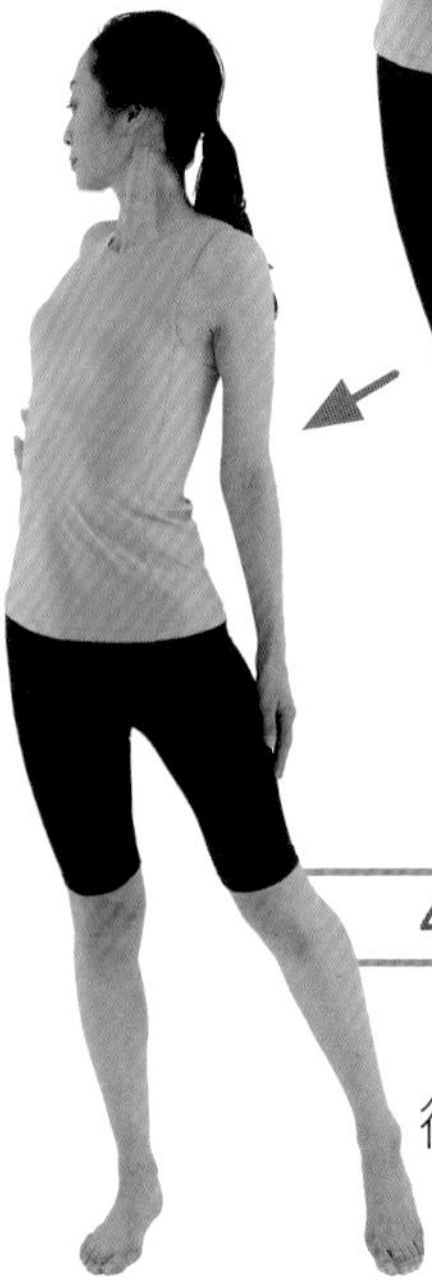

4 後ろの棚へお皿を置く

肩甲骨を背骨のほうへ引き寄せるようにして後ろの棚へお皿を置きます。

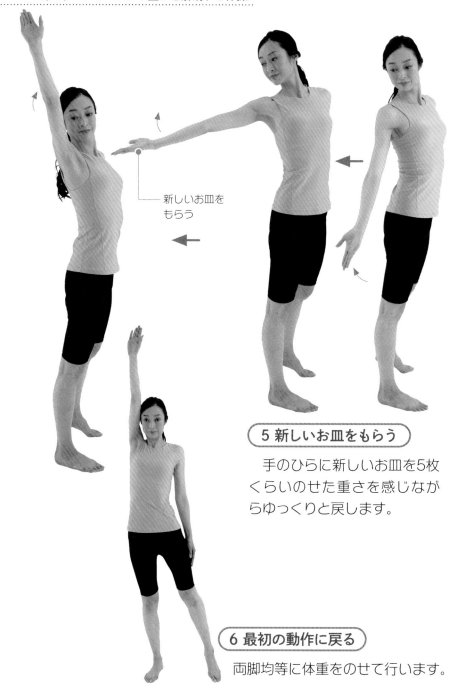

5 新しいお皿をもらう

手のひらに新しいお皿を5枚くらいのせた重さを感じながらゆっくりと戻します。

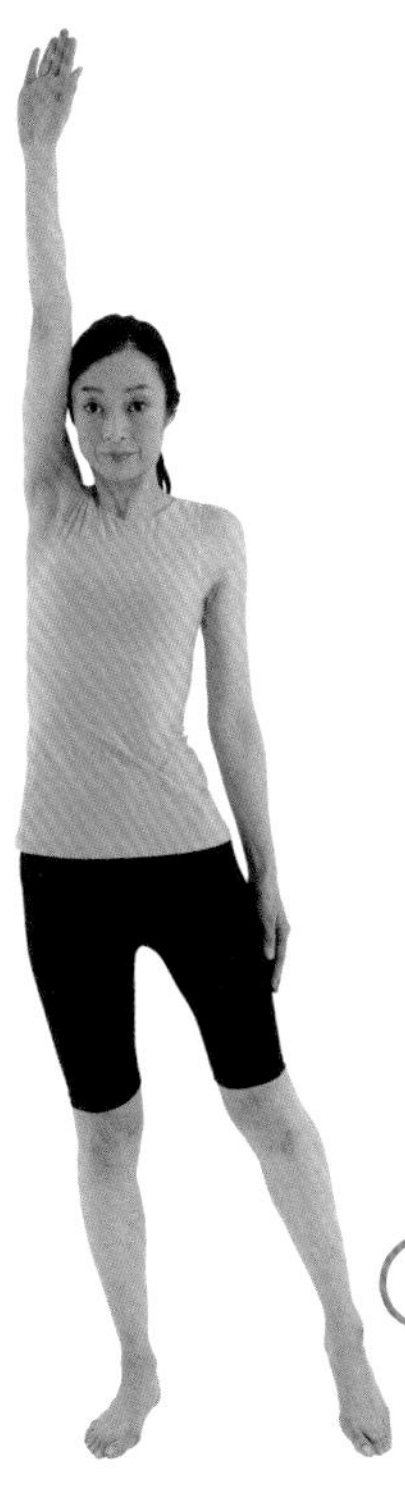

6 最初の動作に戻る

両脚均等に体重をのせて行います。

6

ゴロゴロ体幹エクササイズ

不安定な状態でバランスをとりながら体幹を鍛えるトレーニングです。

手足がフリーな状態で体幹をコントロールし、かつ動きながらバランスを維持することで胴体の深層部にあるインナーマッスルを鍛えます。

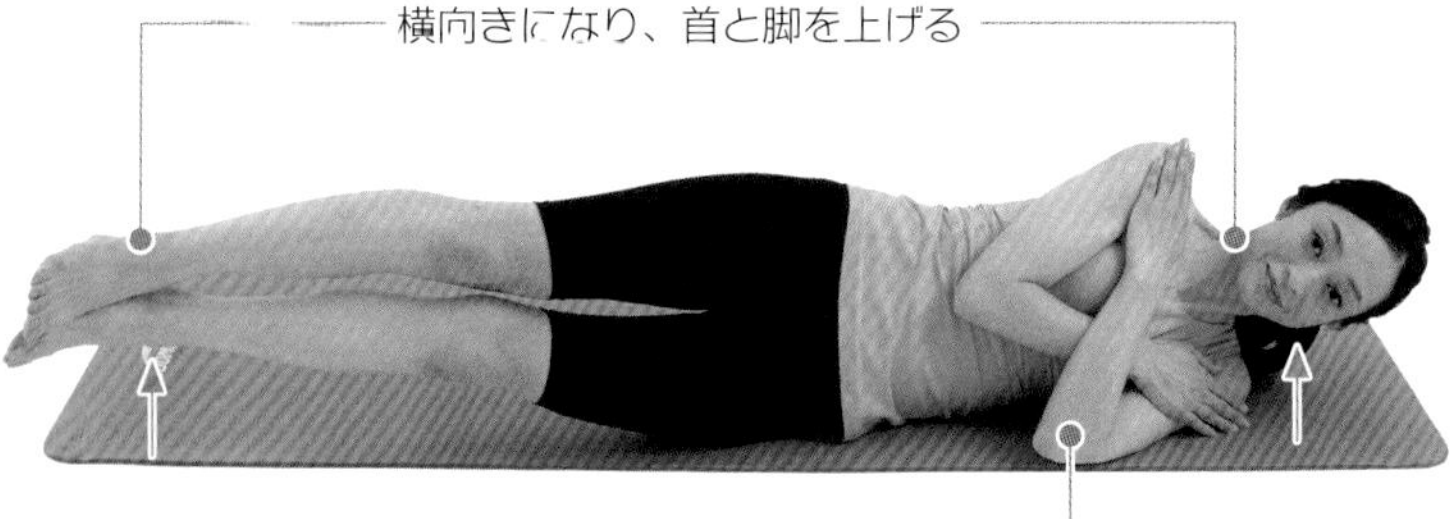
横向きになり、首と脚を上げる
体の前で腕をクロスさせる

難易度
5
左右
5回

1 両腕を組み、横向きになる

下側の腕と脚を床から離します。

2 おへそを軸に体幹を使って仰向けになる

バランスをとりながら、反動をつけずにおへそを軸に仰向けになります。

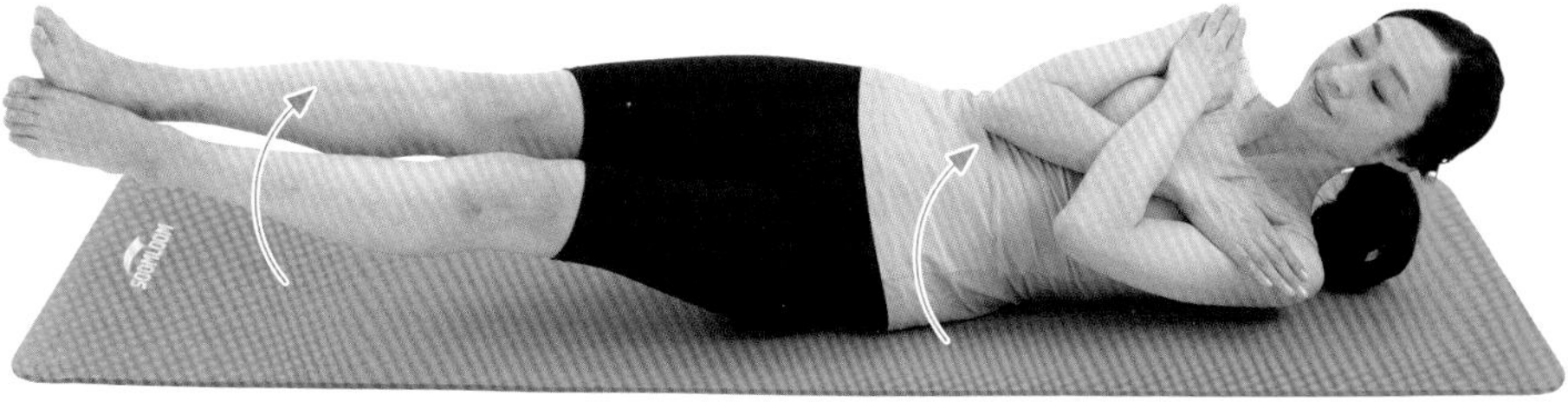

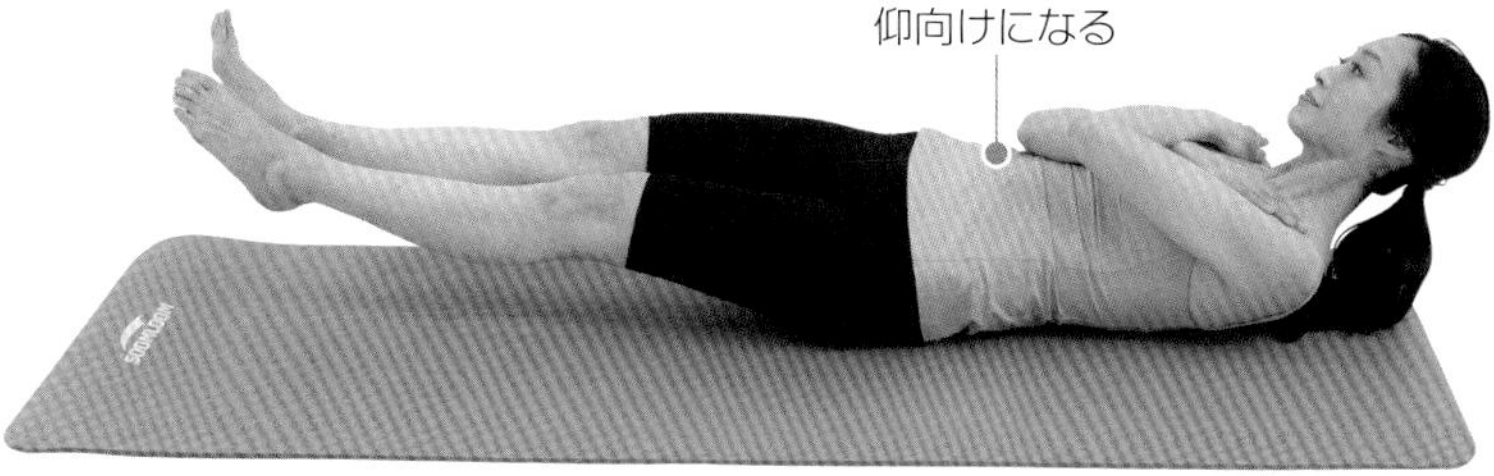
仰向けになる

3 反対側へ横向きになる

仰向けになった状態から、反動をつけずに横向きになります。

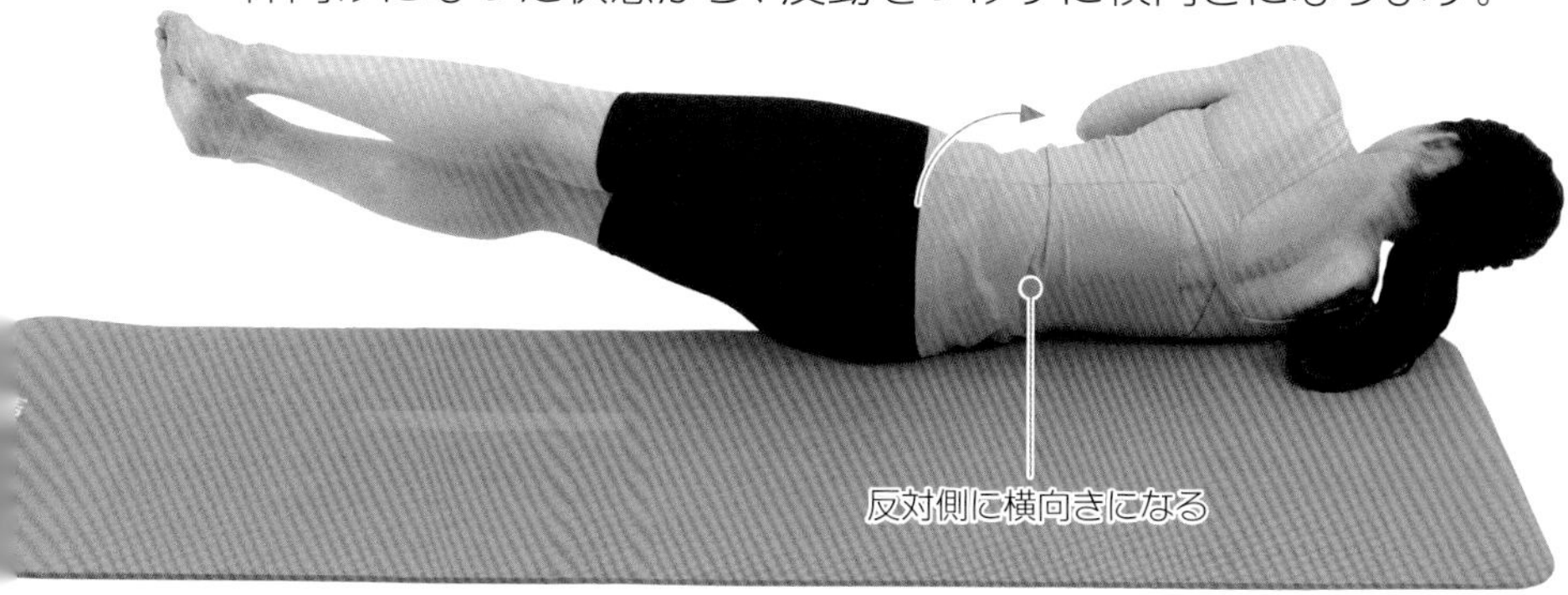
反対側に横向きになる

ここがポイント!!
脚がバラバラにならないように揃えて行いましょう。

7

ペットボトル骨盤トレーニング

腰と骨盤をつなぐ腰仙関節《ようせん》の動きをよくして、背腰部の柔軟性を高めます。

頭の上にペットボトルを置き、不安定な状態で行うことでお腹のインナーマッスルが自然に働き、背骨の動きがコントロールできます。

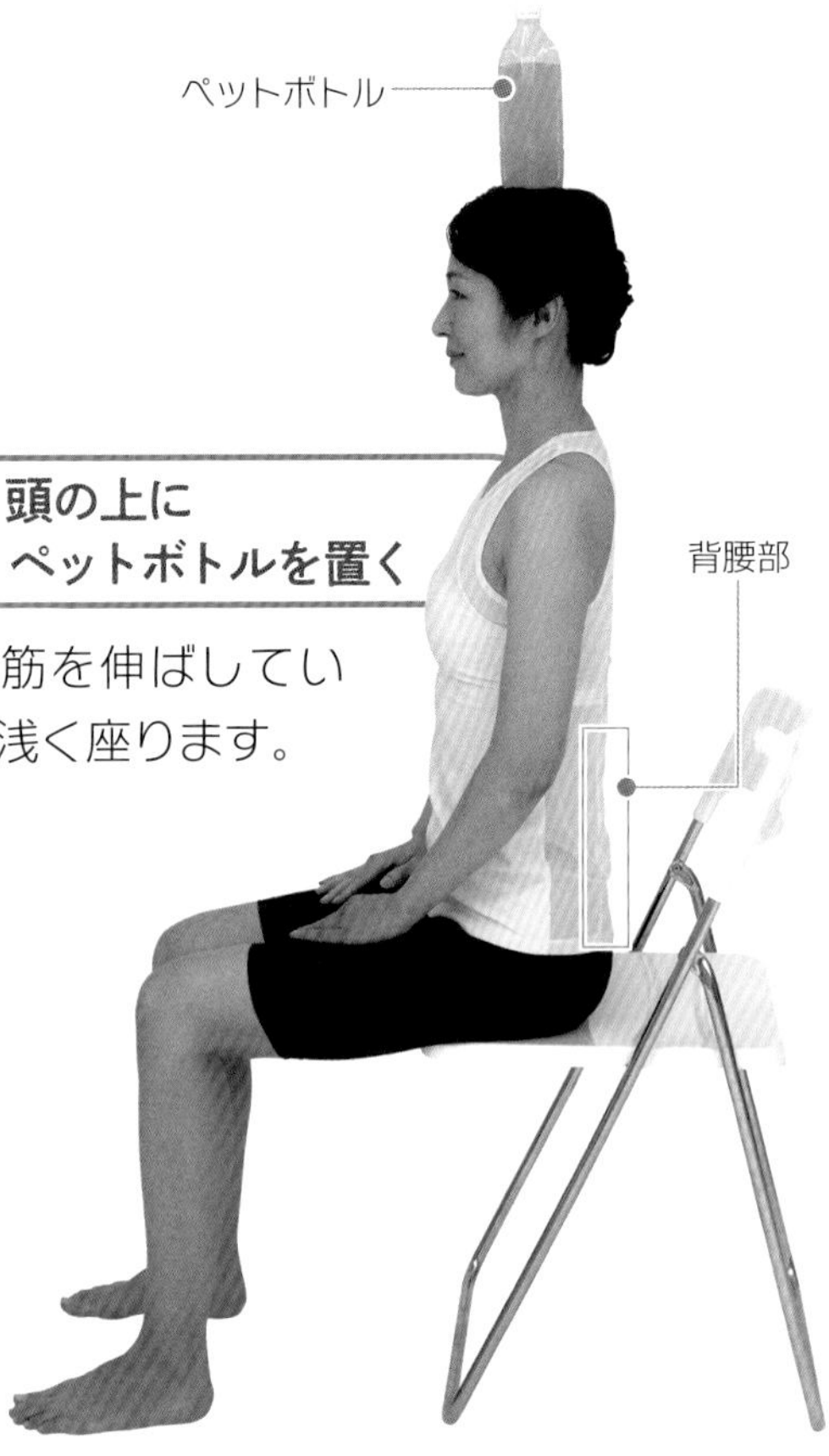

1 頭の上にペットボトルを置く

背筋を伸ばしていすに浅く座ります。

難易度 3
回数 10回

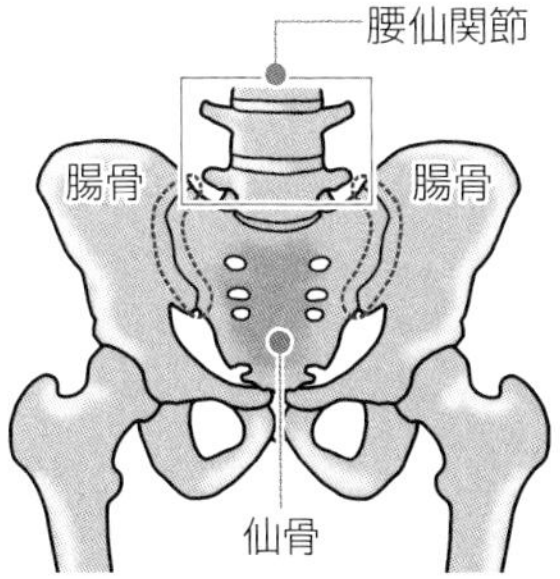

腰仙関節とは、背骨の下部にある仙骨と骨盤の左右にある腸骨との間にある関節です。

2 骨盤を倒す

息を吐きながらゆっくりお尻を座面に近づけるようにして腰を伸ばします。

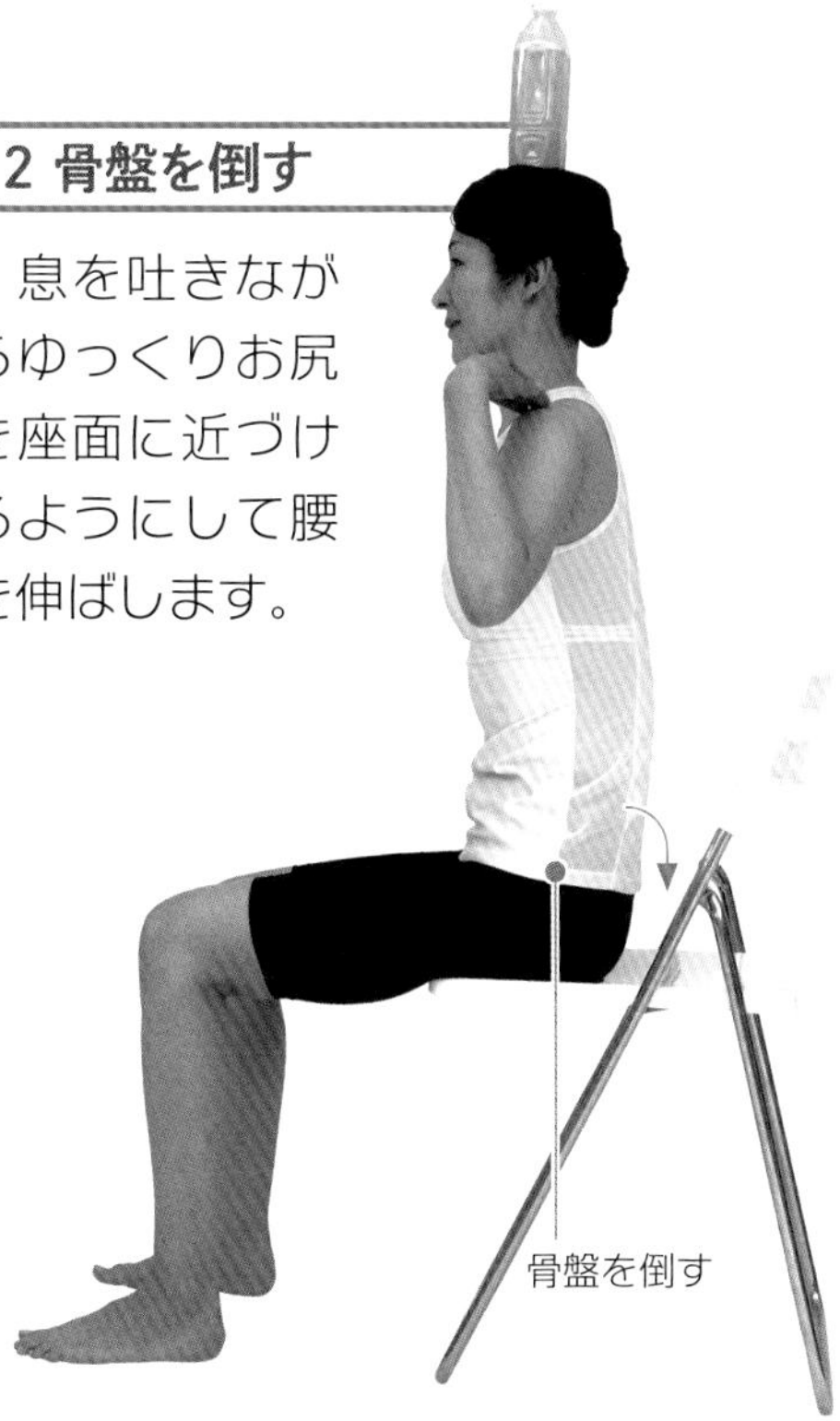

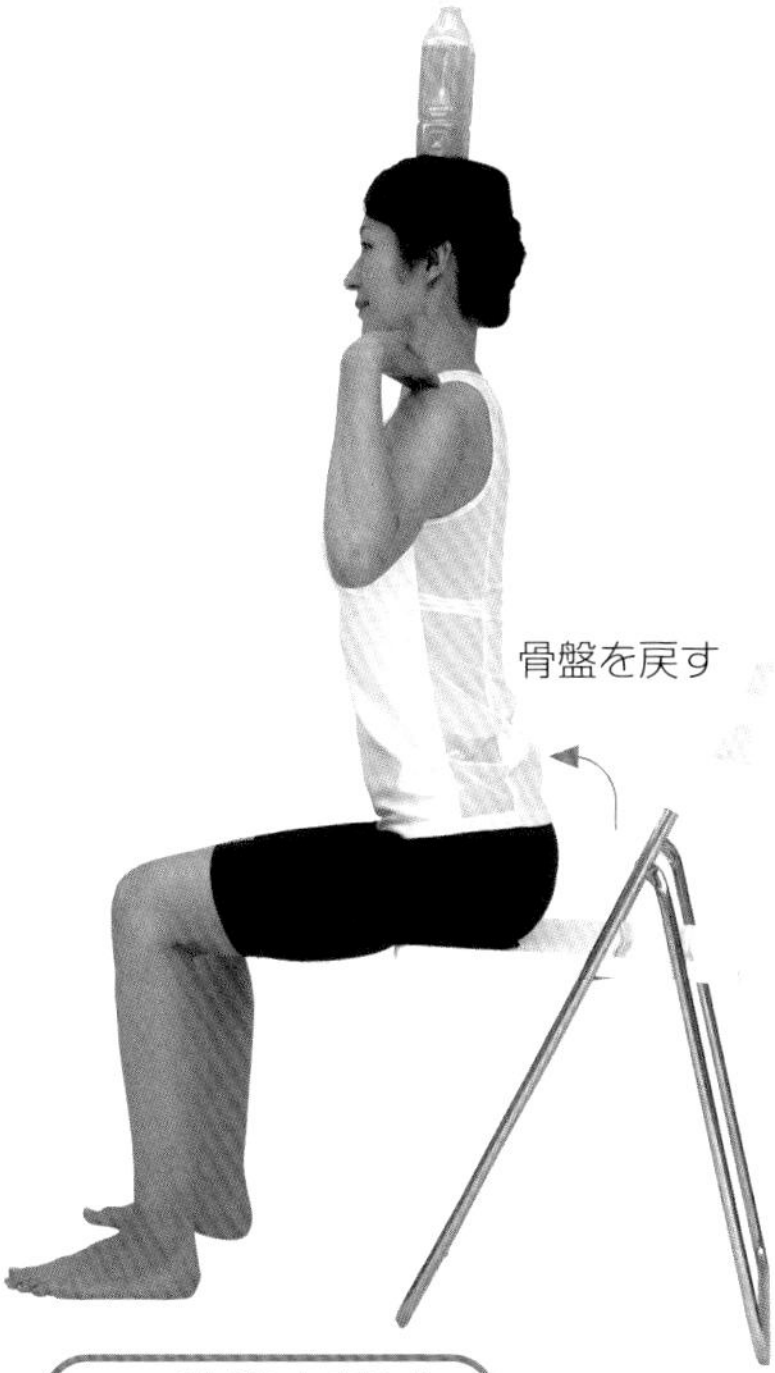

ここがポイント!!

肩に力が入ると背中が丸くなります。背中はまっすぐなまま、骨盤だけを動かすのがポイントです。

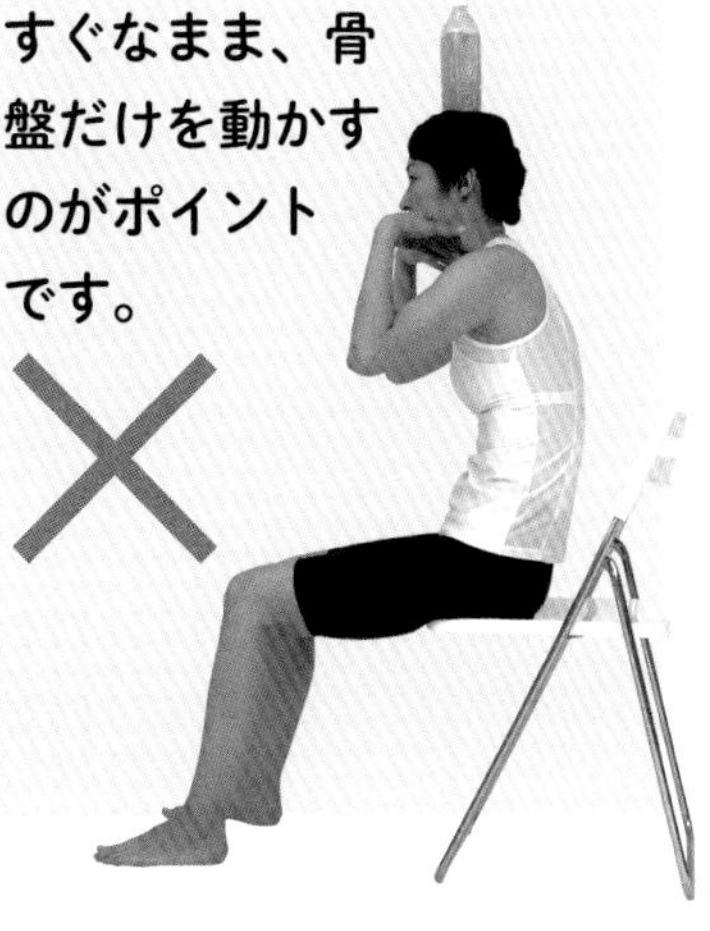

3 骨盤を戻す

息を吸いながら、座面についたお尻をゆっくり戻します。

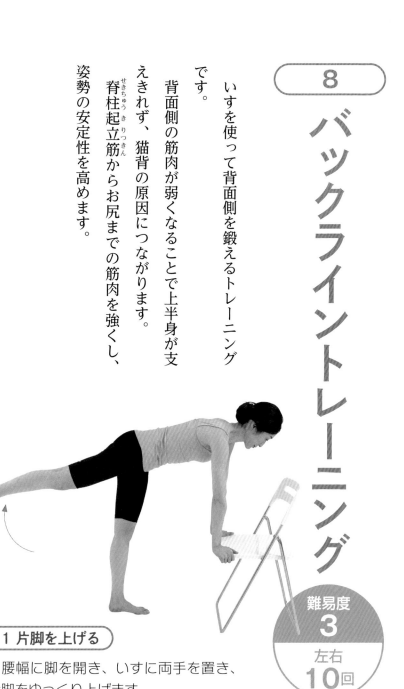

8 バックライントレーニング

いすを使って背面側を鍛えるトレーニングです。

背面側の筋肉が弱くなることで上半身が支えきれず、猫背の原因につながります。

脊柱《せきちゅう》起《き》立筋《りつきん》からお尻までの筋肉を強くし、姿勢の安定性を高めます。

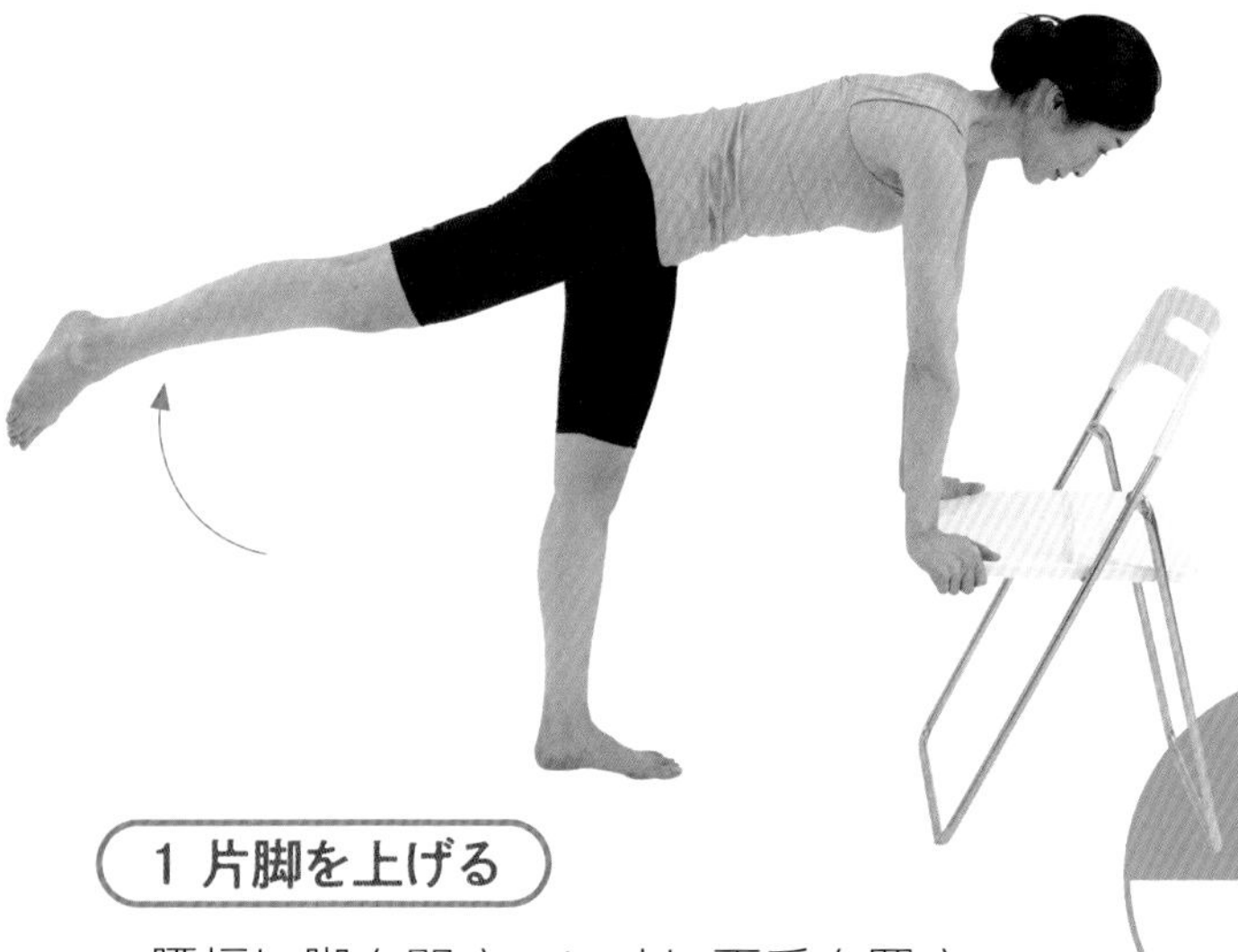

難易度
3
左右
10回

1 片脚を上げる

腰幅に脚を開き、いすに両手を置き、片脚をゆっくり上げます。

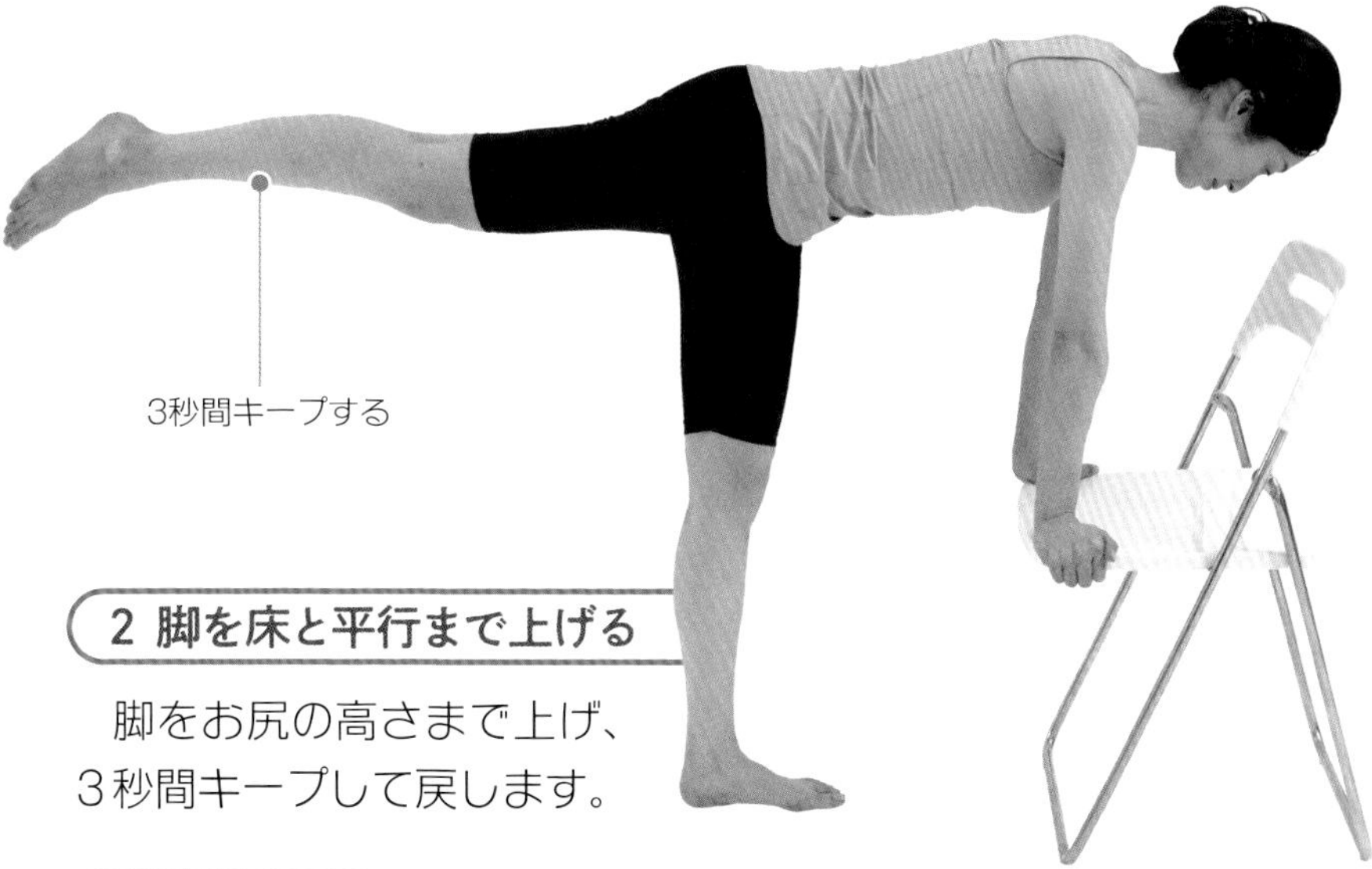

2 脚を床と平行まで上げる

脚をお尻の高さまで上げ、
3秒間キープして戻します。

3 脚を戻す

フォームがくずれないように元の位置に戻します。

ここがポイント!!

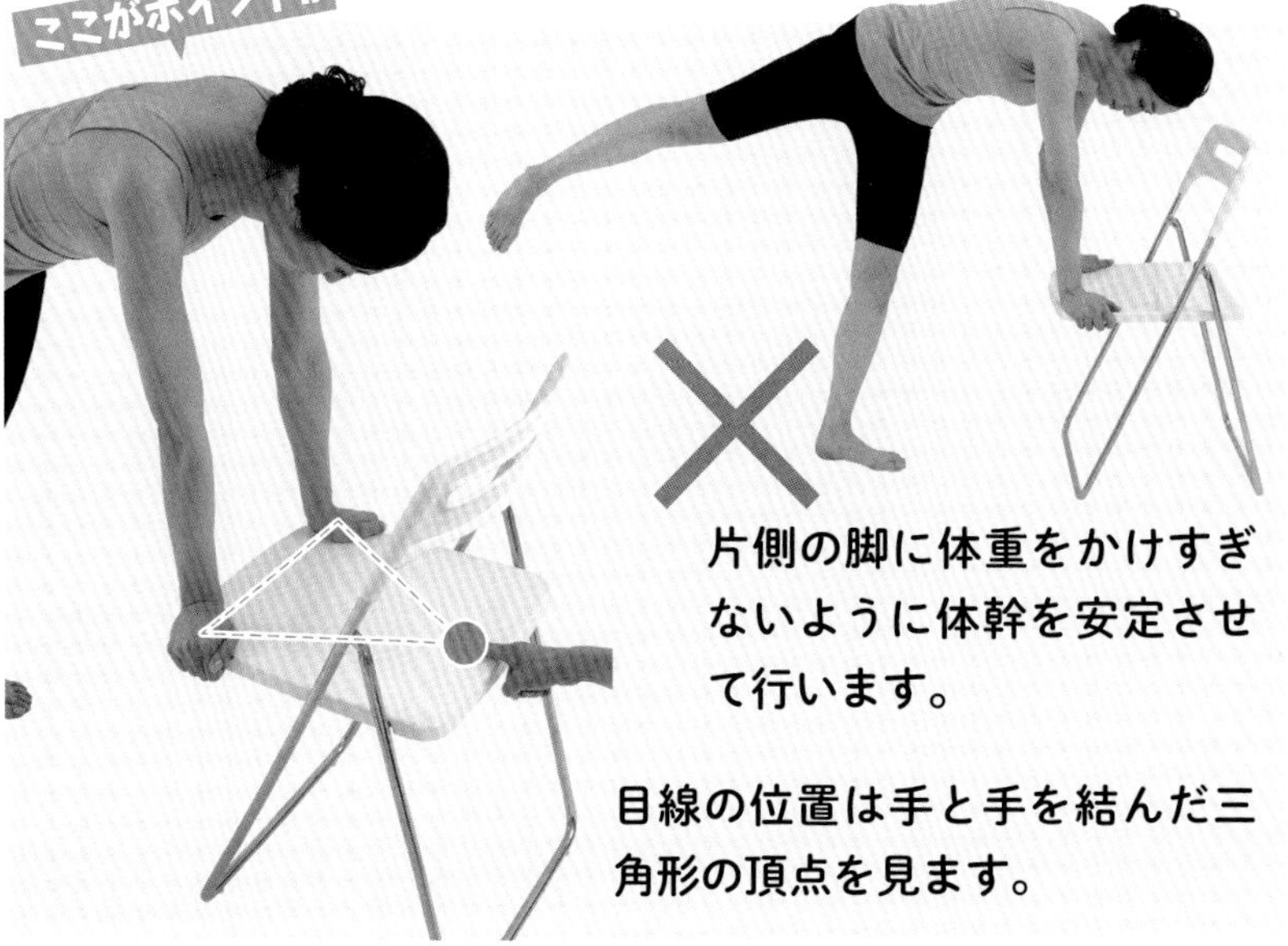

片側の脚に体重をかけすぎないように体幹を安定させて行います。

目線の位置は手と手を結んだ三角形の頂点を見ます。

9 いすで体幹エクササイズ

難易度 4
左右 10回

ひざに負担をかけずに身体の中心部分（体幹）を鍛えるトレーニングです。

体幹は腕や脚に比べて筋肉の量が多く、体重に占める割合が50％近くあります。

この体幹を活性化させることで下半身への負担を軽減します。

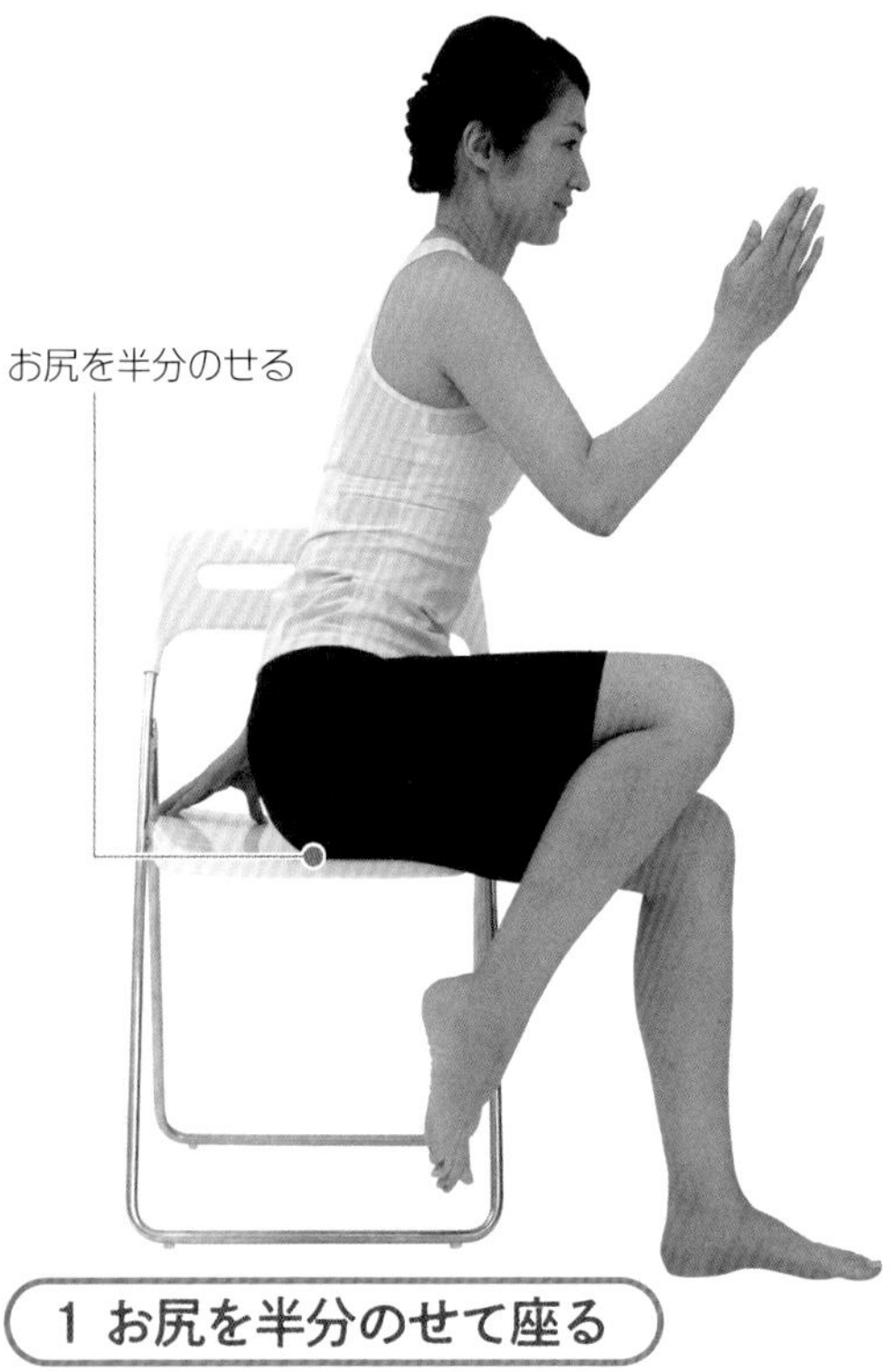

1 お尻を半分のせて座る

いすにお尻の半分を乗せて座ります。手はいすの座面に置きます。

2 腕と脚を伸ばす

前側の脚はひざの下にかかとがくるようにして、腕と脚を伸ばします。

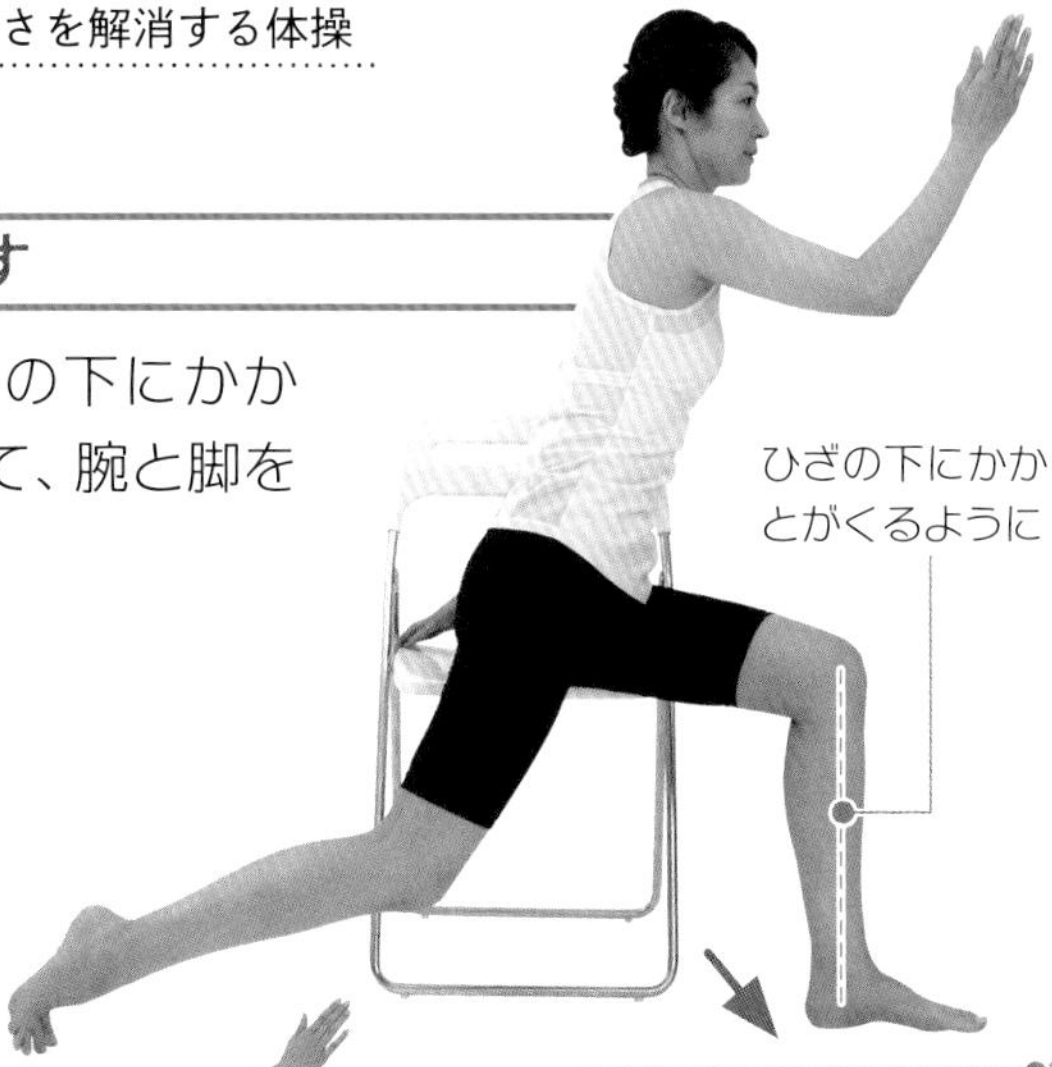
ひざの下にかかとがくるように

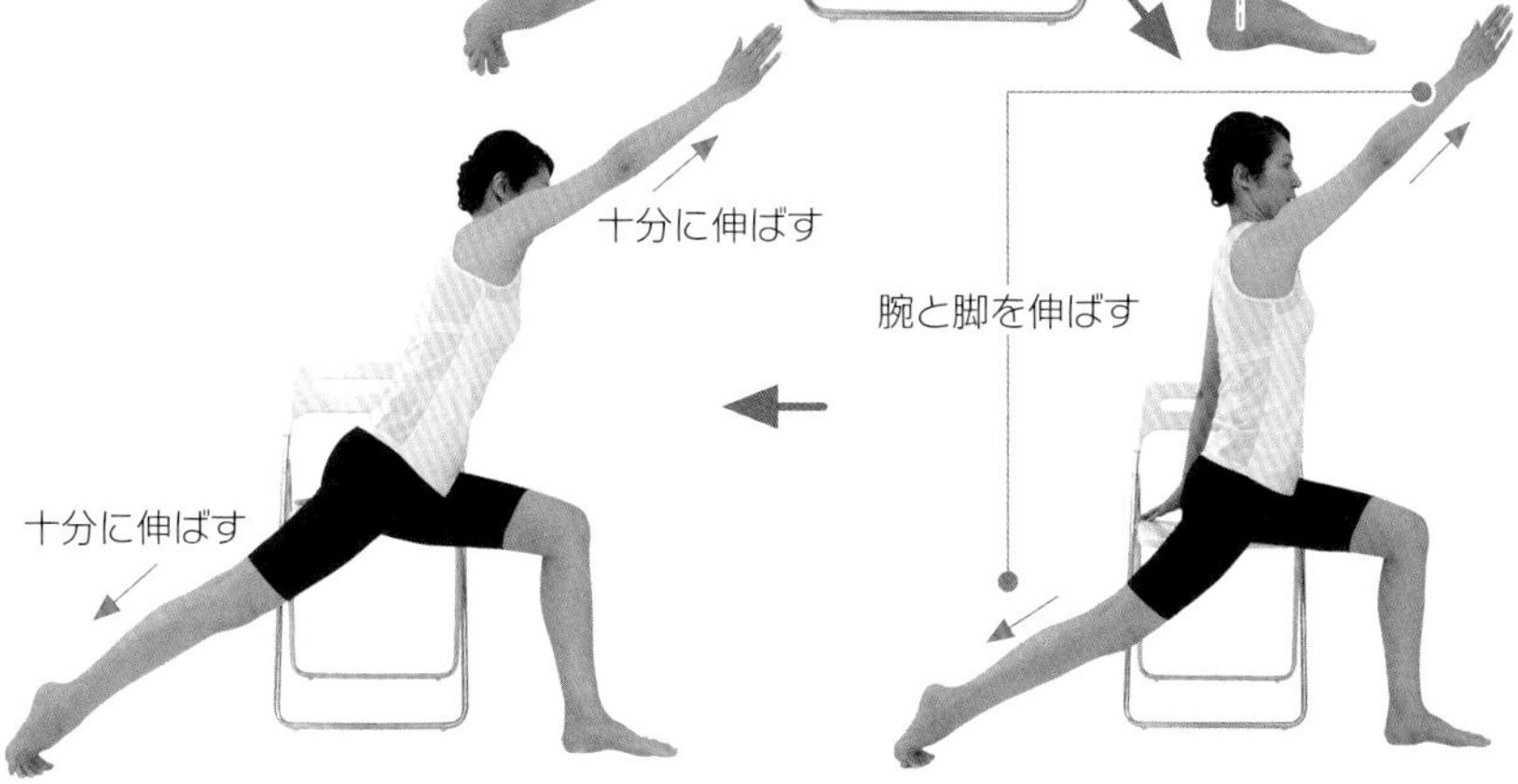
十分に伸ばす
腕と脚を伸ばす
十分に伸ばす

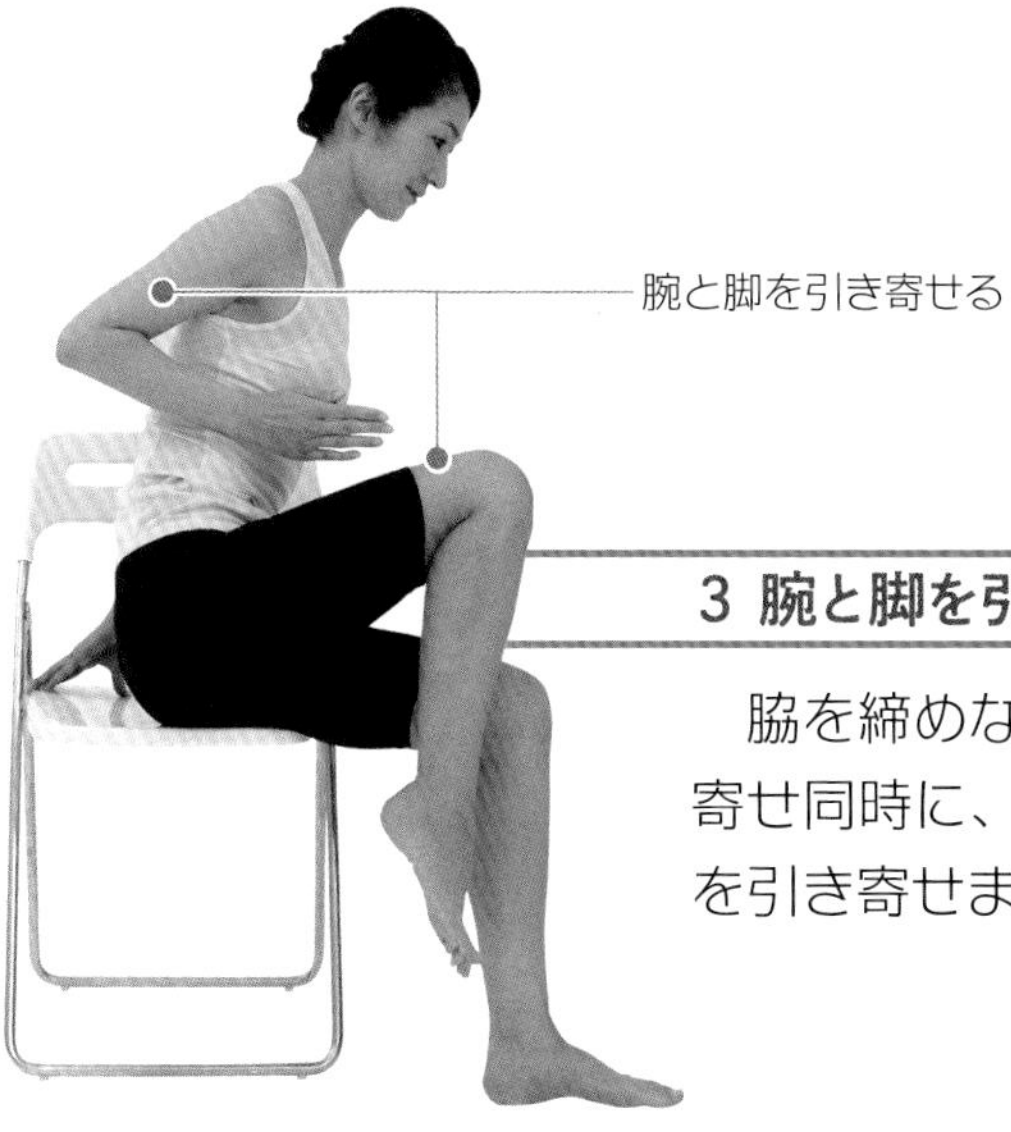

3 腕と脚を引き寄せる

脇を締めながら、肩甲骨を引き寄せ同時に、お腹の力を使って脚を引き寄せます。

4 腕と脚を引き離す

背中とお腹を縮めた筋肉を動かして2のように腕と脚を伸ばします。

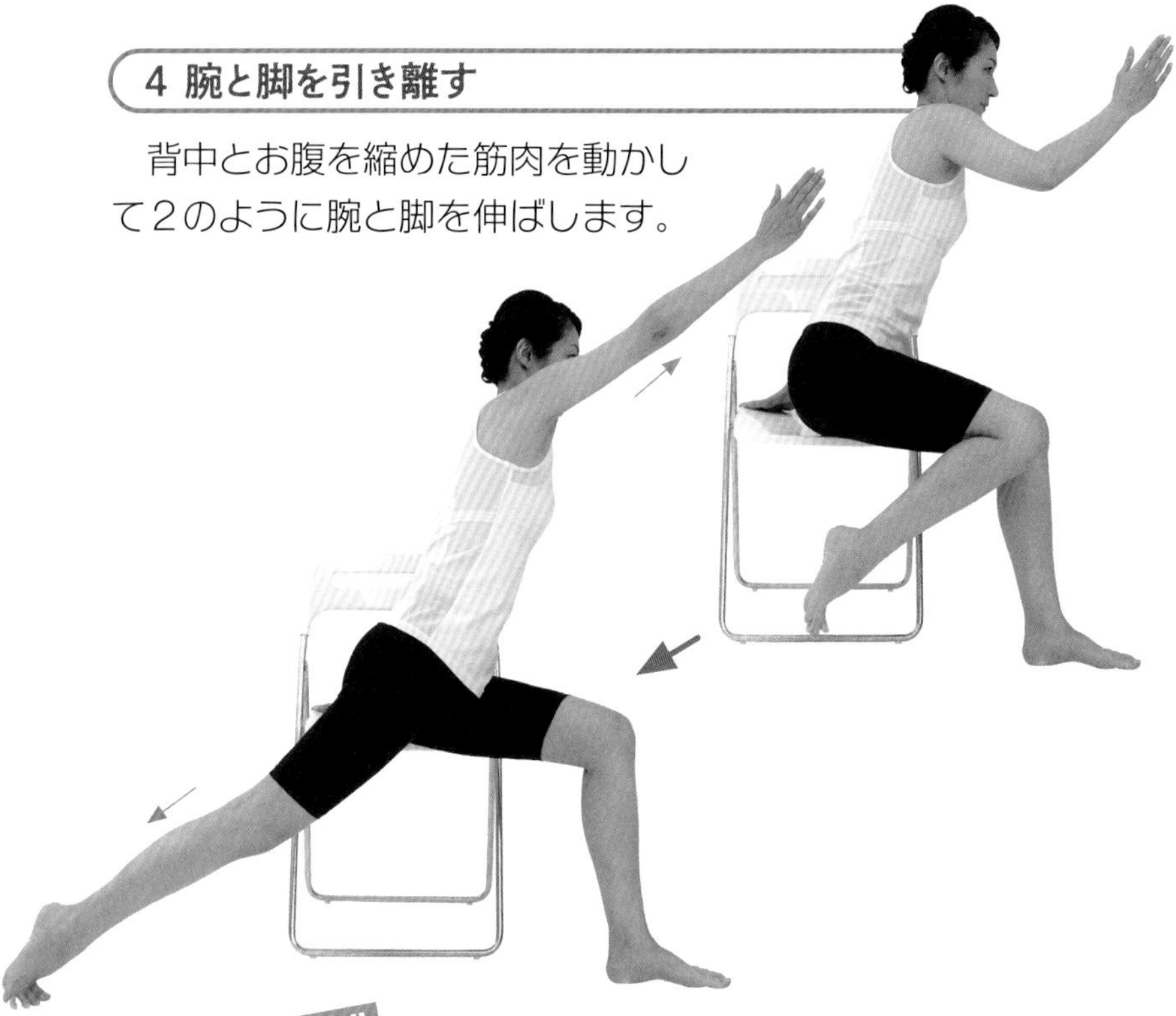

ここがポイント!!

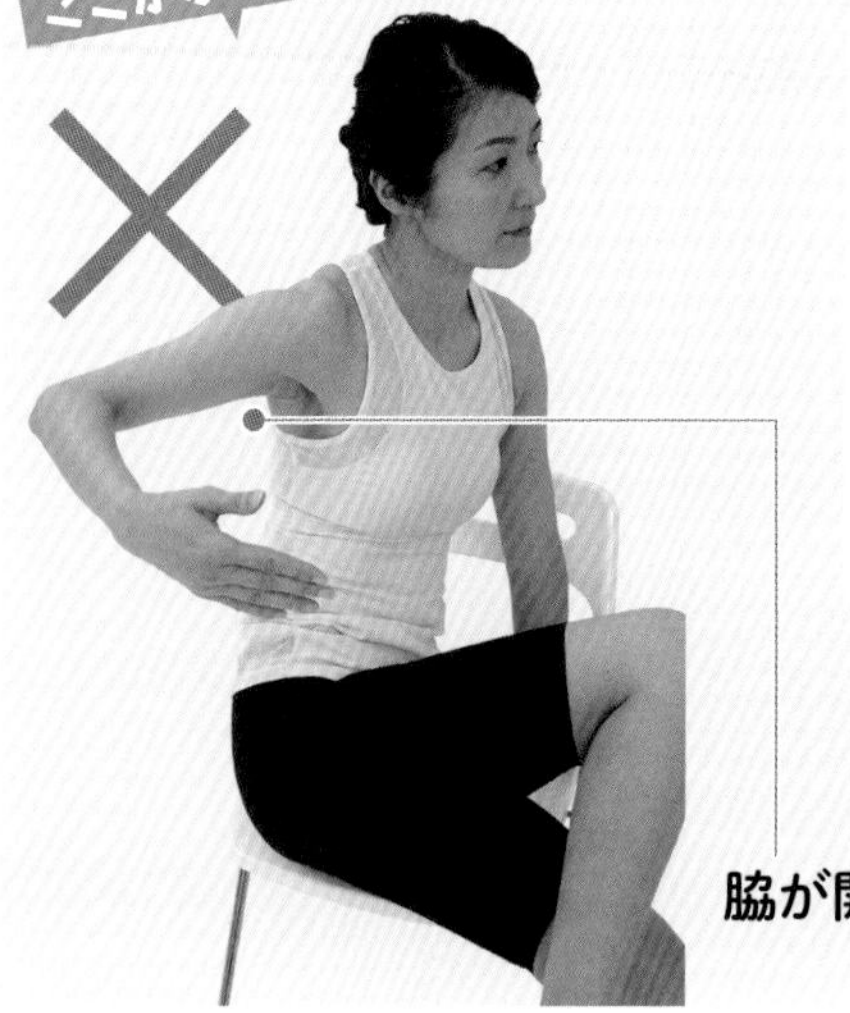

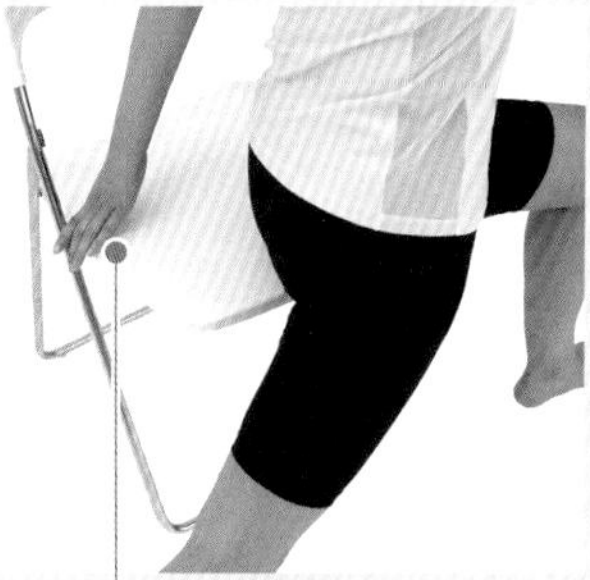

手はお尻より後ろへ置くと身体が安定します。

脇が開かないようにします。

第5章

ひざがねじれないようにするための体操

ひざがねじれないようにするにはこんな体操

まずはじめに、ひざがねじれないようにするためには正しい歩き方を習得しましょう。

「**ガムテープウォーキング**」で自分の歩き方の癖を知り、直すべき癖を改善していきましょう。

ひざがねじれないようにするためには、つま先とひざを同じ方向に向けることを意識しましょう。人体の構造上、つま先が向いている方向と同じ方向にひざを向けるのが正しい動かし方です。つま先とひざを同じ方向へ向けて歩くためには、歩き方の癖を直すことや、下肢全体の筋力をつける必要があります。

女性に多く見られる、お尻を振って歩く動作は、歩行時にひざが内側へ入っているからなのです。「**壁ニーアップ**」を行って着地したときにお尻の外側の筋肉（中殿筋）を使えるようにすることで、ひざのねじれを改善しましょう。

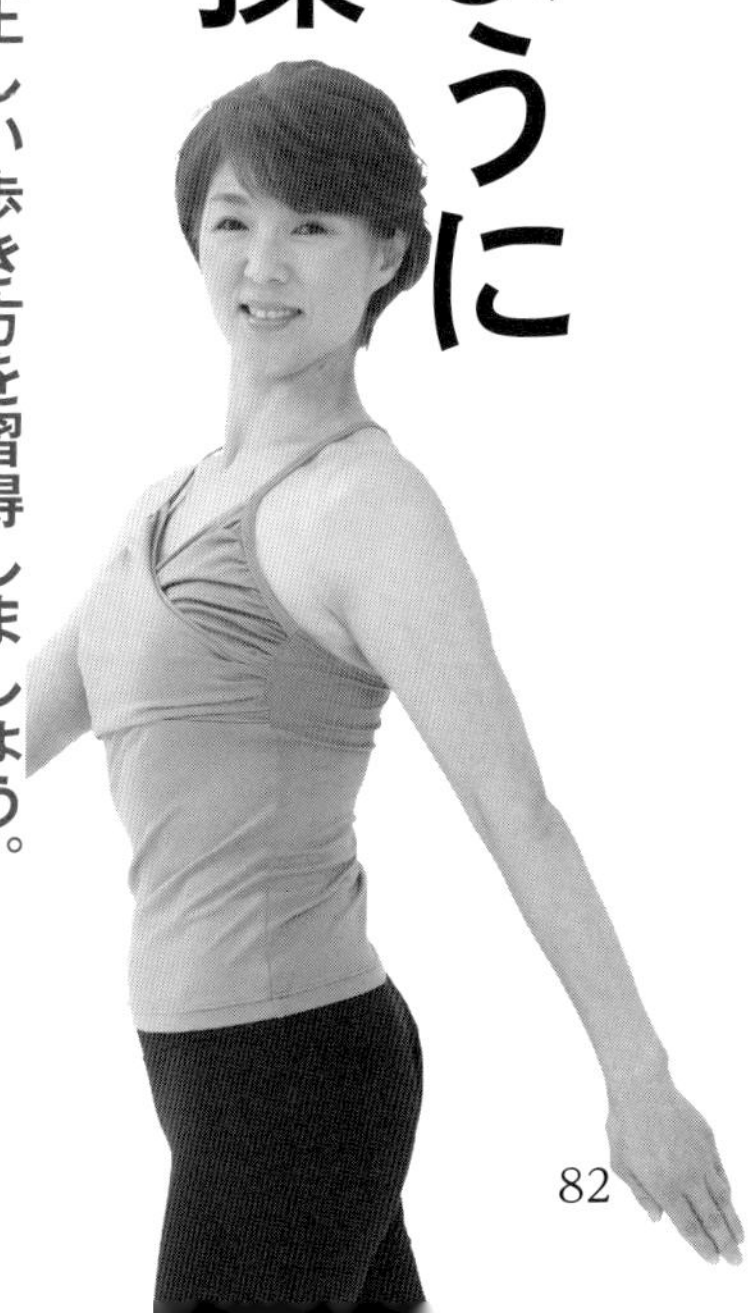

ひざの方向以外にも、ひざをねじらせてしまう要因となるのが骨盤のブレです。骨盤のブレは股関節をまたがり、ひざへの不安定さへとつながっていきます。脚の内側から鍛える「**かえる足トレーニング**」で骨盤を安定させましょう。

また、「**壁スクワット**」や「**本でセットアップトレーニング**」で太ももの裏（ハムストリングス）を鍛え、歩くときスムーズに脚がだせるようにしましょう。

ひざが痛い人にも負担をかけずに強化できるトレーニングです。

「**ひざ裏タオルプッシュトレーニング**」では、ひざのまわりを強化します。

この運動はひざの関節を伸ばしたり曲げたりしないため、ひざへの負担が少なく安全に行えるトレーニングです。

また、足のアーチの低下や足首の歪みが原因で重心バランスが崩れ、地面に対してまっすぐ着地できずにひざがねじれてしまうことがあります。「**距骨《きょこつ》押しストレッチ**」や「**おいでおいで体操**」で足首の柔軟性を高め、「**足裏バランス**」で着地したときに全体重を支える足の裏を併せて鍛えましょう。

1 かえる足トレーニング

あおむけになって内転筋（ももの内側）とお腹の筋肉を同時に鍛えるトレーニングです。

寝た状態で脚を引き上げることで、自然とお腹に力が入りますのでお腹の深部（腹横筋）に刺激が入り、下半身にほどよい負荷がかかります。

内転筋が弱くなると太ももが外側へ引っ張られ、ひざの間が開きやすくなるので、内転筋を鍛えることでO脚を改善し、ひざの内側への負担を軽減させます。

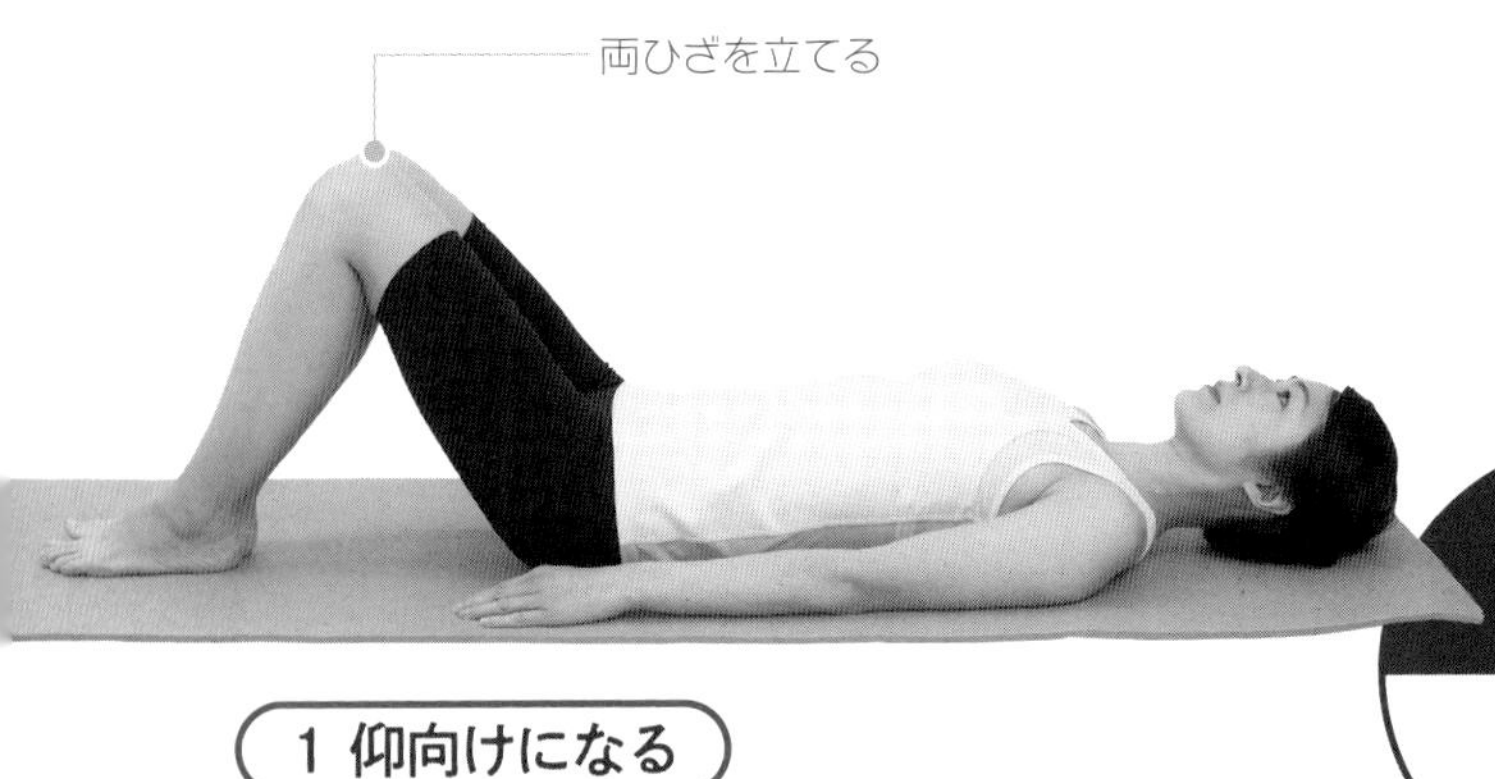

難易度 4
回数 10回

1 仰向けになる

仰向けになり、ひざを立てます。

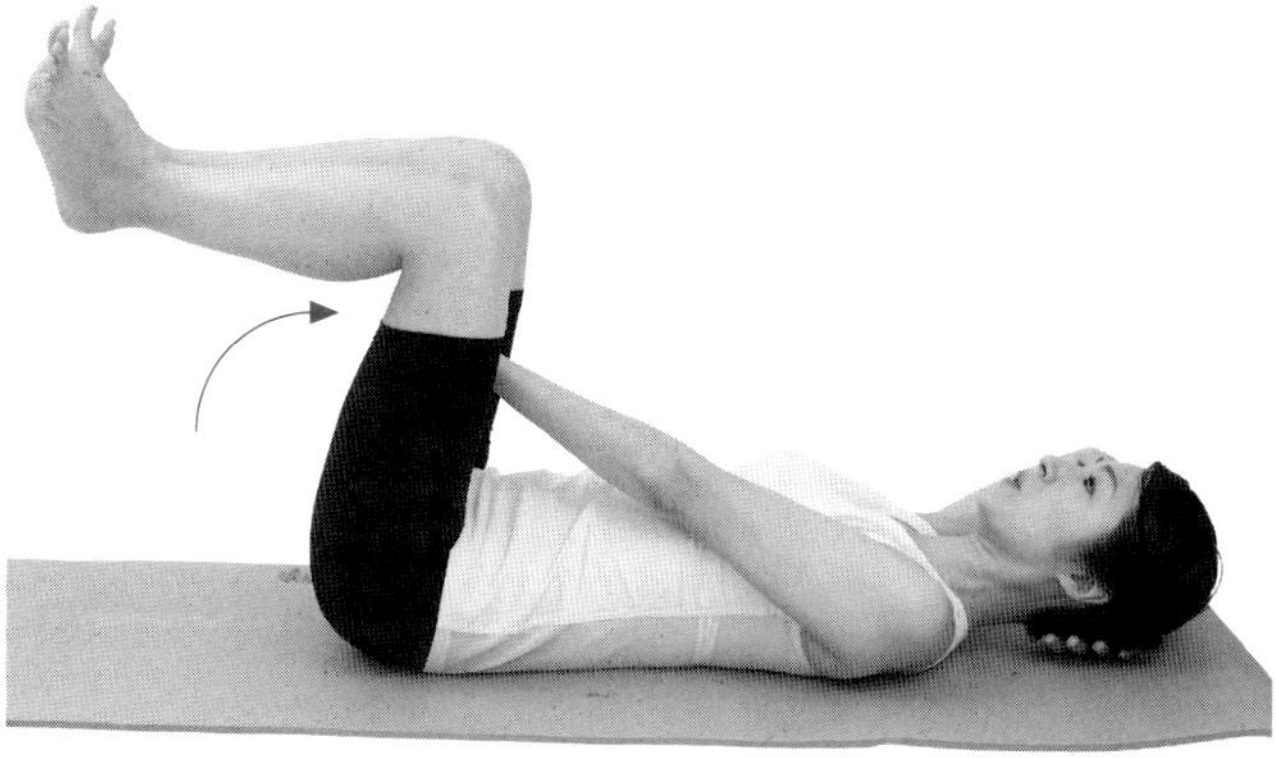

2 ひざを上げながら開く

片手は頭の後ろにおき、ひざを上げながら、もういっぽうの手を両ひざの間に入れます。

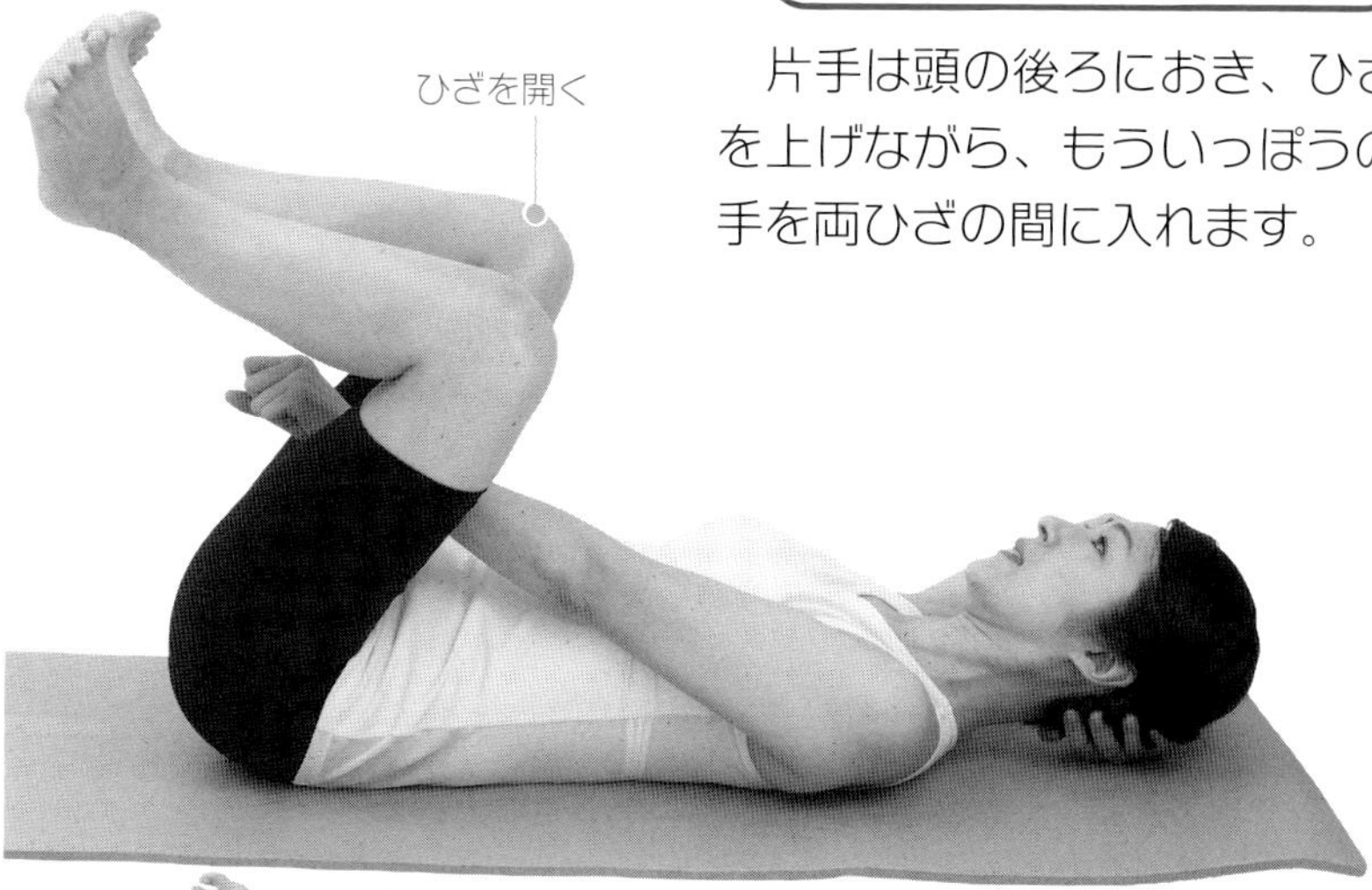
ひざを開く

3 かえる足になる

ひざを開き、かかとを合わせて両脚をお腹へ引き寄せます。

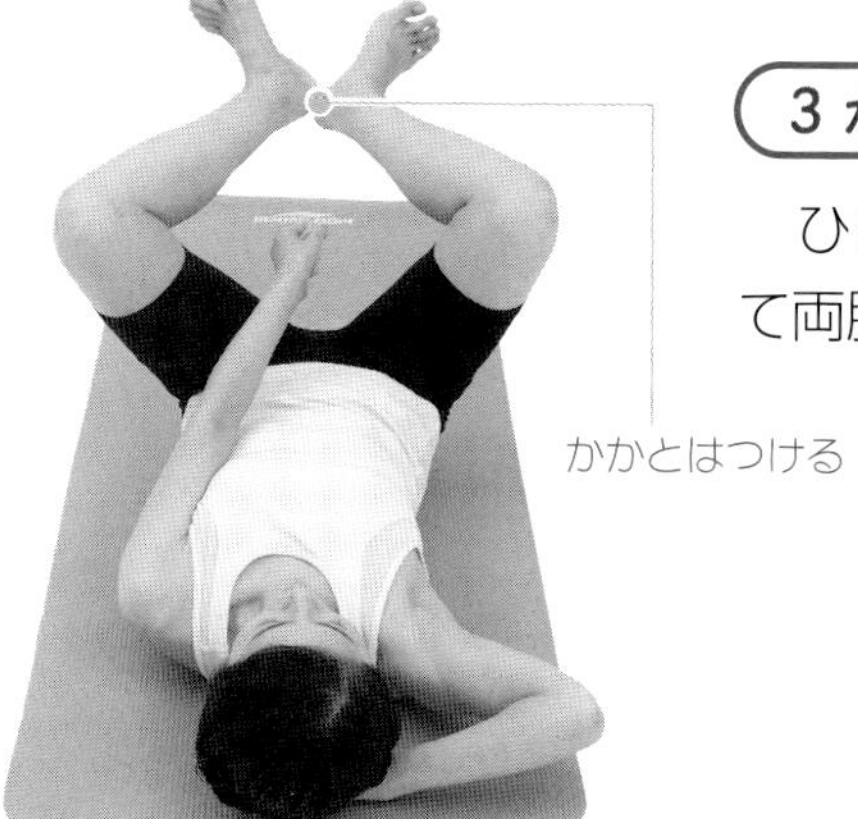
かかとはつける

4 脚の内側を引き寄せる

脚の内側を引き寄せながら上体を起こします。

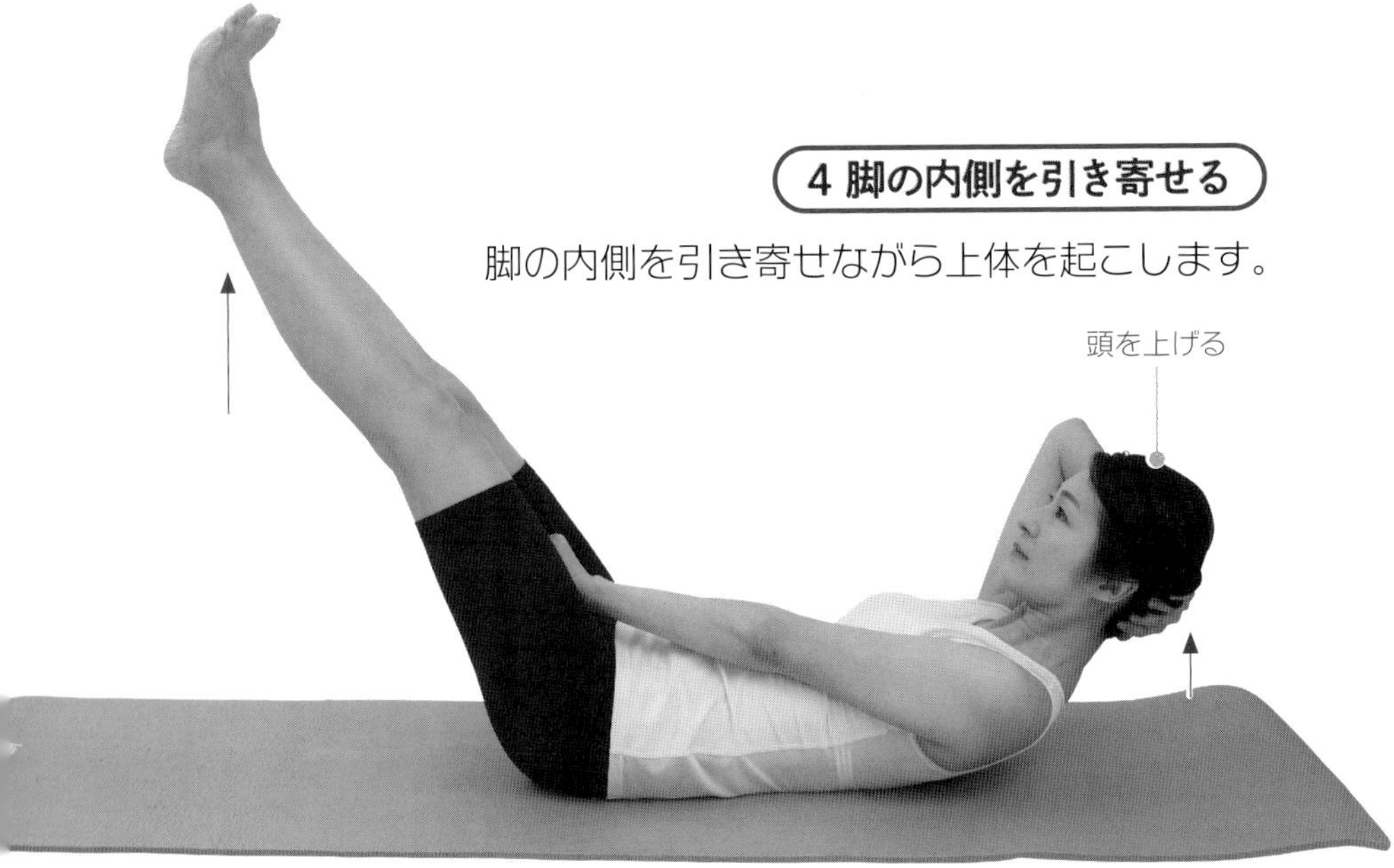
頭を上げる

5 ひざを開きながら戻す

ひざを開きながら上体を戻します。

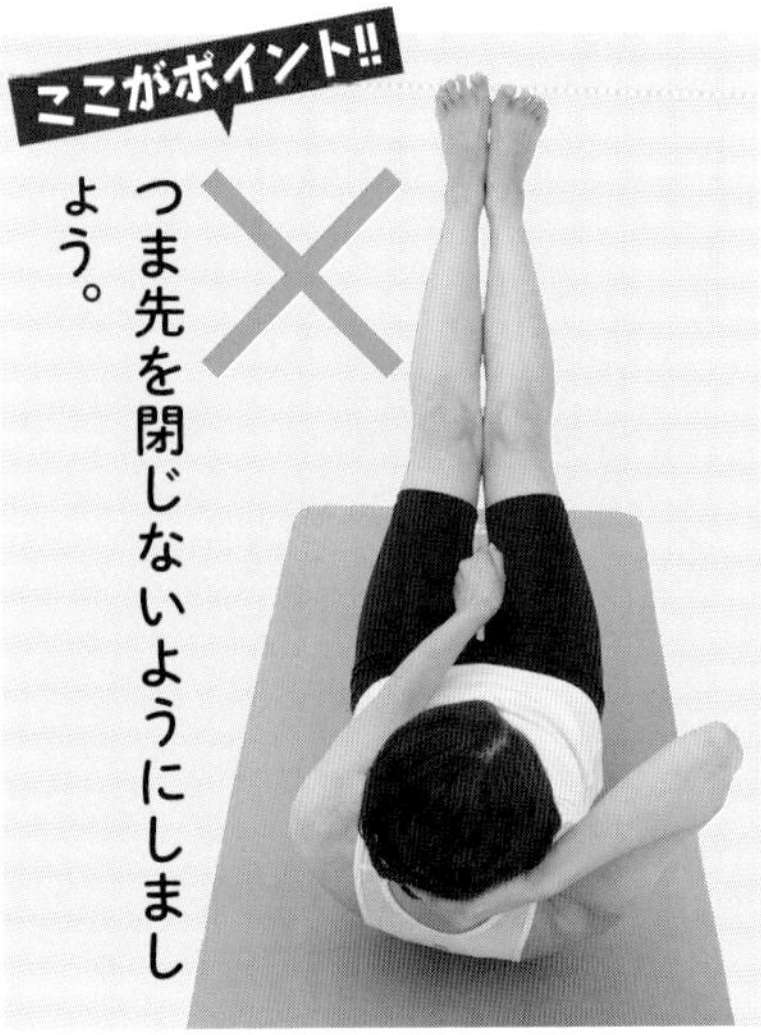
ここがポイント!!
×
つま先を閉じないようにしましょう。

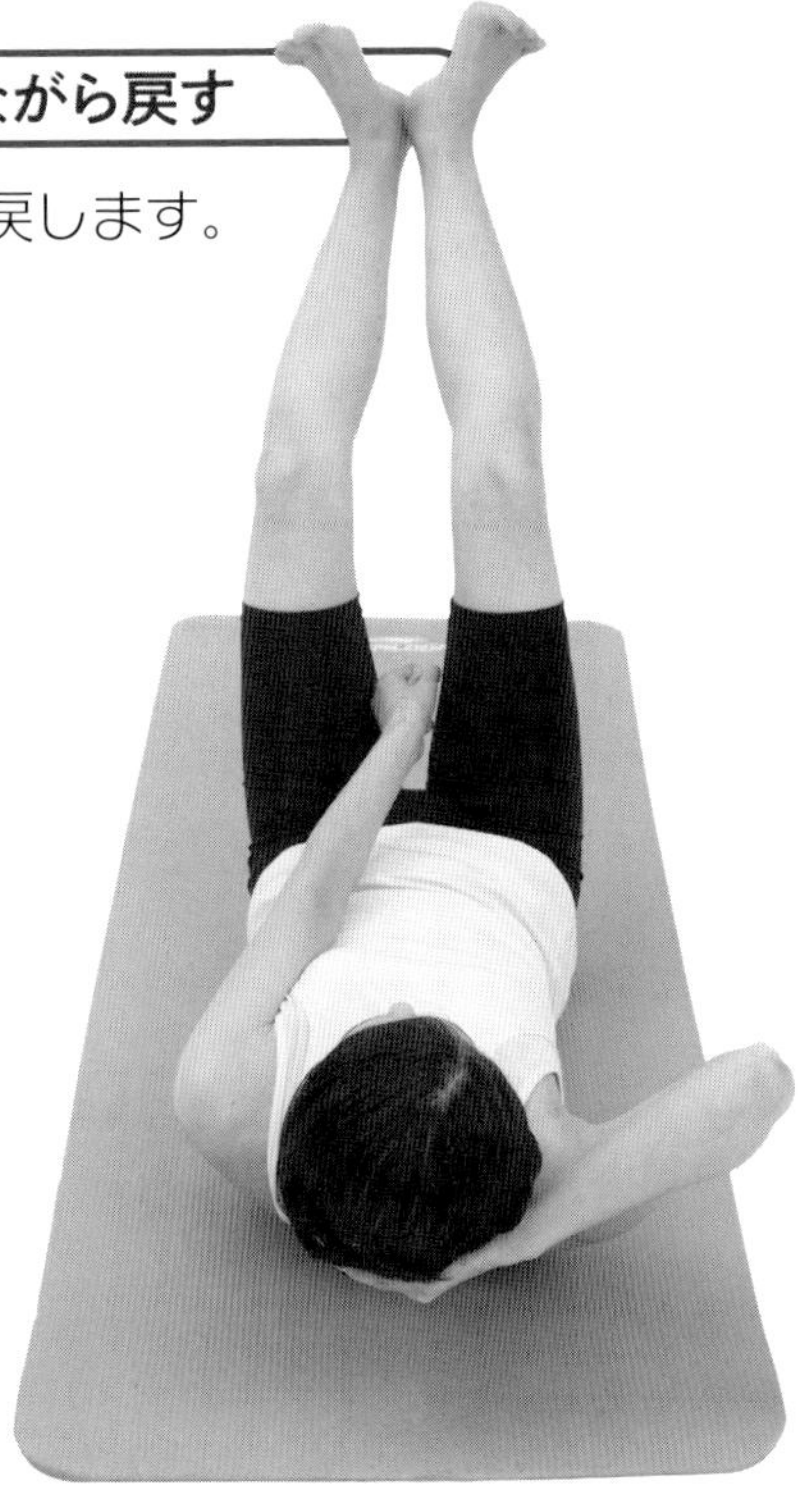

2 おいでおいで体操

難易度 2
左右 10回

すねの筋肉は足首の上を通り、土踏まずから足裏、指先までつながっています。すねの筋肉を伸ばしたり、縮めたりすることで足首の柔軟性を高めます。

動きをイメージするために手を使って練習してみましょう。

指先を上へ向け、おいでおいでと手首を動かしてみましょう。

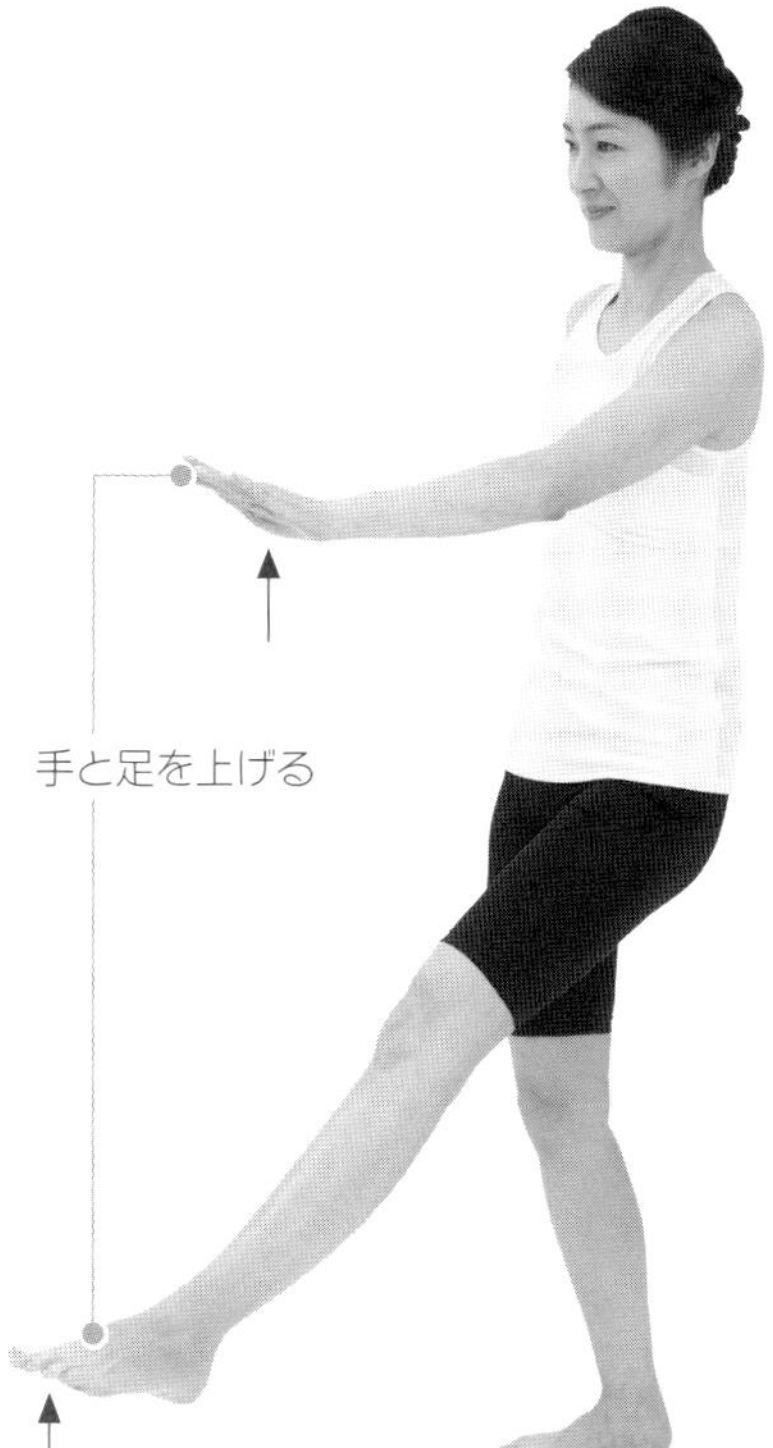

1 同じ側の手と足を上げる

片手を上げ、同じ側の脚を床から10cmほど上げましょう。

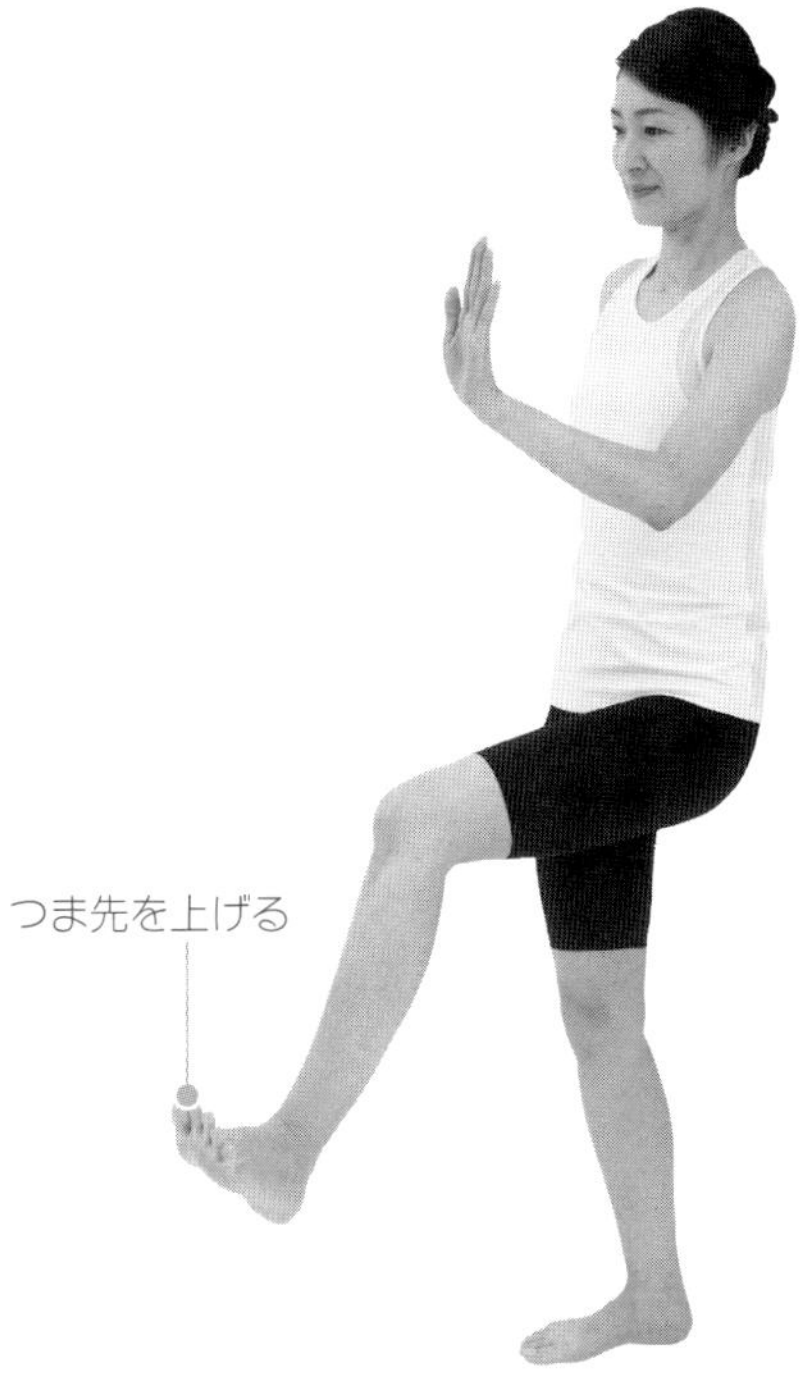

2 ひざを少し上げながら つま先を上げる

すねの筋肉を使ってつま先を上げます。

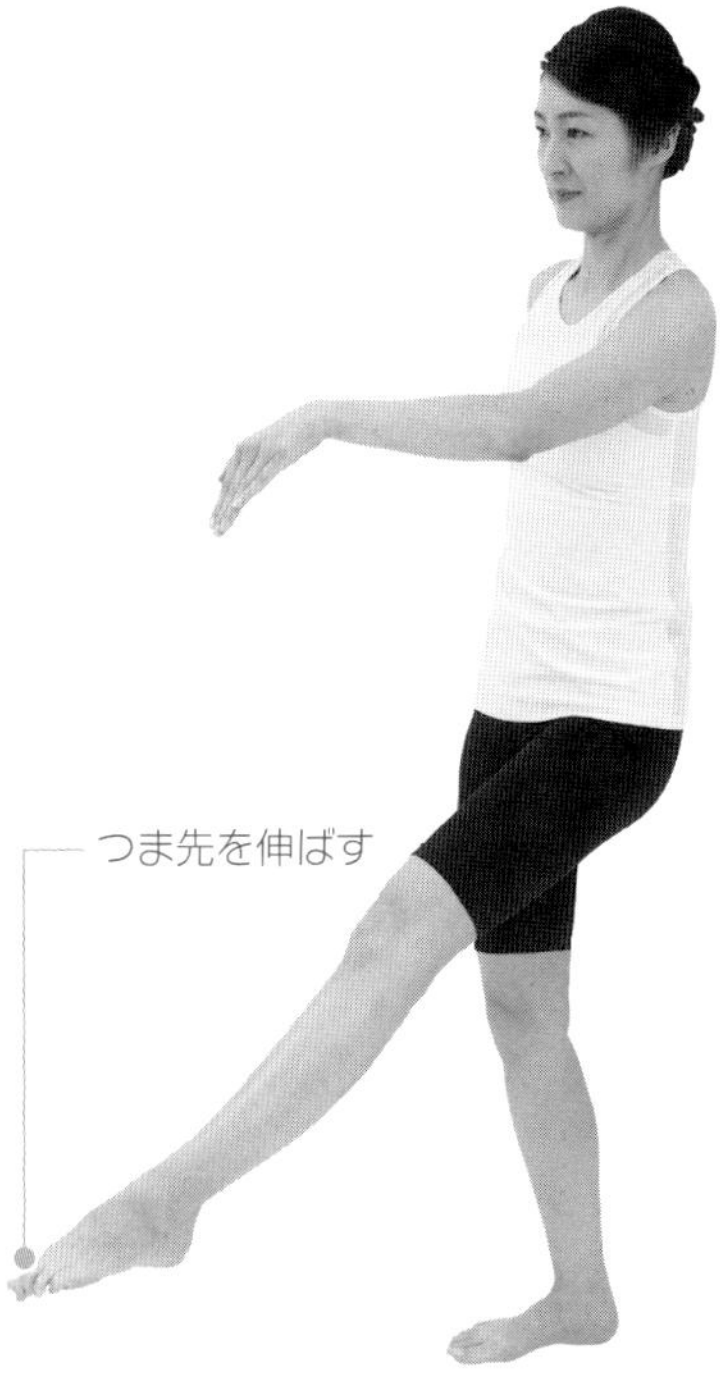

3 手と足の指先を伸ばす

「おいでおいで」と呼んでいるように、手と足の指先の動きを連動させます。

ここがポイント!!

立って行うとひざに痛みを感じる人は、座って行っても手首と足首のトレーニングになります。

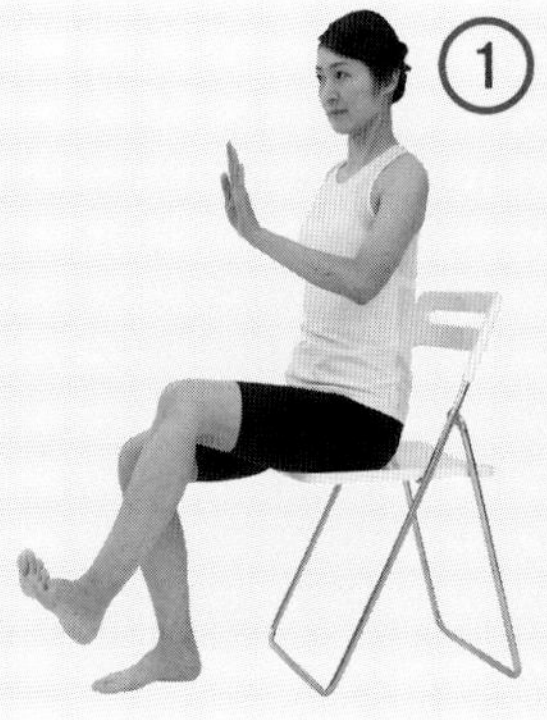

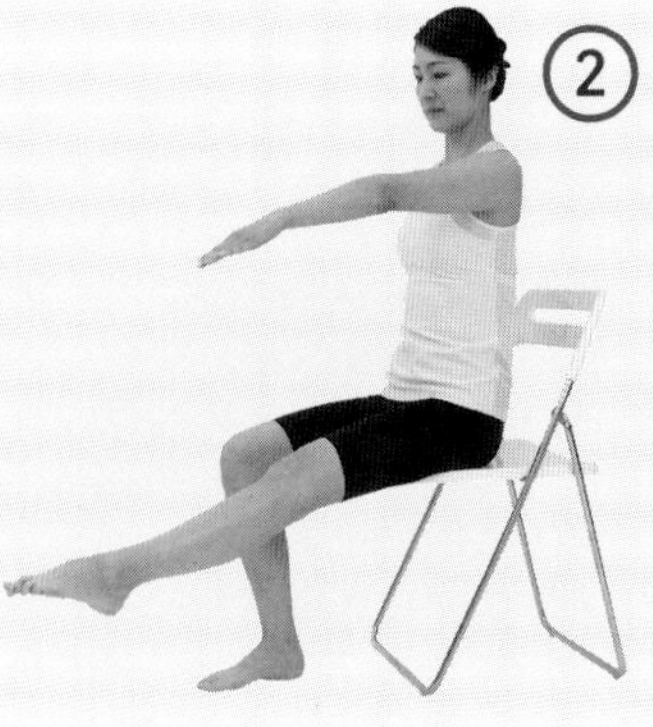

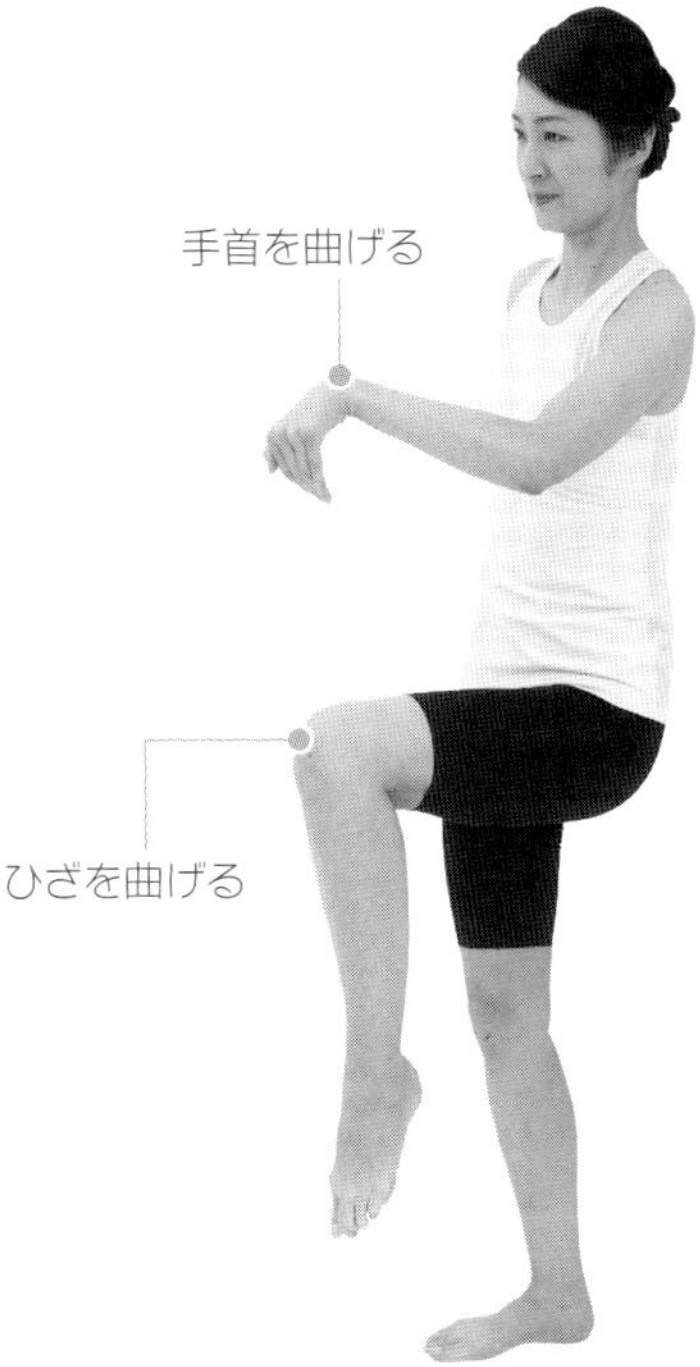

4「おいでおいで」と手と足の指先を下に向ける

手の指を曲げるのと連動させ、ひざも曲げます。

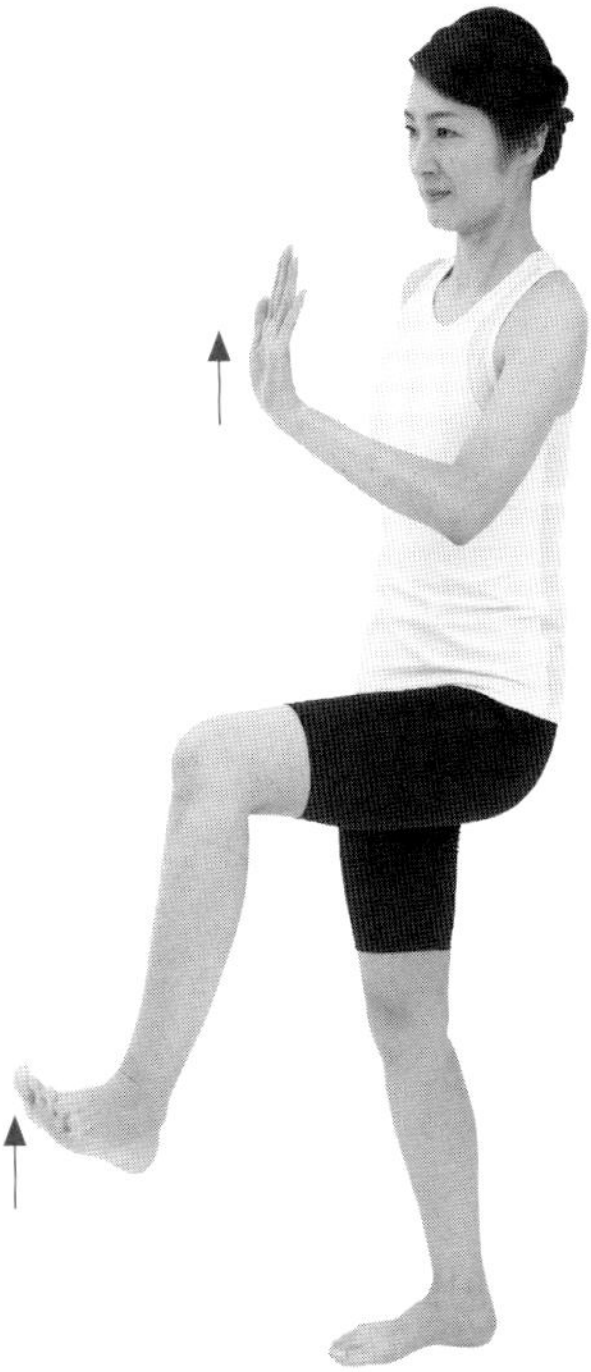

5 指先を上げる

指先を伸ばしひざを上げたら、今度は最初のスタート時点に戻ります。

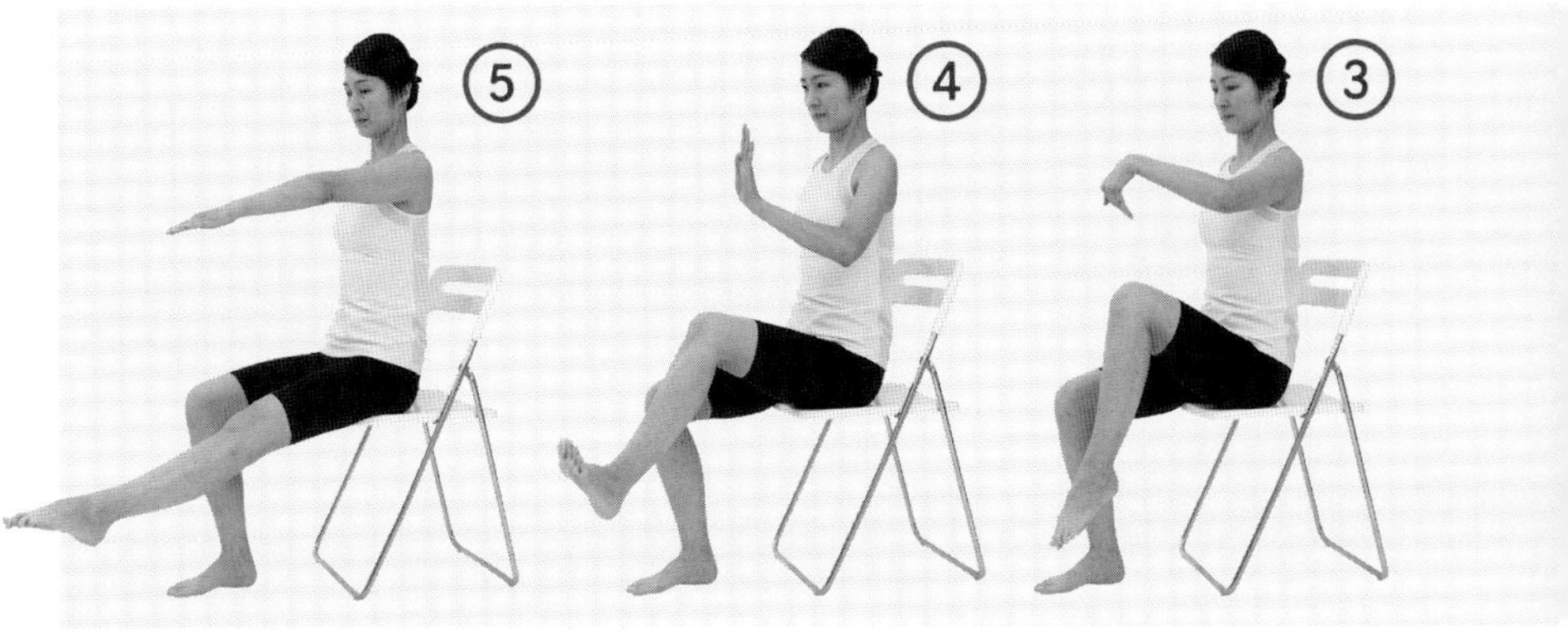

3

ガムテープウォーキング

2本のガムテープの上で歩くトレーニングをします。
つま先が内側へ向かないようにガムテープを目安に歩きます。
踏み出しから着地までの一連の流れをイメージします。

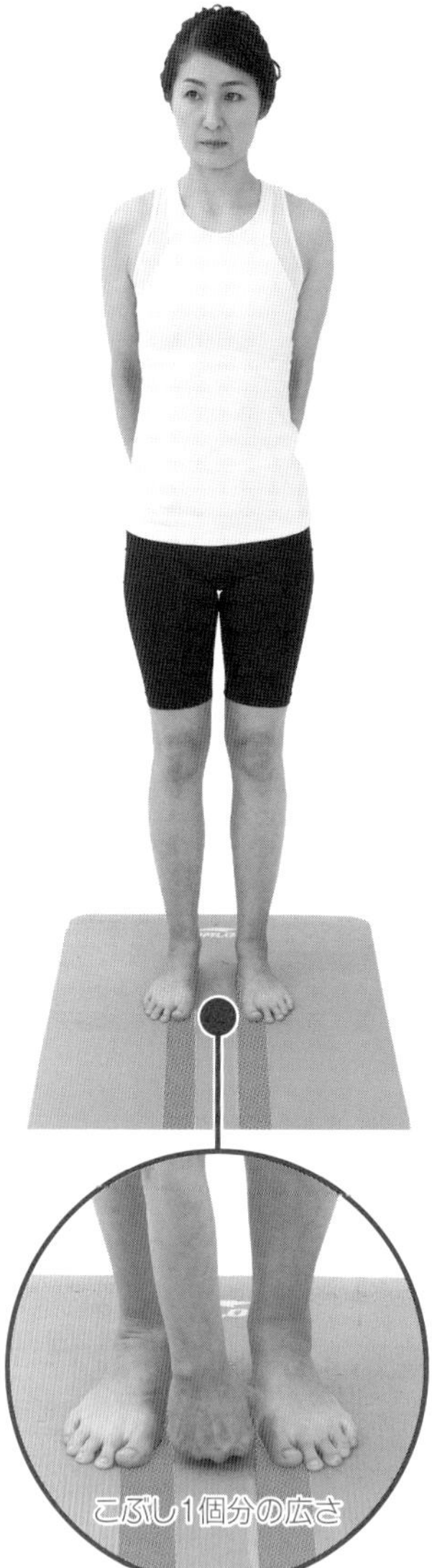

難易度
1
左右
4歩×5回

1 ガムテープの上に足をのせる

かかとの内側に握りこぶし一個分入るくらいを目安に足を置きます。

2 親指はテープの真ん中

ガムテープにかかとの内側を合わせ、親指をガムテープの真ん中に置きます。

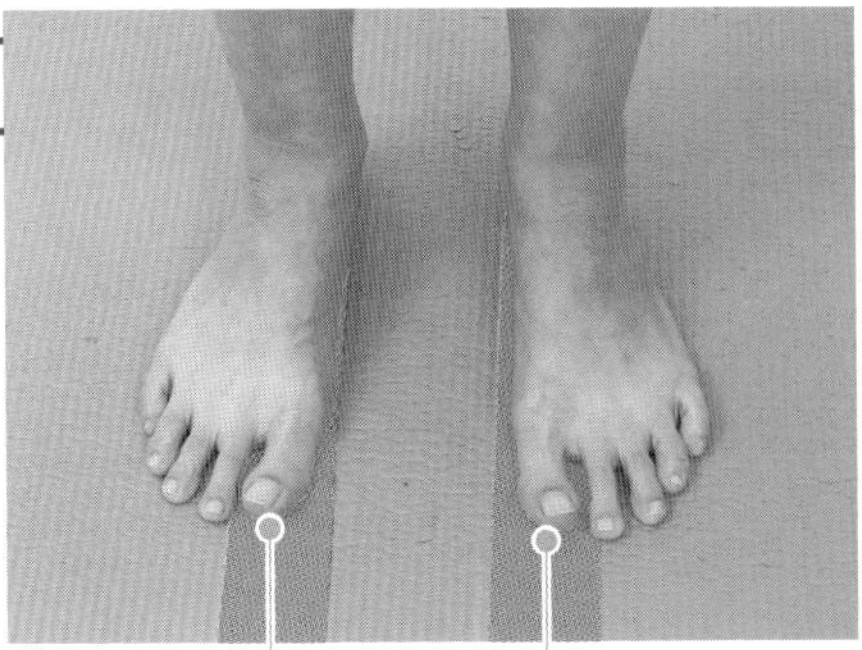
親指はテープの真ん中

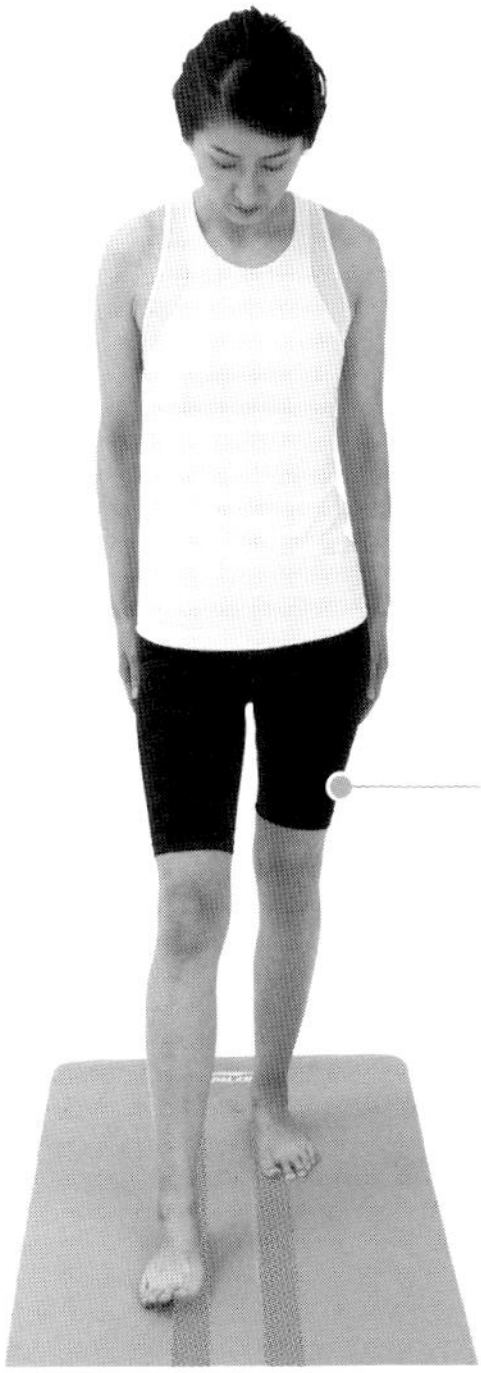
両足は開き気味に

3 ガムテープの上を歩く

ガムテープの上をゆっくり歩きます。

4 ひざの真ん中と人差し指が同じ向きに

ひざの真ん中と人差し指を同じ方向へ向けて歩きます。

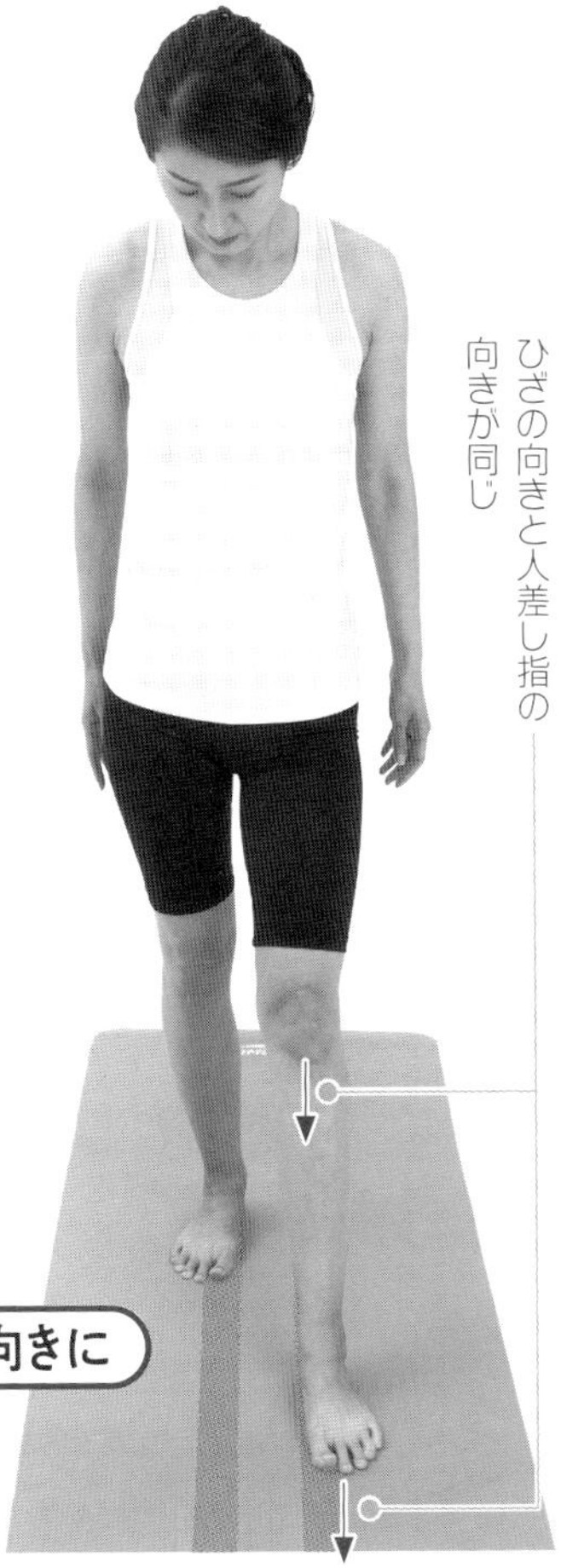
ひざの向きと人差し指の向きが同じ

4

距骨押しストレッチ

難易度
1
左右
10回

距骨《きょこつ》は地面に着く足と足首より上との間にあるつなぎ目部分にある骨で、全体重を支えています。

この骨は歩く際に支点となり滑車の役目をしているため、スムーズな2足歩行にはかかせません。

身体の中で唯一、筋肉のついていない自由な骨のため、ずれやすく、脛骨《けいこつ》（すねの骨）を下から支えていて距骨がゆがむと脛骨も傾き、ひざに負担がかかります。

距骨の動きを滑らかにすることで、身体の土台力をつくりましょう。

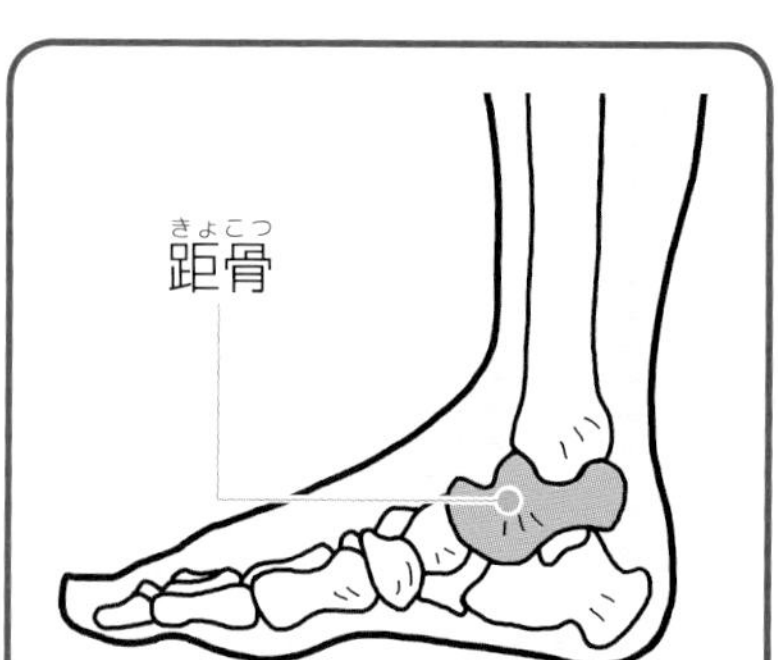

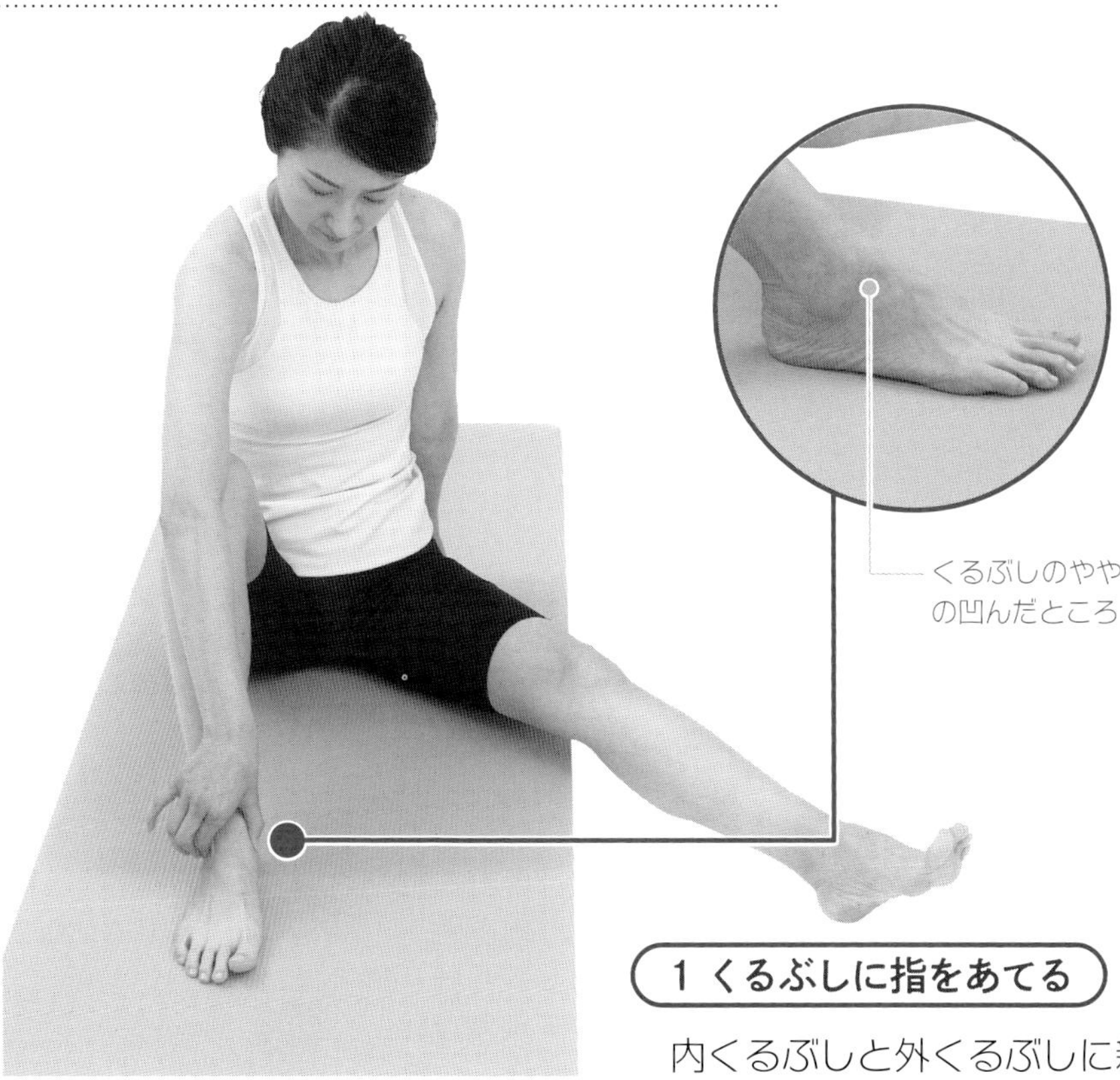
くるぶしのやや前方
の凹んだところ

1 くるぶしに指をあてる

　内くるぶしと外くるぶしに親指と人差し指をあてます。

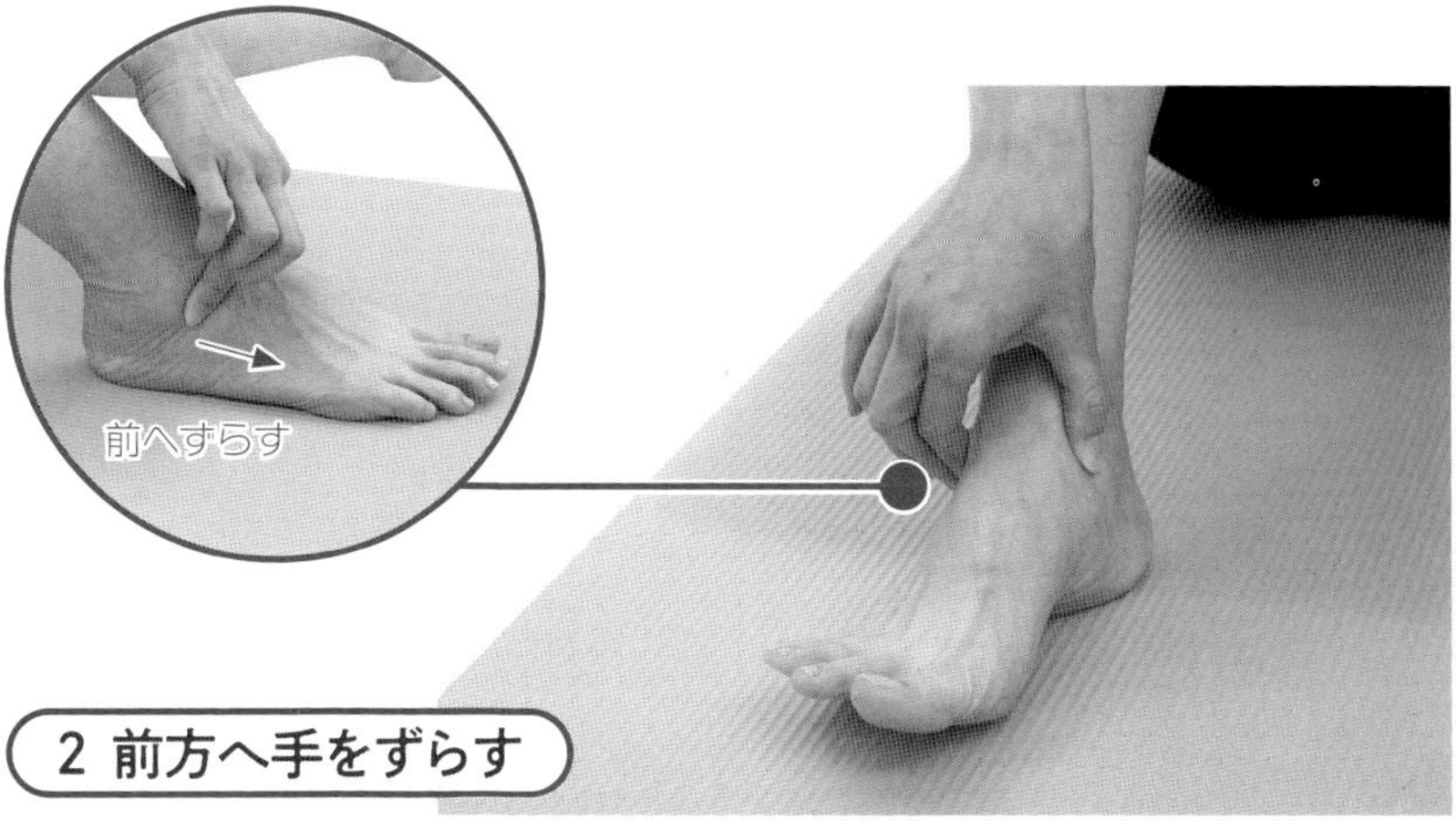
前へずらす

2 前方へ手をずらす

内くるぶしと外くるぶしの指の腹一つ分前方へずらします。

3 押さえながらつま先を上げる

親指と人差し指をグッと押さえながら、つま先を上げます。

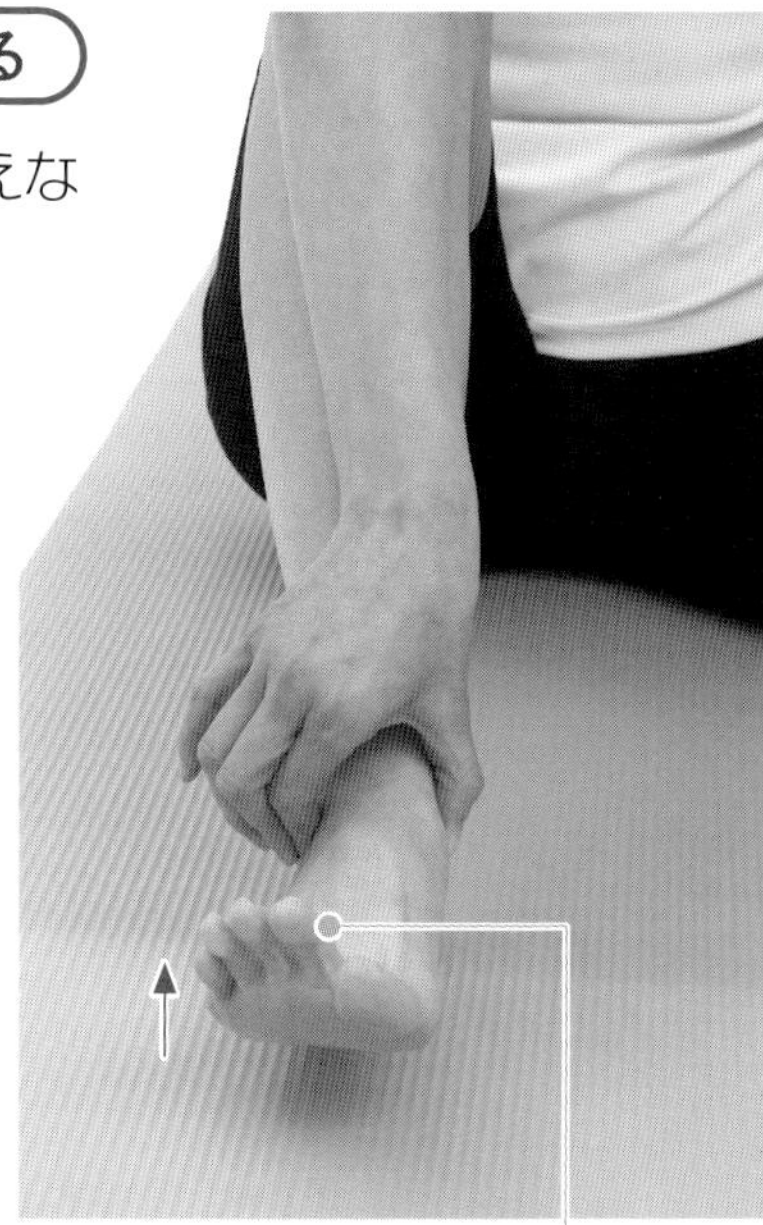

押さえながら先を上げる

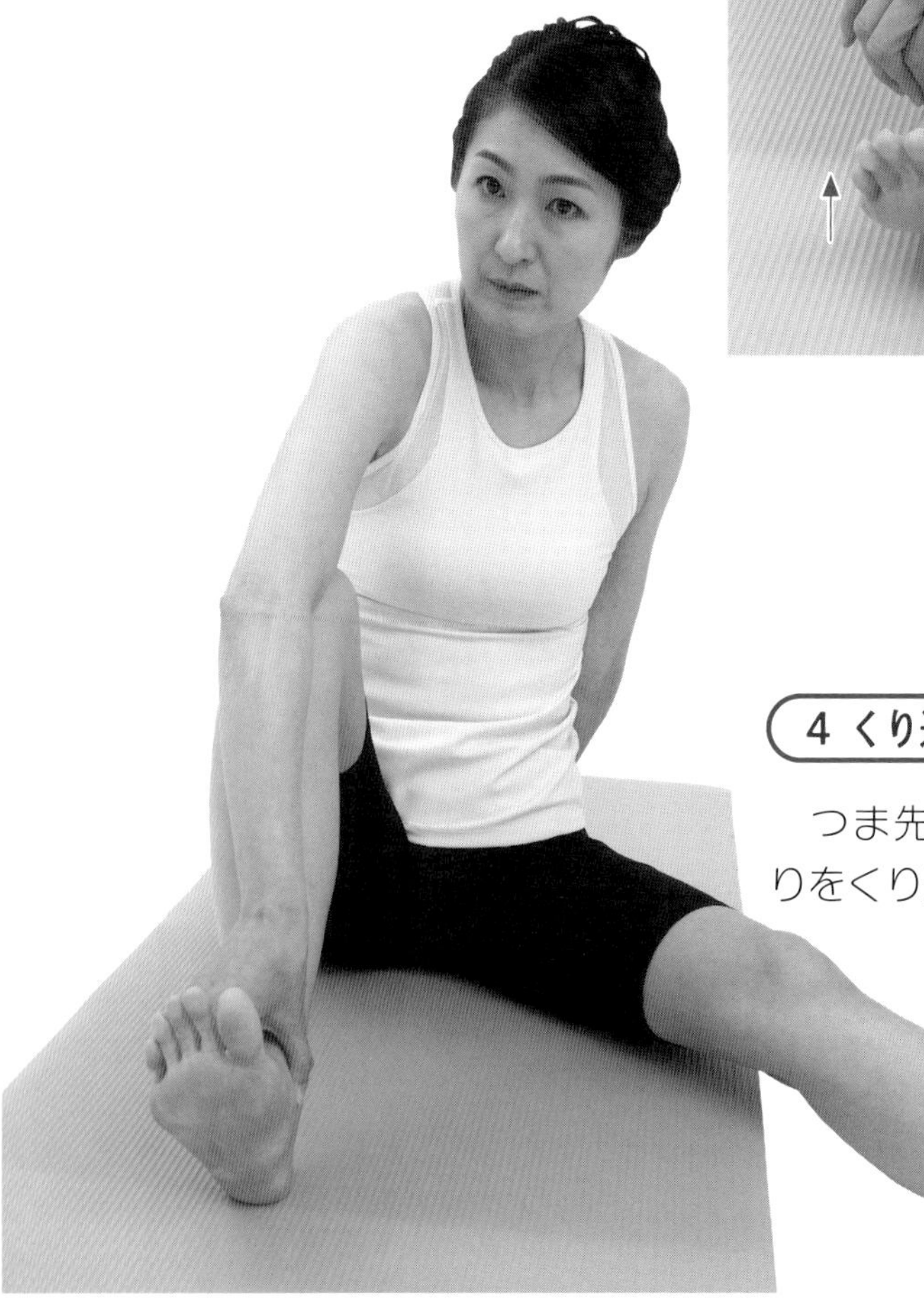

4 くり返し行う

つま先を上げたり下げたりをくり返しましょう。

5 足裏バランス

難易度 5
左右 5回

足の裏（土踏まず）を鍛えるトレーニングです。

土踏まずは、足の裏のアーチ状の部分です。

この部分がクッションとなって身体を支え、衝撃を吸収しています。

最近では足の裏の筋肉が弱くなり土踏まずのない人が増えています。

目につきやすいお腹やお尻などは積極的にトレーニングをされている方も多いかと思いますが、足の裏はどうでしょうか。

足の裏を鍛えることにより足裏のアーチを作ることができるので、転倒予防にもなります。

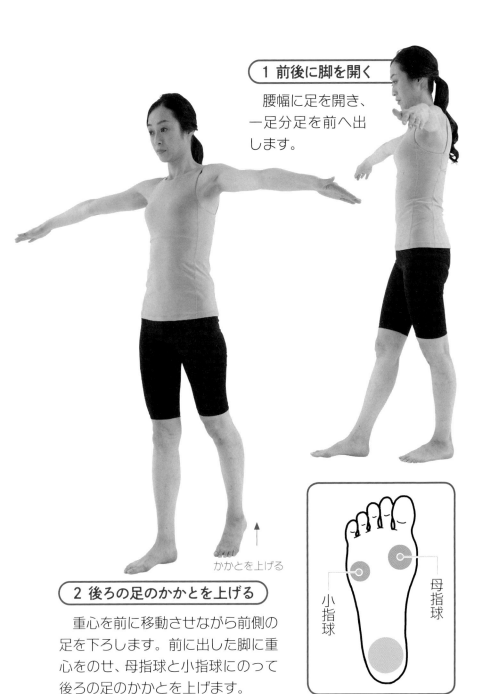

1 前後に脚を開く

腰幅に足を開き、一足分足を前へ出します。

2 後ろの足のかかとを上げる

重心を前に移動させながら前側の足を下ろします。前に出した脚に重心をのせ、母指球と小指球にのって後ろの足のかかとを上げます。

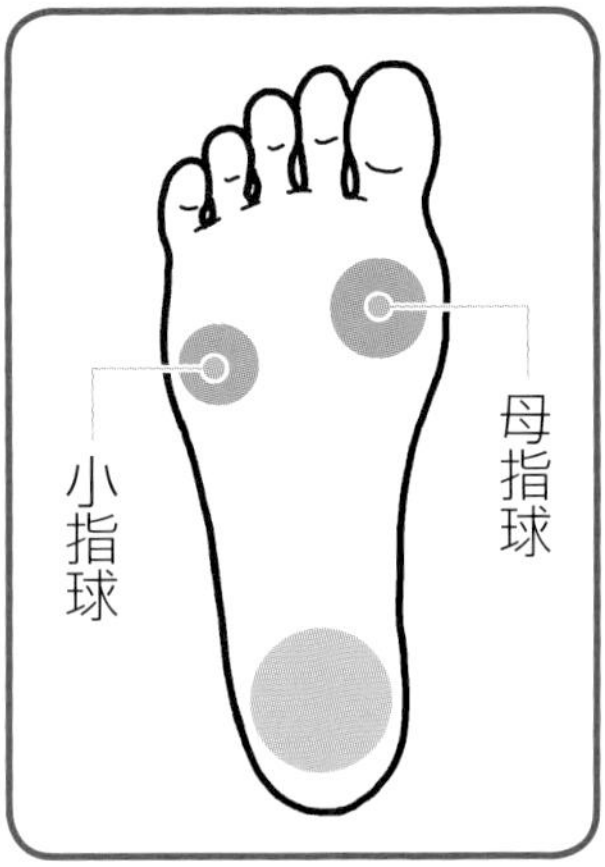

3 脚の裏で身体を支える

足の裏で身体を支え、前に出しているひざを上げます。

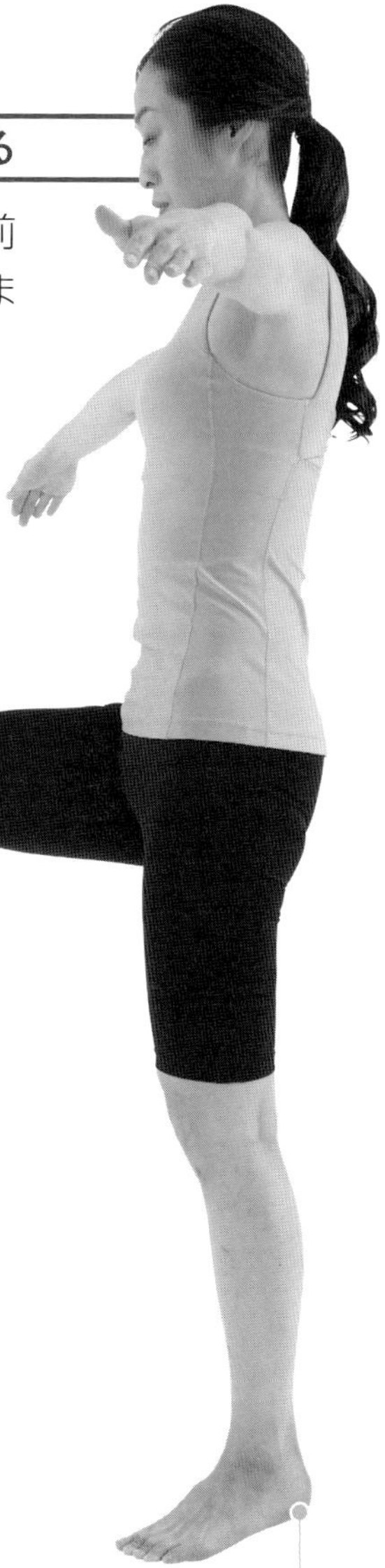
かかとを上げすぎないように

4 反対の脚も行う

かかとを下ろしたら、前に出している脚に重心をのせ、反対の脚も行います。

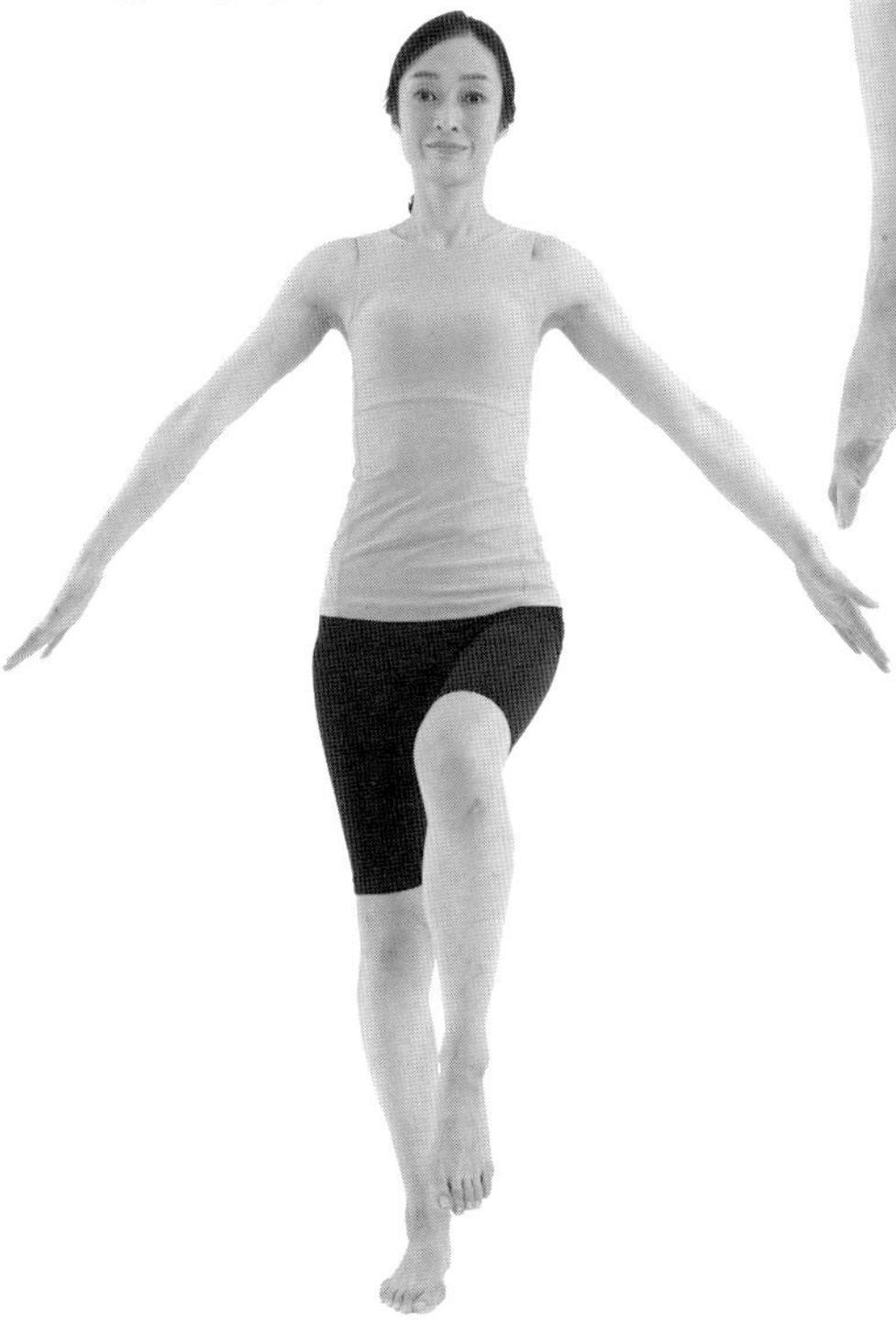

6
壁スクワット

壁を使い、ひざに負担をかけずに太ももの裏を鍛えるトレーニングです。

太ももの裏（ハムストリングス）は、ひざの関節の曲げ伸ばしに大きくかかわっている筋肉です。

お尻の筋肉と連動して動き、後ろに脚を出しやすくします。

難易度
4
回数
10回

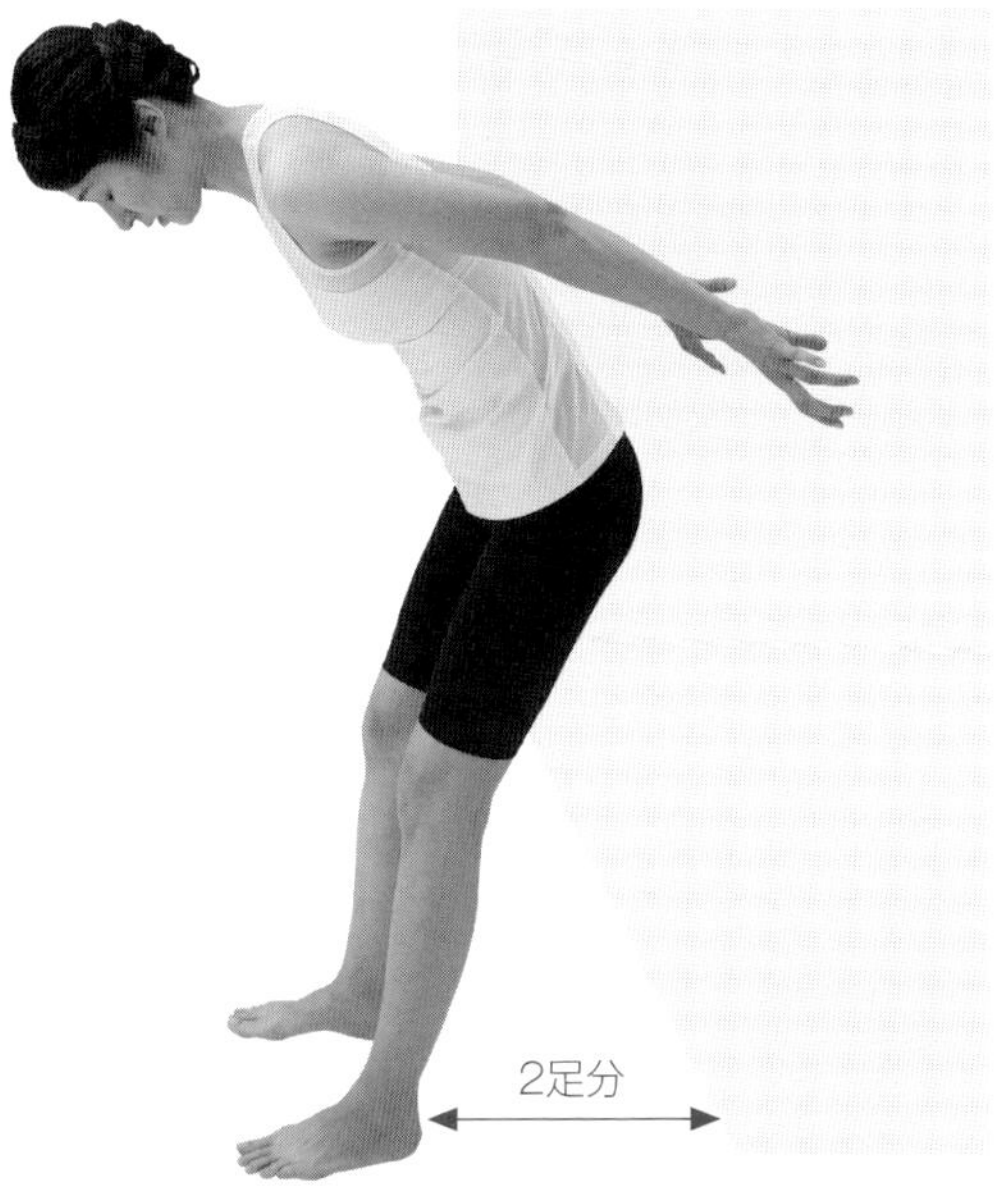

1 壁から2足分のところに足を置く

ひざの下にかかとがくるようにして腰幅に足を開きます。壁にかかとをつけてから、2足分のところへ足を置きます。

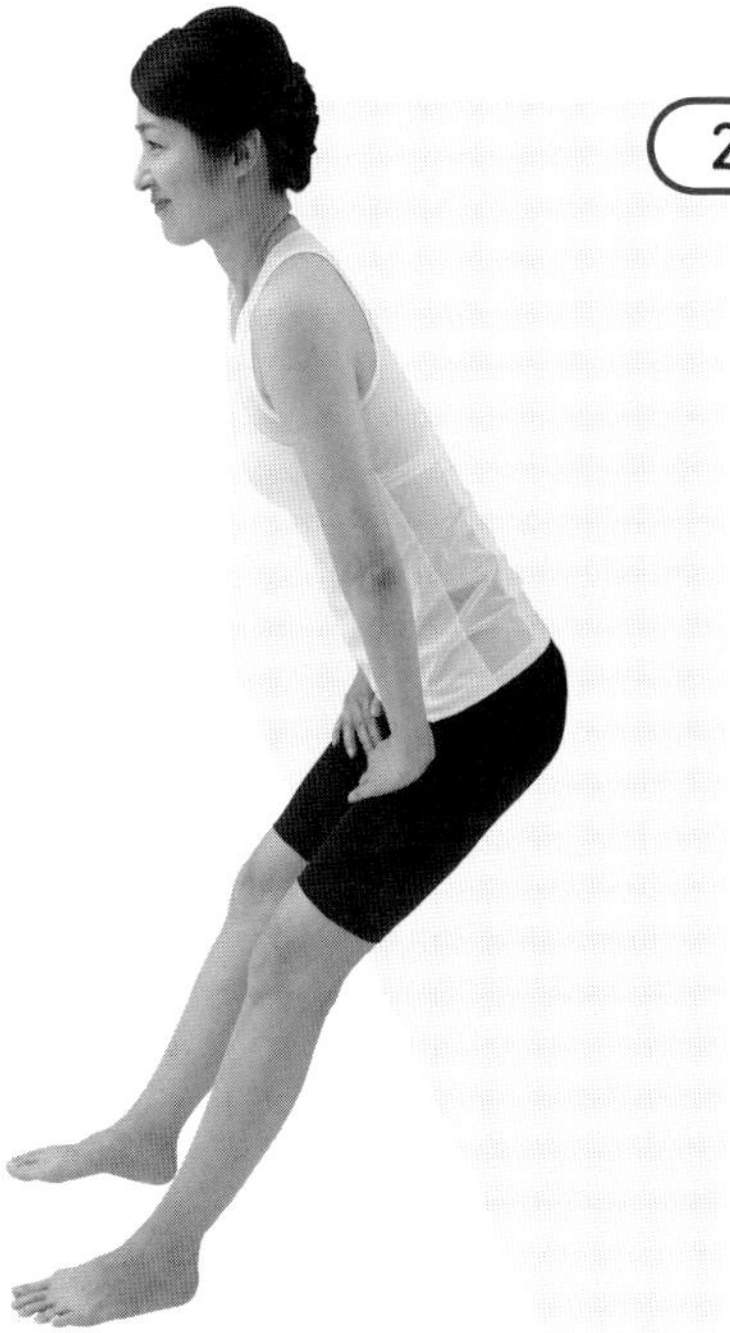

2 お尻を壁につけて、上半身を倒す

つま先とひざを同じ方向に向くようにして、両手をももの上に置いて上半身を倒します。

3 お尻を上下に動かす

上半身を維持したまま、お尻をひざの高さまで降ろします。太ももの裏を縮めたり伸ばしたりしながらお尻を上下に動かします。

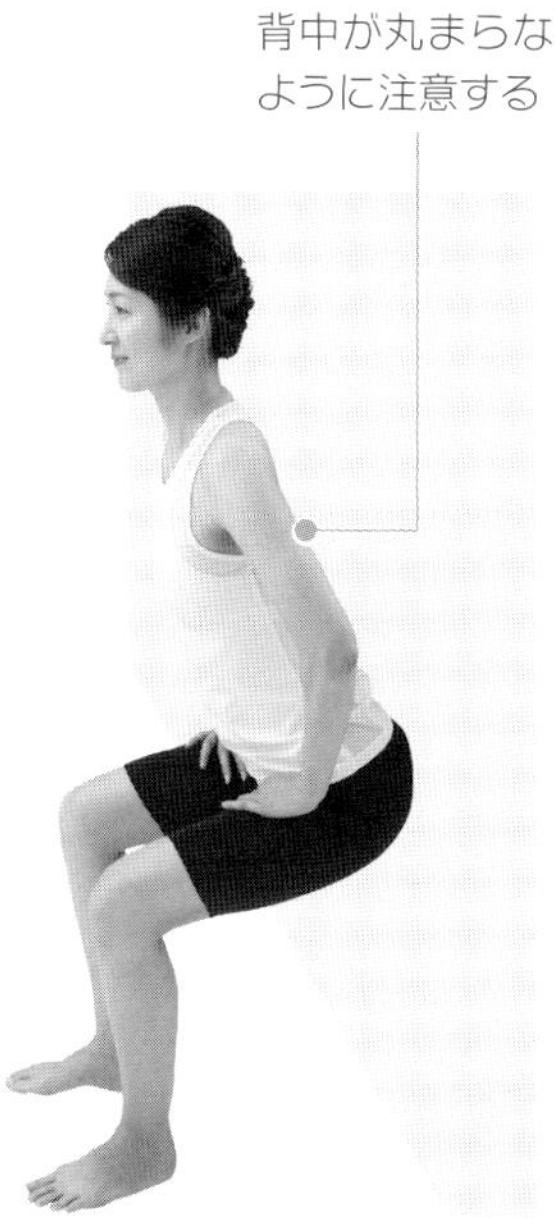
背中が丸まらないように注意する

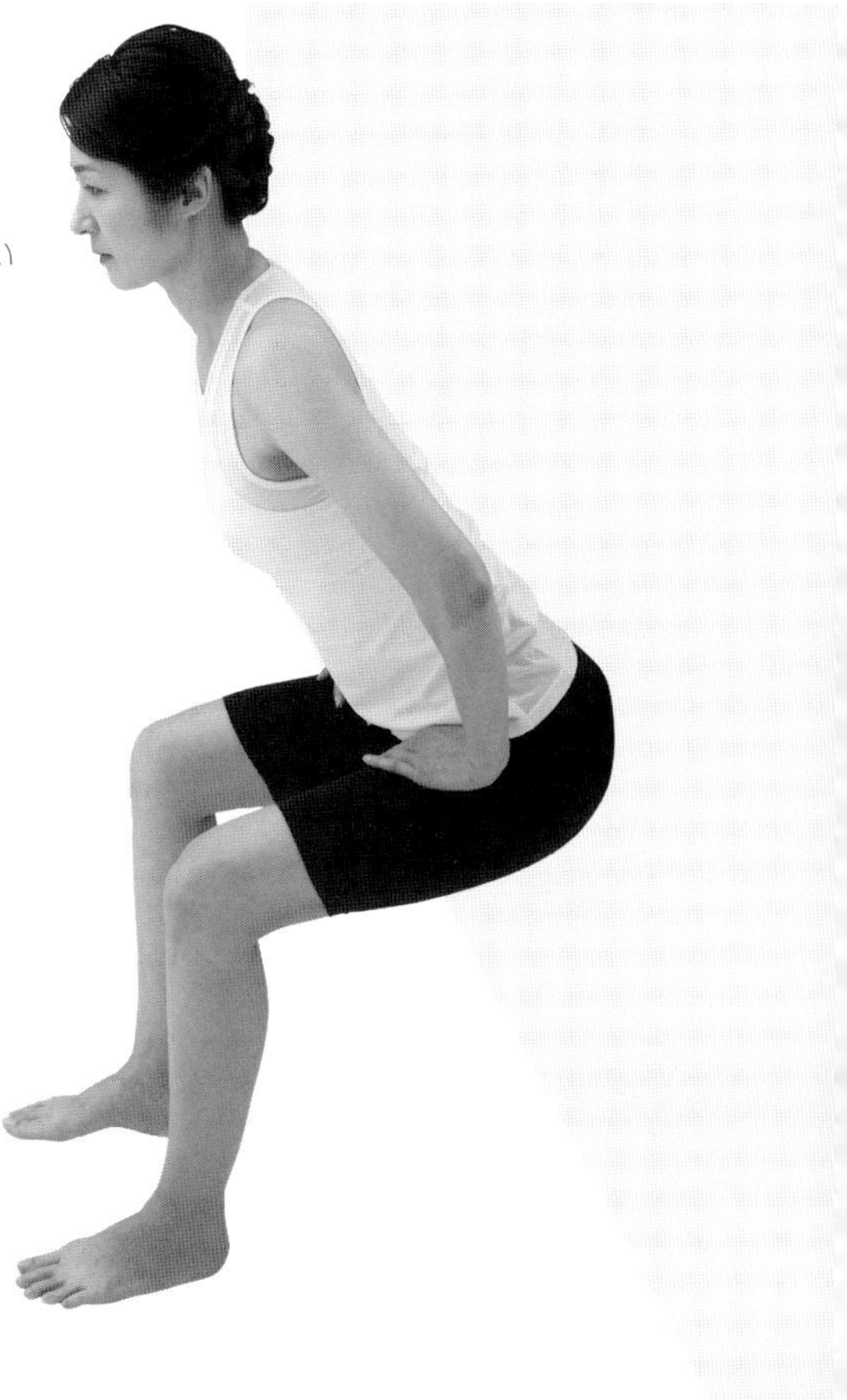

7 壁ニーアップ

歩くときに骨盤を安定させる重要な筋肉である中殿筋《ちゅうでんきん》を鍛えるトレーニングです。

この中殿筋が弱くなると骨盤が下がり姿勢が崩れ、お尻を横に突き出すような歩き方になりひざに負担がかかります。

壁を使ったトレーニングで中殿筋を鍛え、骨盤を安定させましょう。

難易度 3

左右 10回

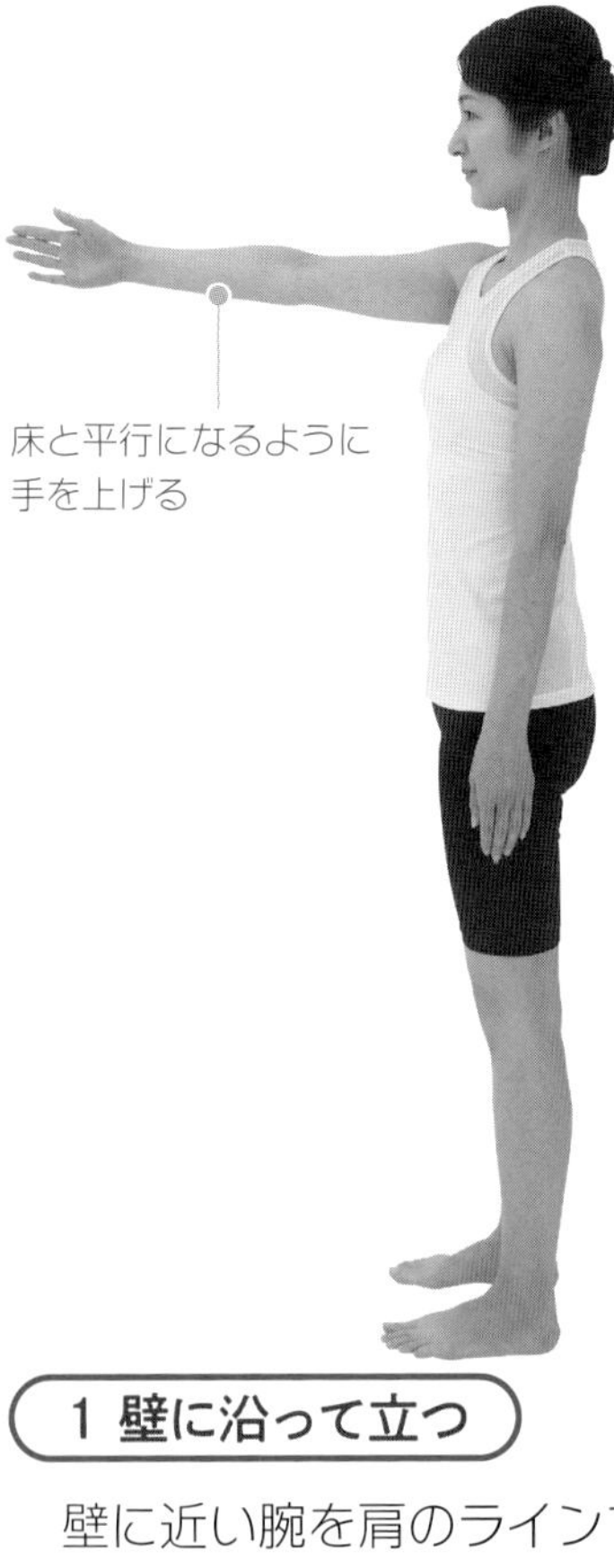

床と平行になるように
手を上げる

1 壁に沿って立つ

壁に近い腕を肩のラインで床と平行に伸ばし、かかとの外側を壁にあてます。

2 片腕と片脚を上げる

上げた腕、お尻の横面を壁につけ、ももの裏が床と平行になるまで上げます。

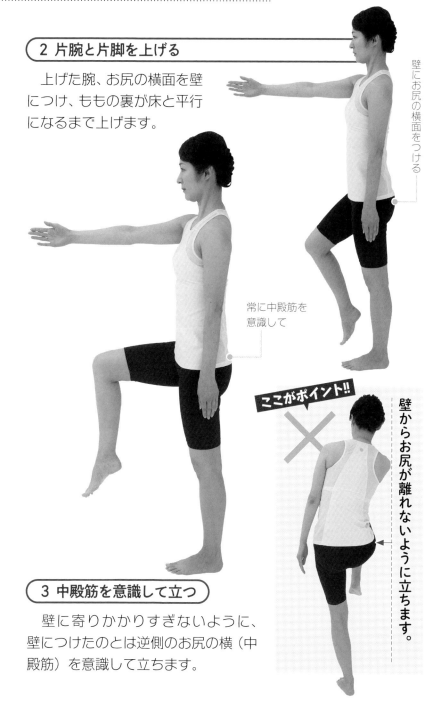

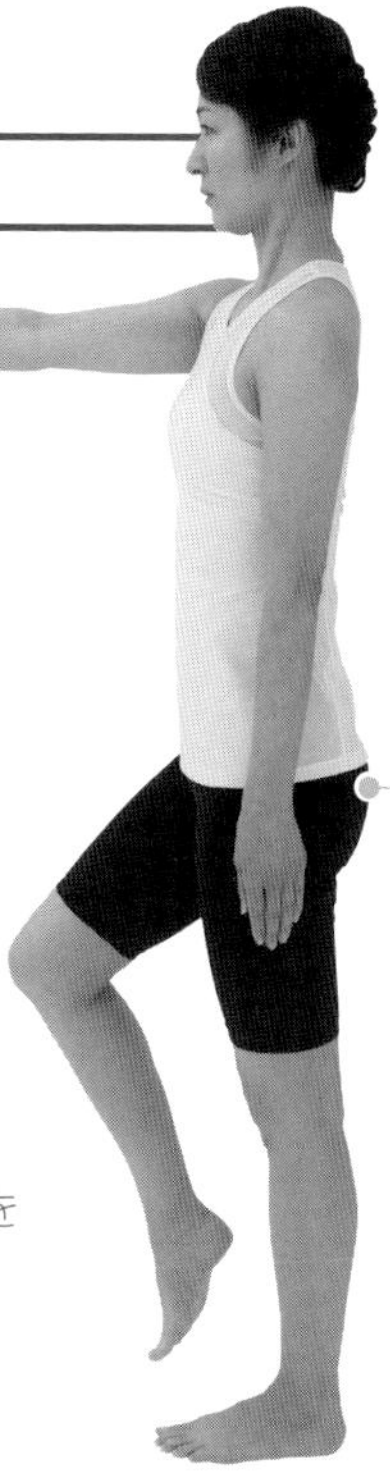
壁にお尻の横面をつける

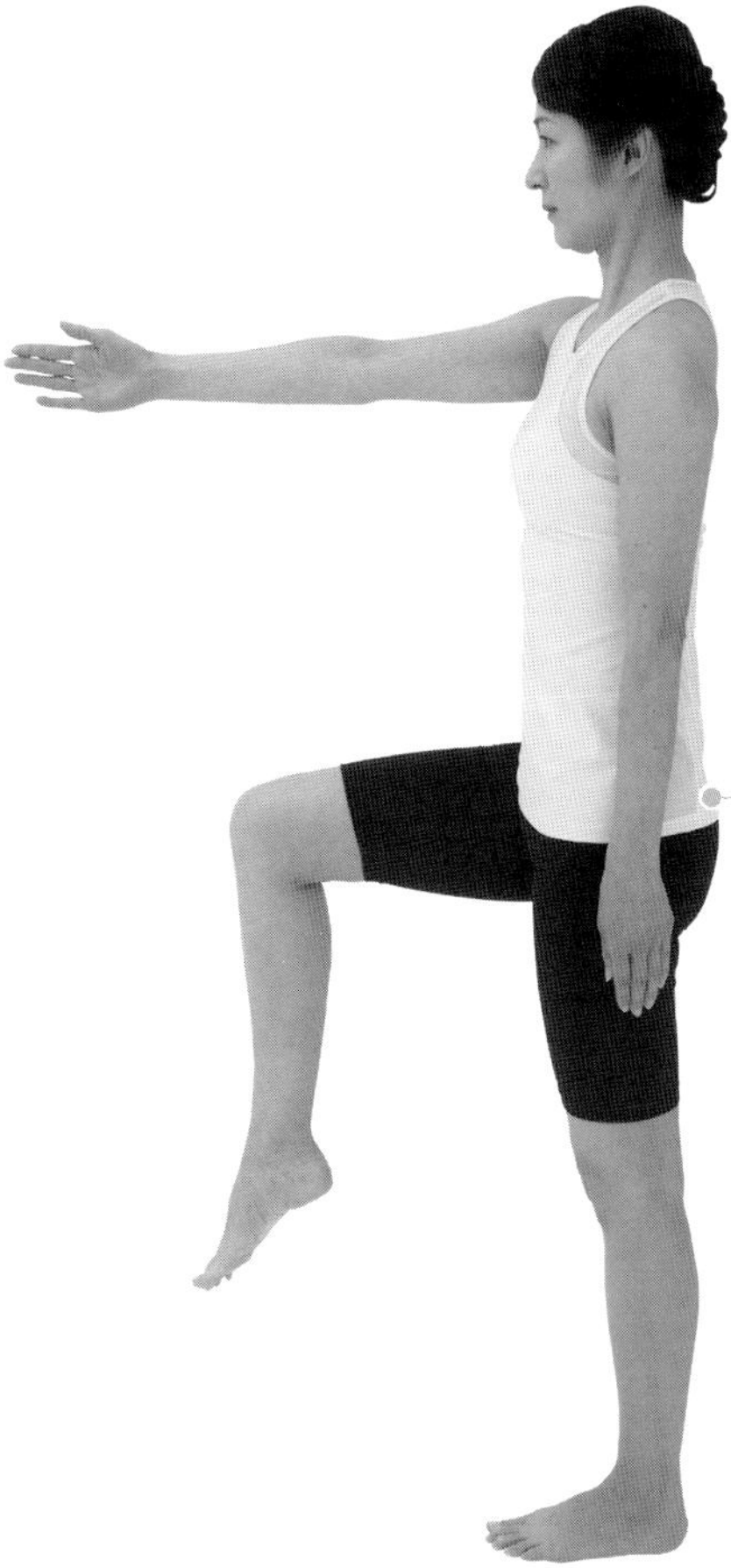
常に中殿筋を意識して

3 中殿筋を意識して立つ

壁に寄りかかりすぎないように、壁につけたのとは逆側のお尻の横（中殿筋）を意識して立ちます。

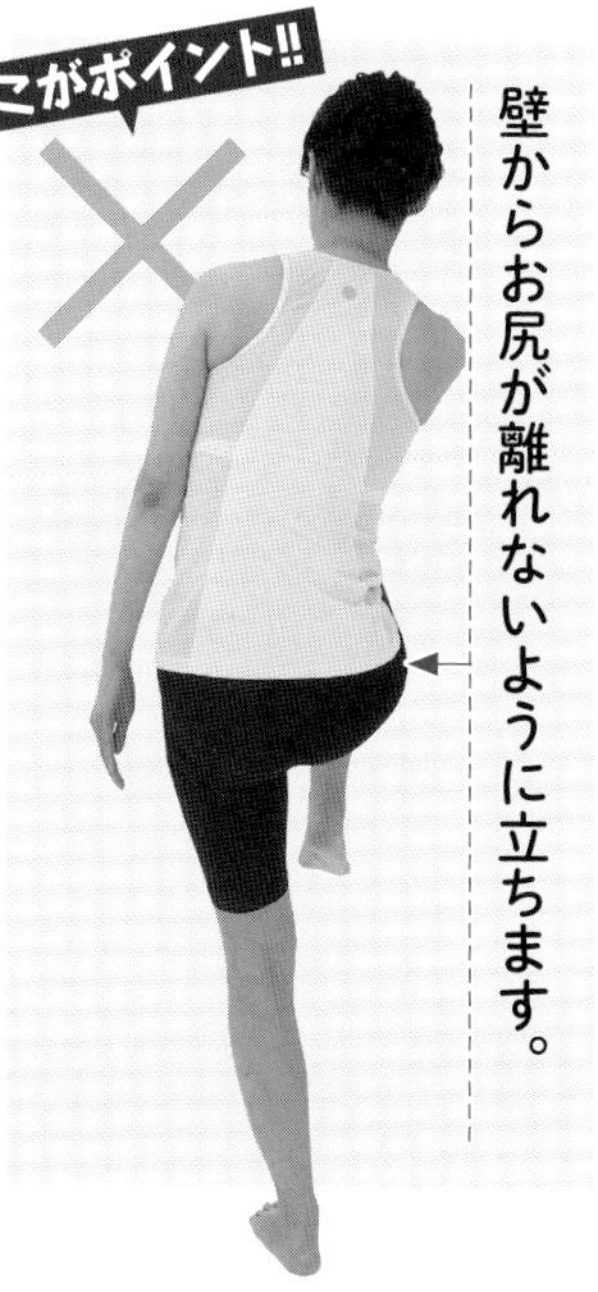
ここがポイント!!
壁からお尻が離れないように立ちます。

8

本でセットアップトレーニング

足裏に本をのせて下半身を鍛えるエクササイズです。

足首は前後左右に動く関節なので本を足の裏にのせることで足首を安定させ、股関節、ひざ、足首を連動して動かすことによって機能的な体を作ります。

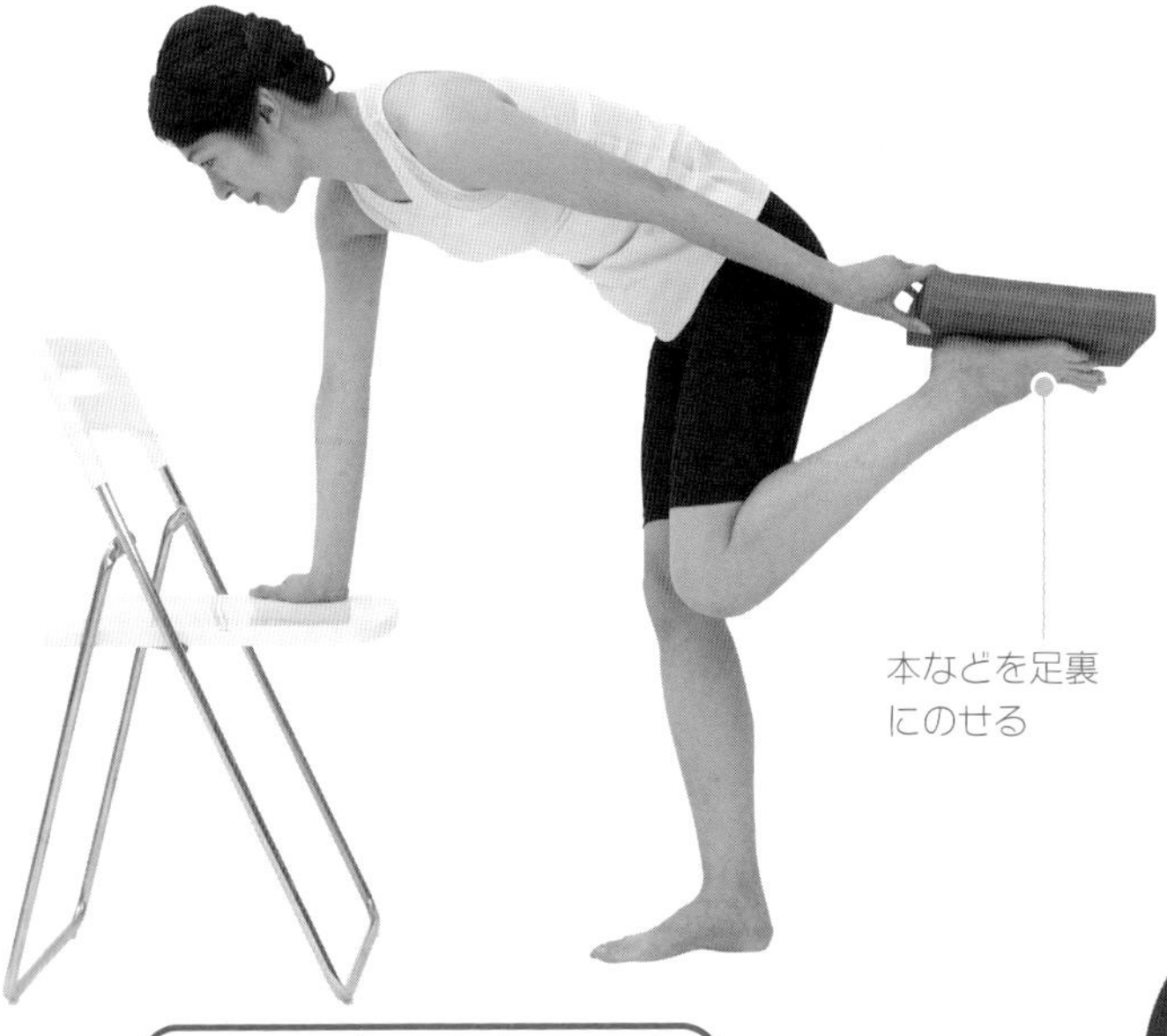

難易度 5

左右 5回

1 足の裏に本をのせる

いすに片手を置いて、もう一方の手で足裏に本を置きます。

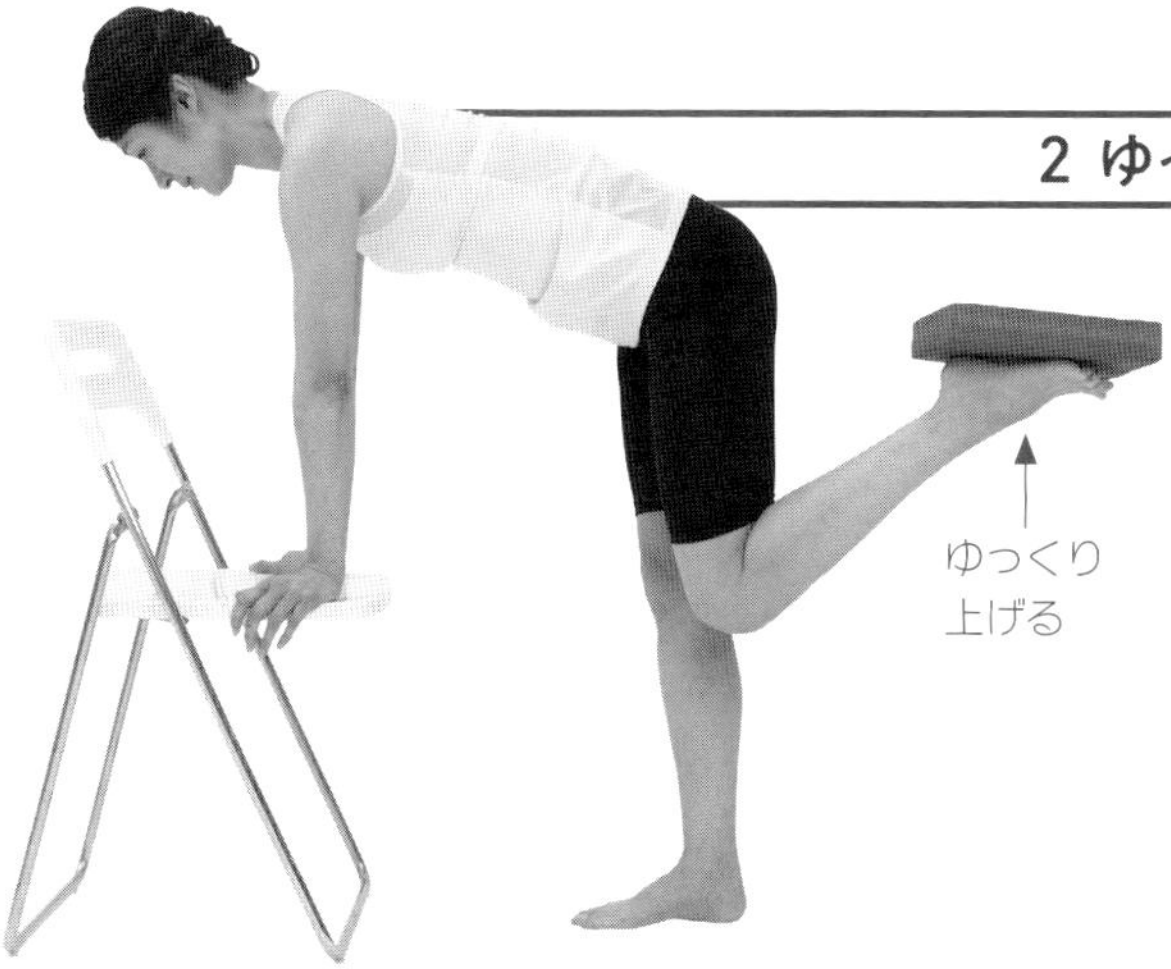

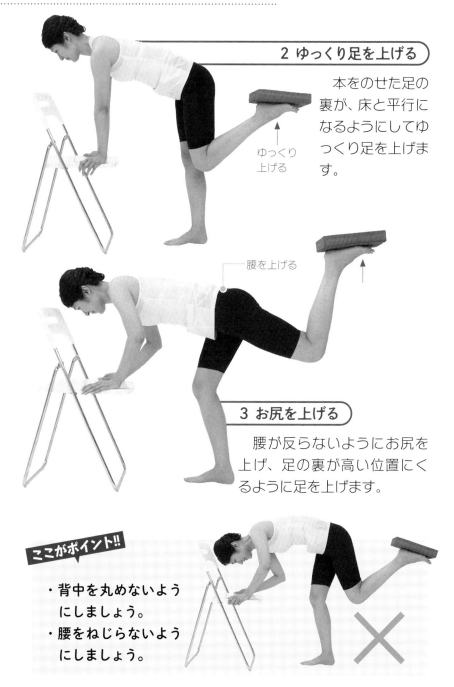

2 ゆっくり足を上げる

本をのせた足の裏が、床と平行になるようにしてゆっくり足を上げます。

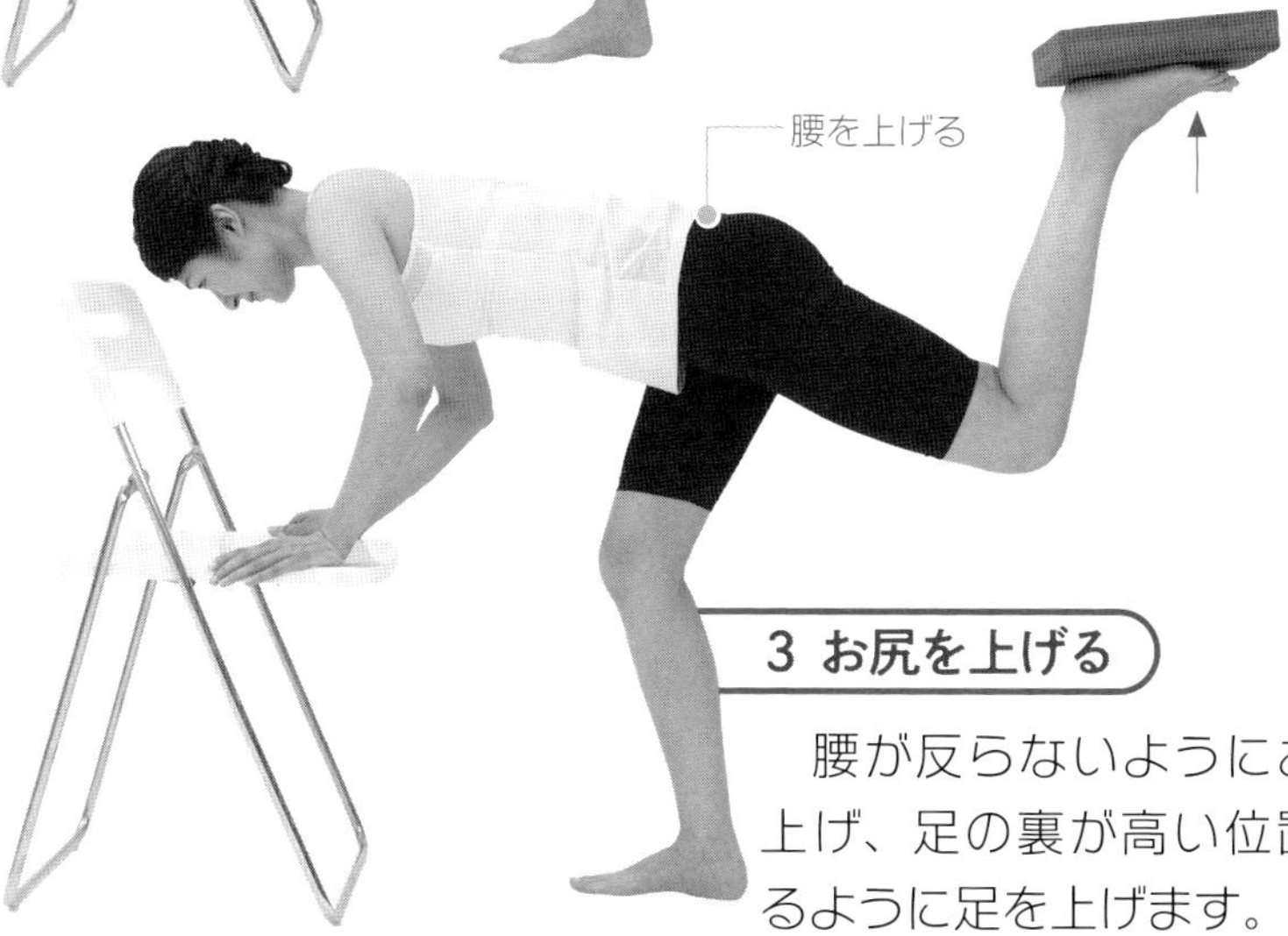

3 お尻を上げる

腰が反らないようにお尻を上げ、足の裏が高い位置にくるように足を上げます。

ここがポイント!!

- **背中を丸めないようにしましょう。**
- **腰をねじらないようにしましょう。**

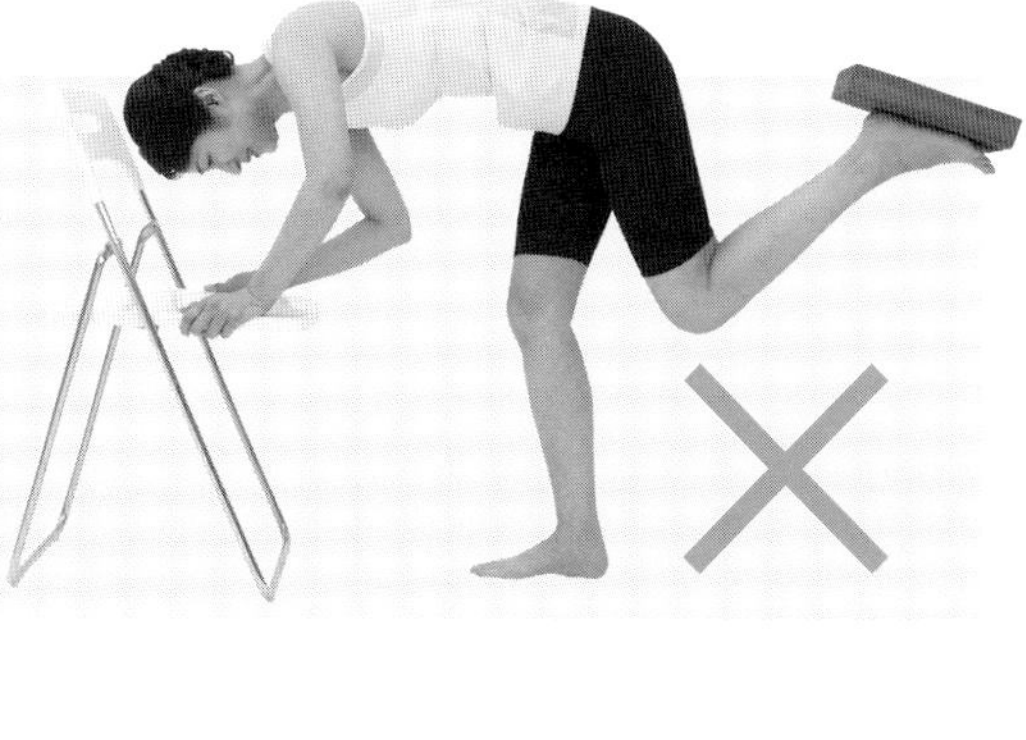

9

ひざ裏タオルプッシュトレーニング

難易度1
左右15回

ひざへの負担が少ないトレーニングです。
ひざの関節の曲げ伸ばしをせずに、ひざまわりを鍛えるトレーニングです。

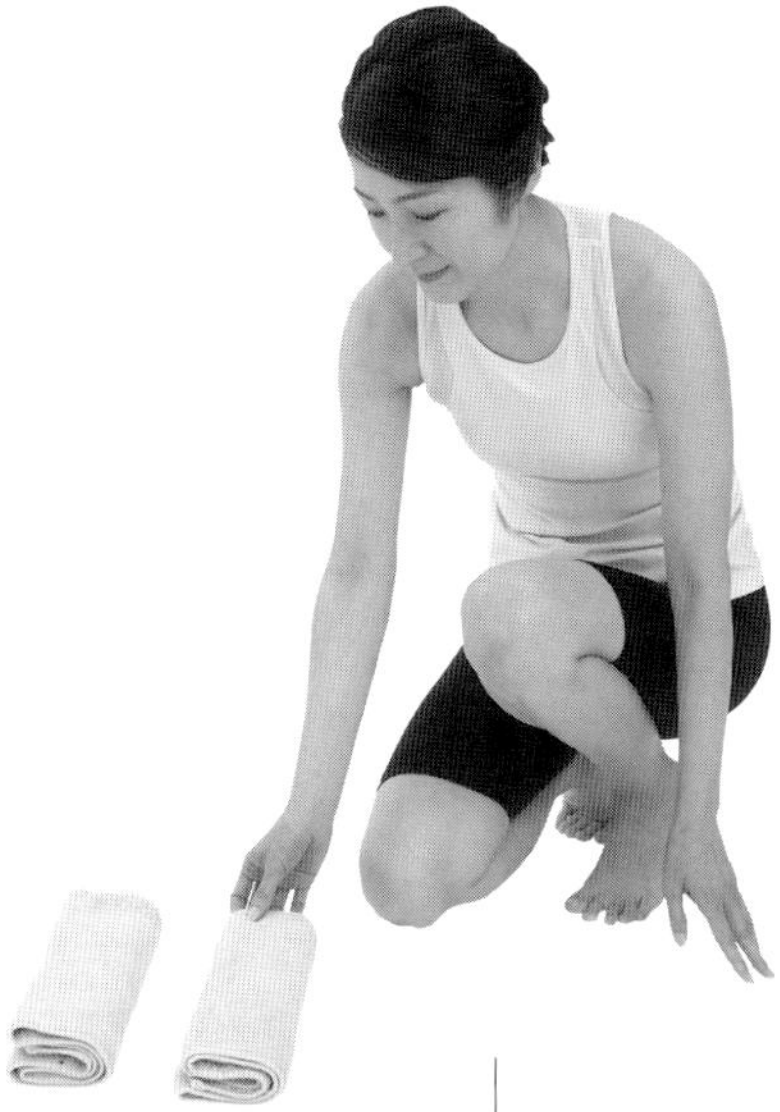

↓

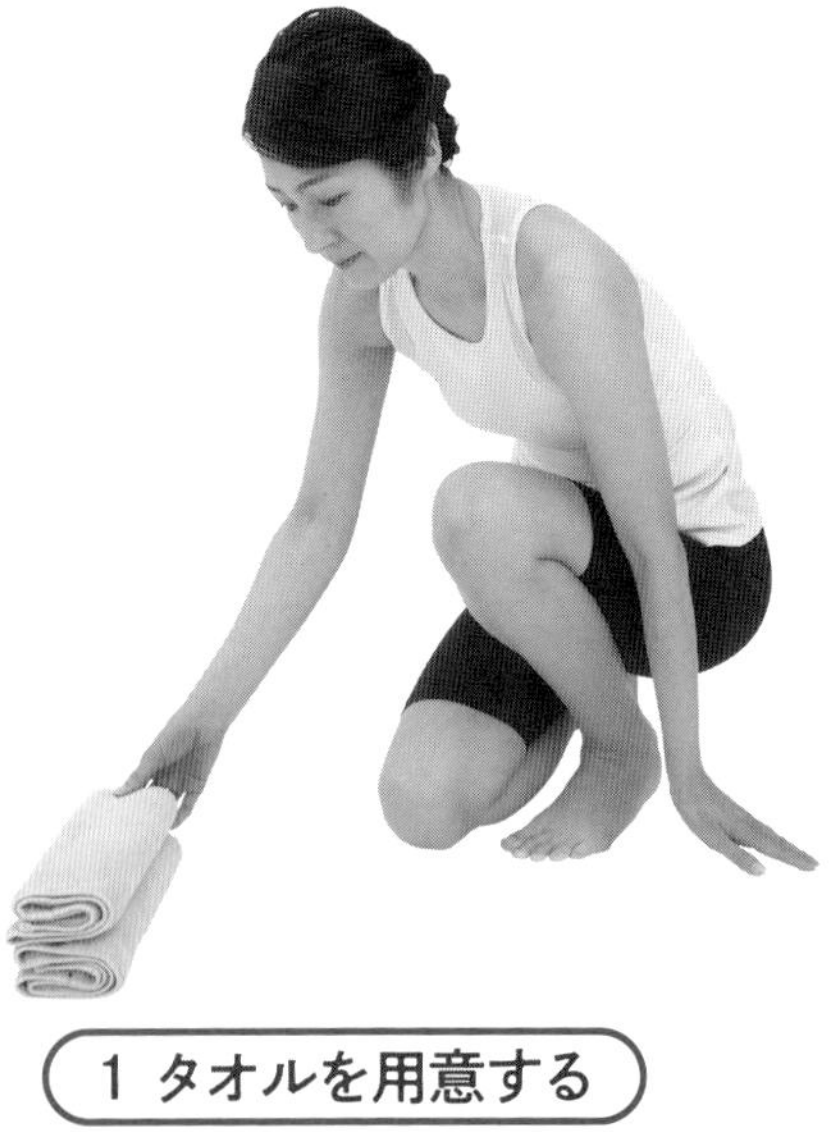

1 タオルを用意する

タオル2枚を重ねて置きます。

2 ひざの裏にタオルを置く

タオルを丸めてひざの裏に置きます。

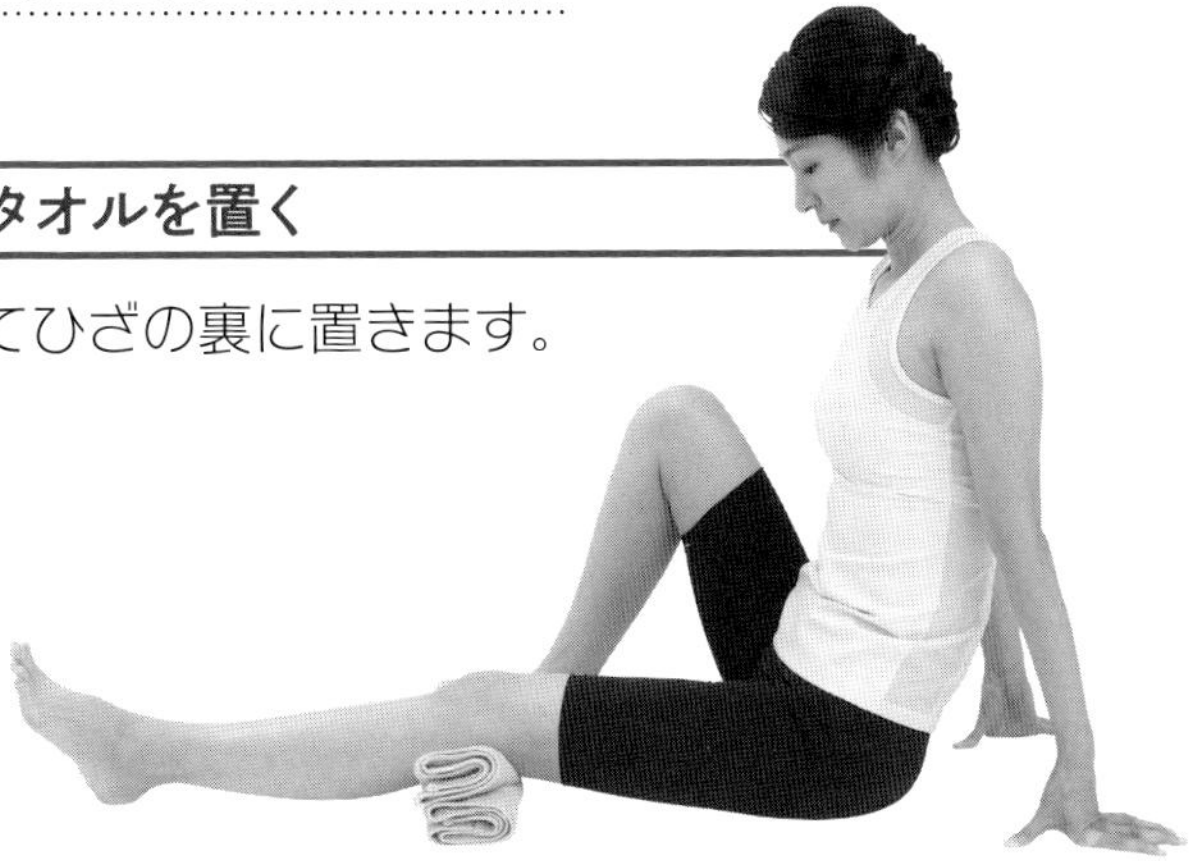

3 ひざを立てる

背中が丸まらないようにお腹を引き上げて座ります。

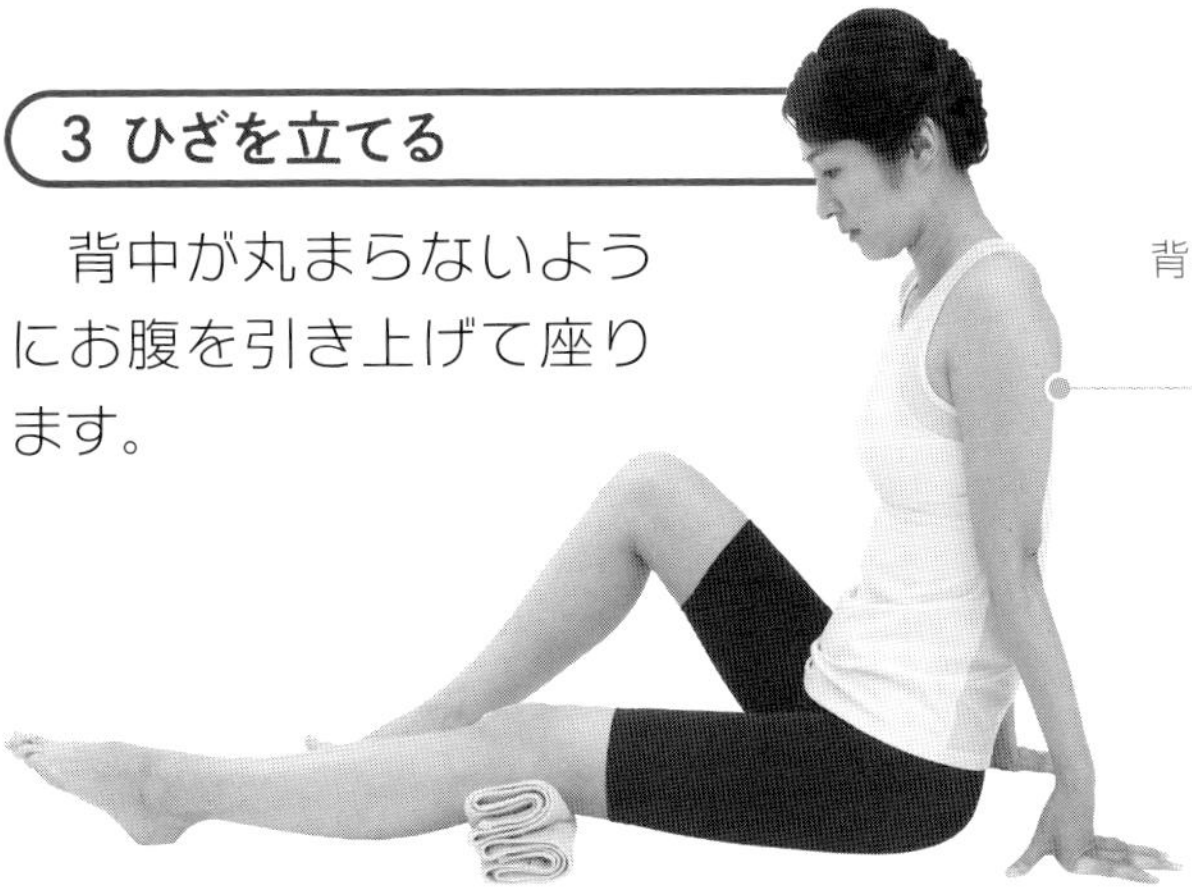
背中が丸まらないように

4 ひざの裏でタオルを押す

つま先を上げてひざの裏だけでタオルを押しつぶすようにします。

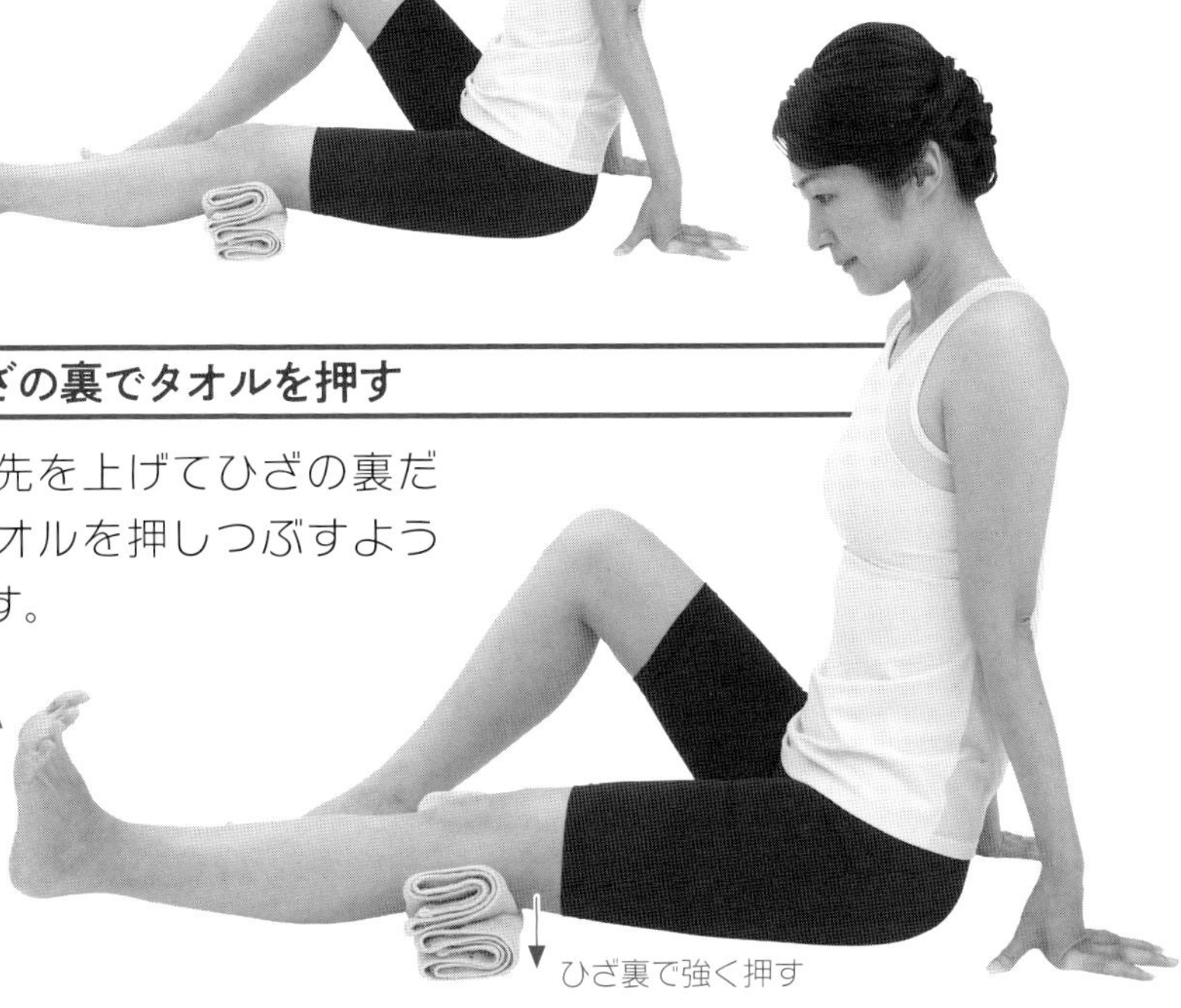
つま先を
上げる
ひざ裏で強く押す

5 ひざの裏で10秒間キープする

ひざの裏でタオルを押しながら10秒数えてキープした後、５秒休んだら、またスタートしましょう。

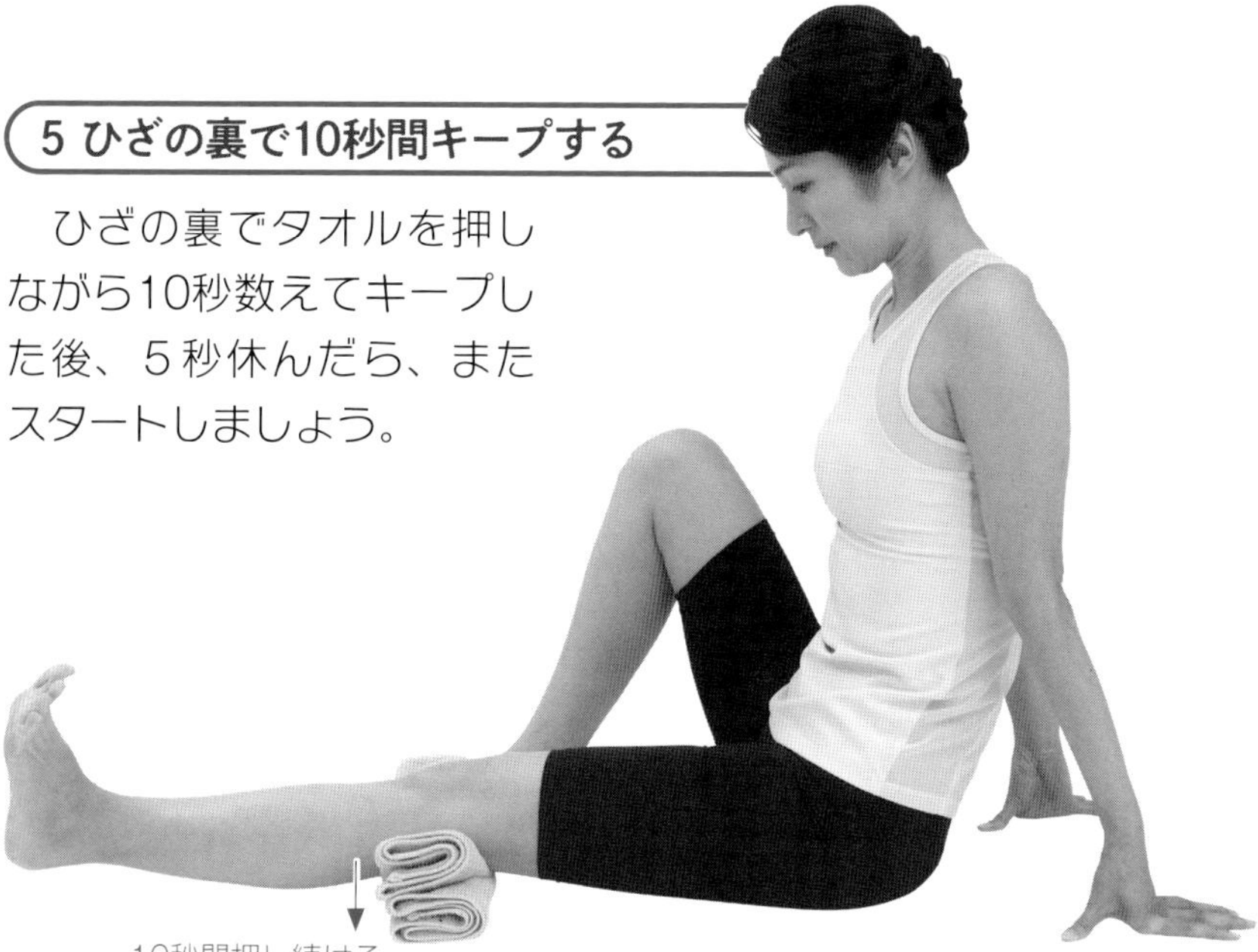

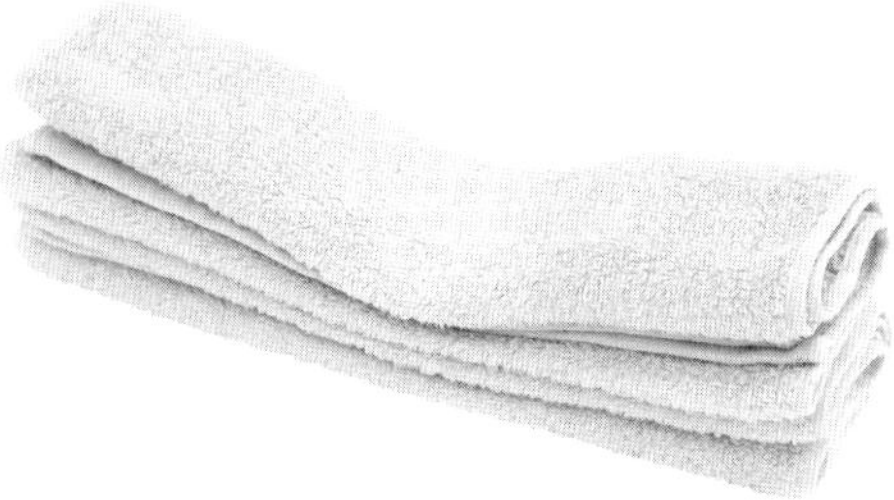

6 タオルが凹むくらい

タオルが凹むくらい押します。

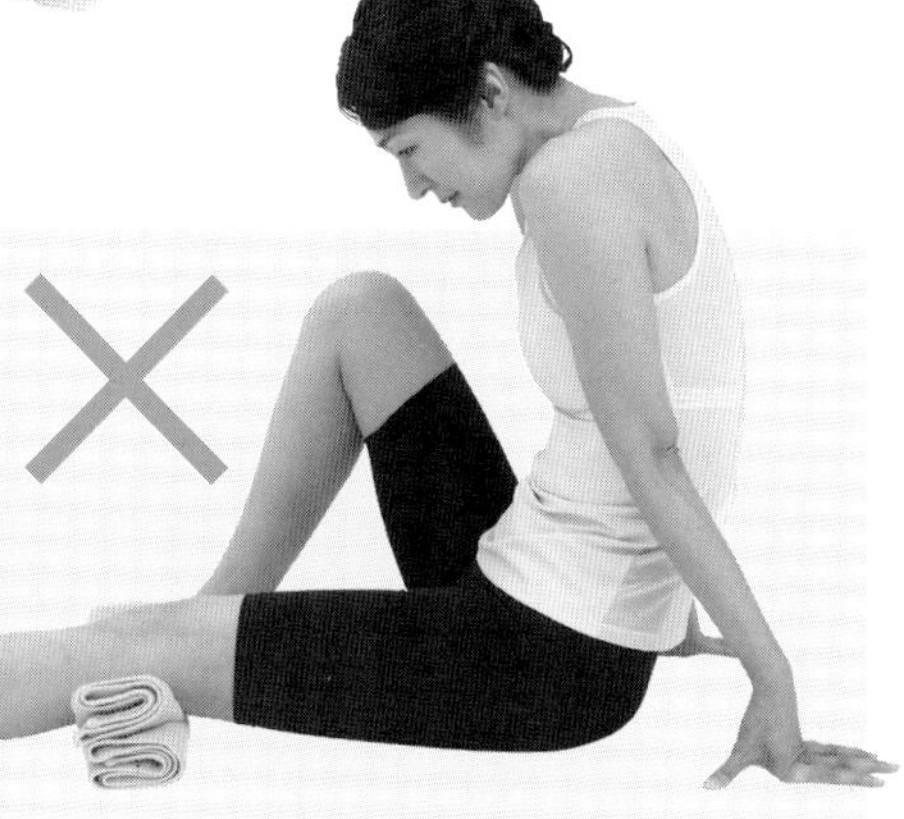

ここがポイント!!

腕や肩に力が入らないようにしましょう。

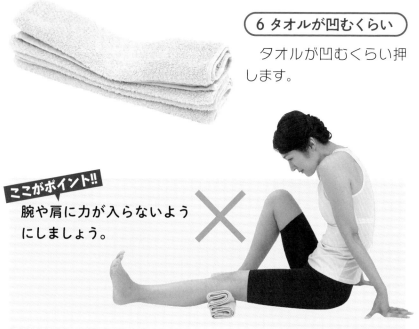

第6章

ひざ痛を解消する
生活の中の簡単ストレッチ

1

ひざ上ほぐしストレッチ

難易度
1
左右
10回

ひざ上の筋肉をゆるめるストレッチです。

大腿《だいたい》四《し》頭筋《とうきん》（太ももの前面の筋肉）は全身の筋肉の中でも大きな割合を占めていて、日常生活では常に酷使している筋肉です。

ひざ関節に近い太ももの筋肉をストレッチしてゆるめることで、ひざの動きを改善します。

1 いすに座る

脚を大きく開き、片方の脚は軽く伸ばします。

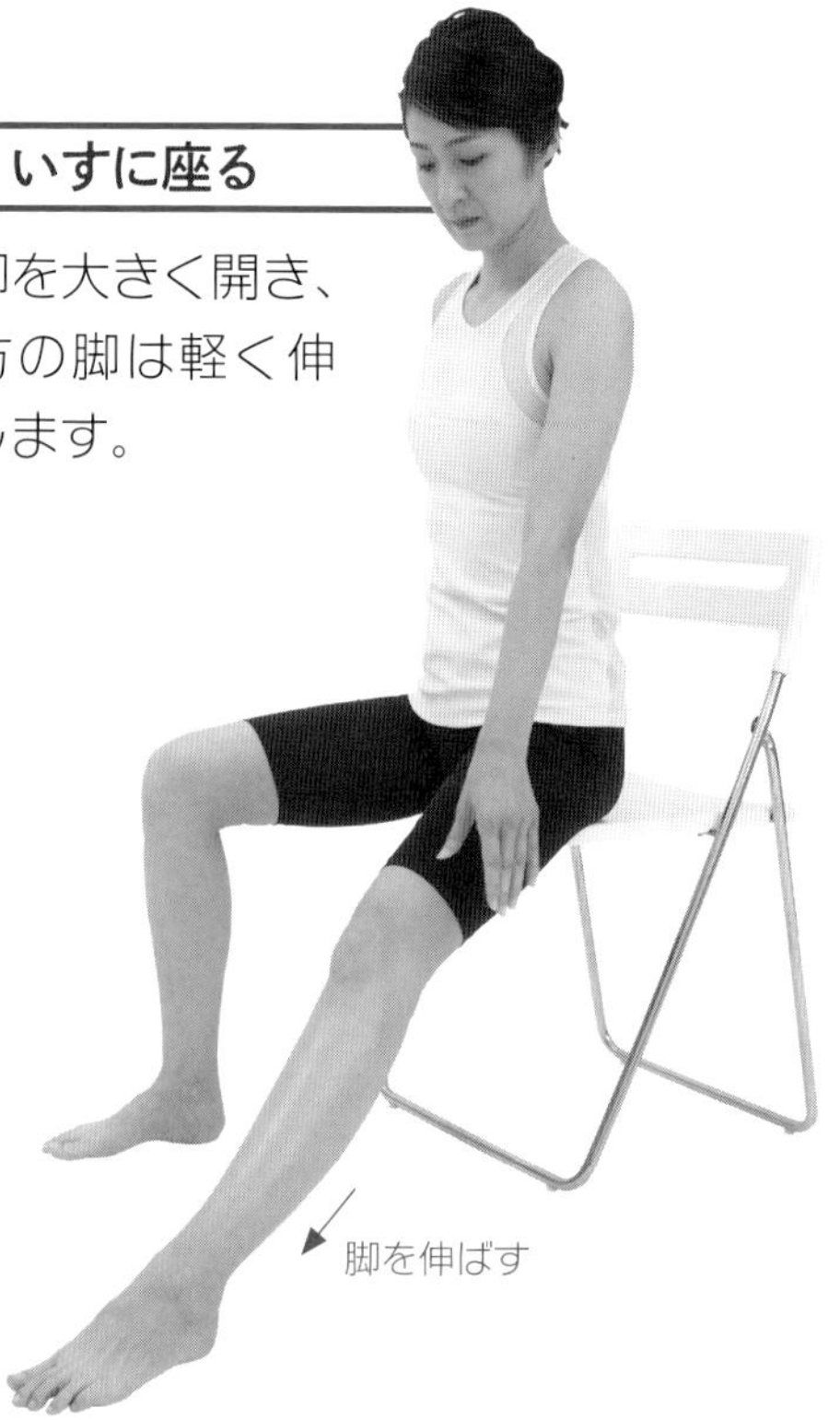

2 ひざ上のももの筋肉をつかむ

親指をももの内側にあて、残りの指は外側にあてます。

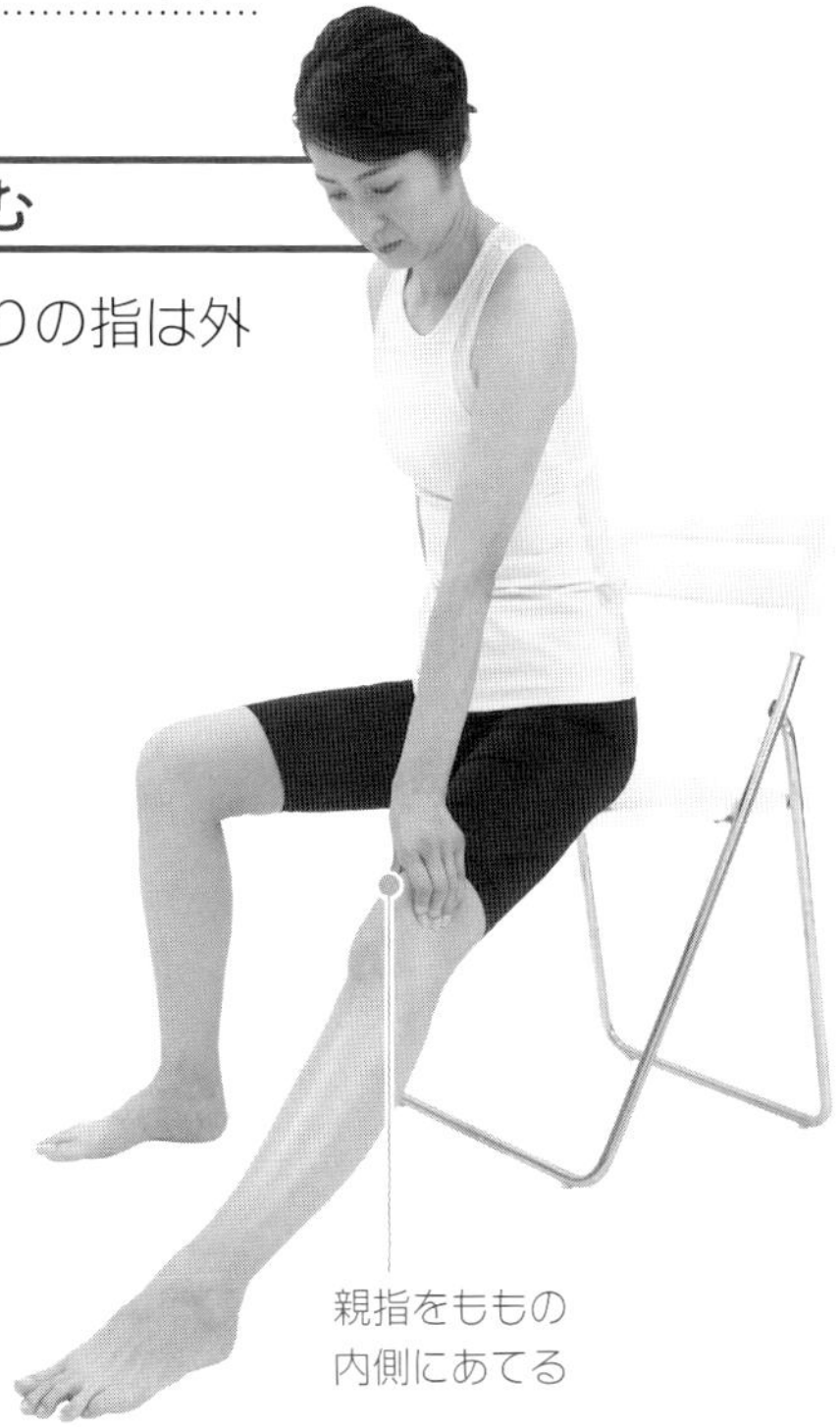
親指をももの
内側にあてる

3 ひざ上の太ももをつかんで前後に動かす

筋肉の境目（ひざのお皿の延長線上）を押さえながら、前後に動かしてほぐします。

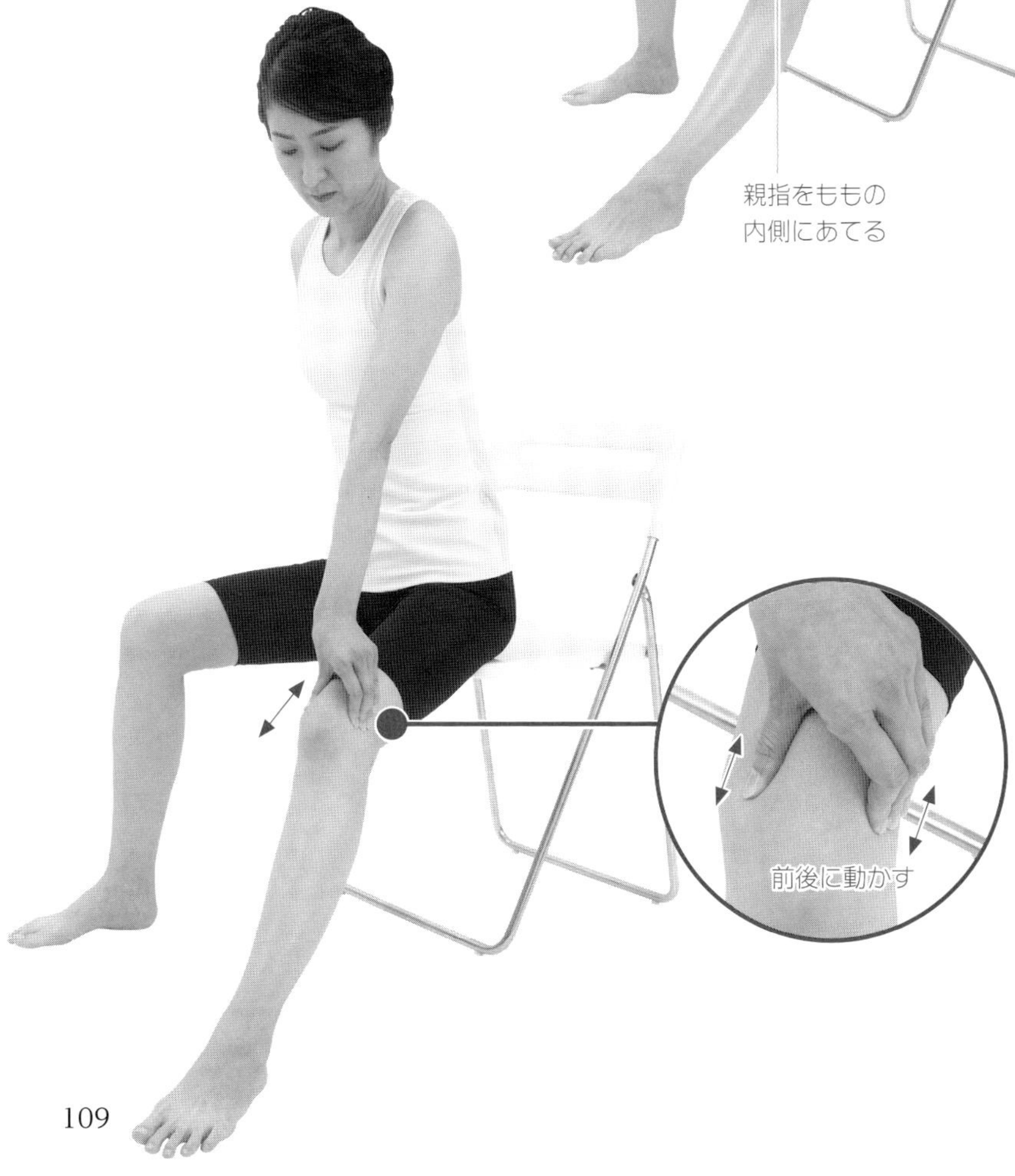
前後に動かす

2 鵞《が》足《そく》マッサージ

鵞足とは太ももの三つの筋肉（半腱《はんけん》様筋《ようきん》、薄筋《はっきん》、縫工筋《ほうこうきん》）がひざの内側についていて形状がガチョウの足のように見えるため、鵞足《がそく》と呼ばれています。

ひざとつま先の向きが違うことによって痛みが出やすい場所です。

ひざの内側からやや下にかけて痛みが出やすいので、やさしくマッサージを行いましょう。

難易度
1
左右
15回

1 床に座る

片脚を伸ばしてほぐす側のひざを軽く曲げます。

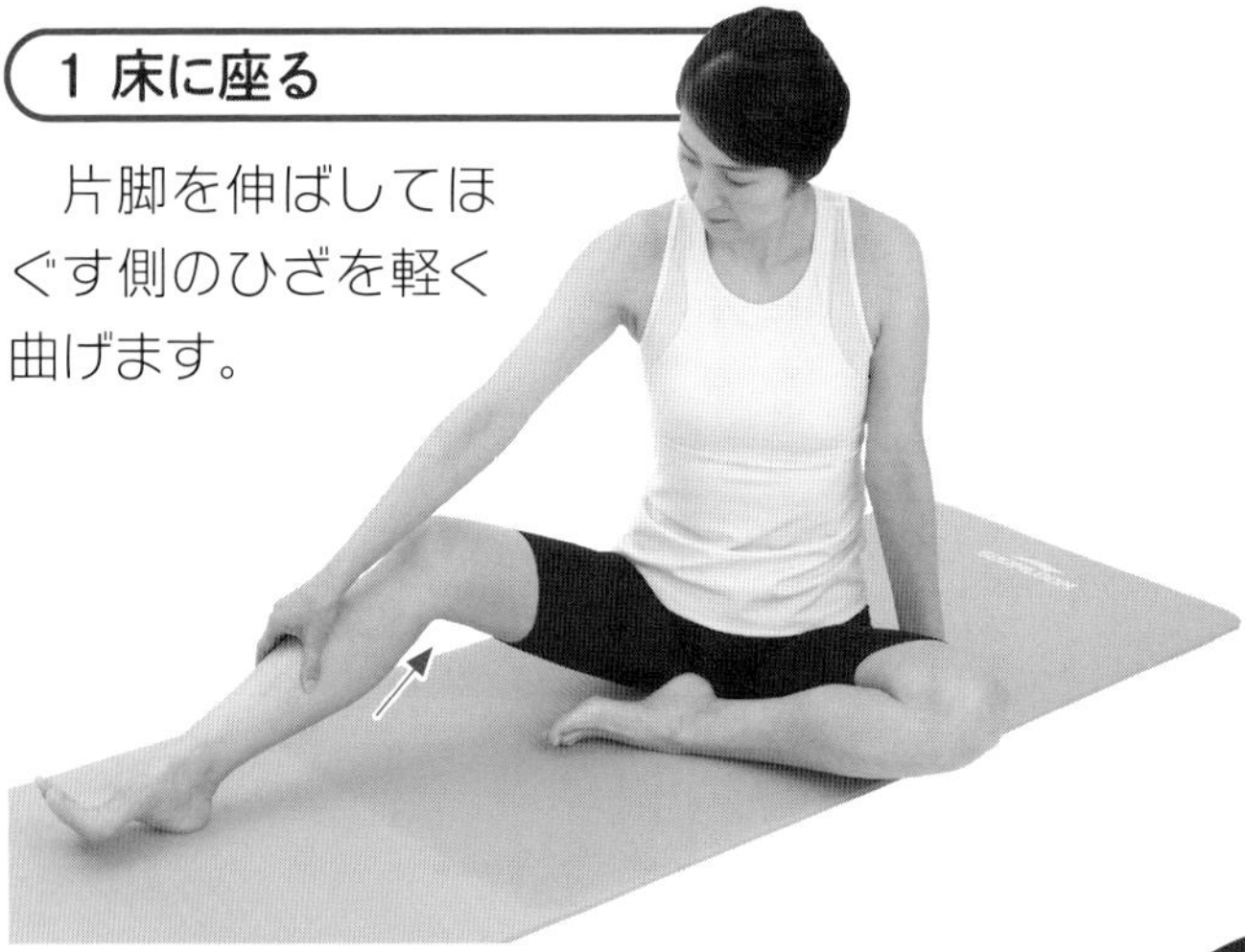

2 脛骨《けいこつ》をさする

ひざの内側にある骨を、ふくらはぎの中間ぐらいからひざに向かってさすっていきます。

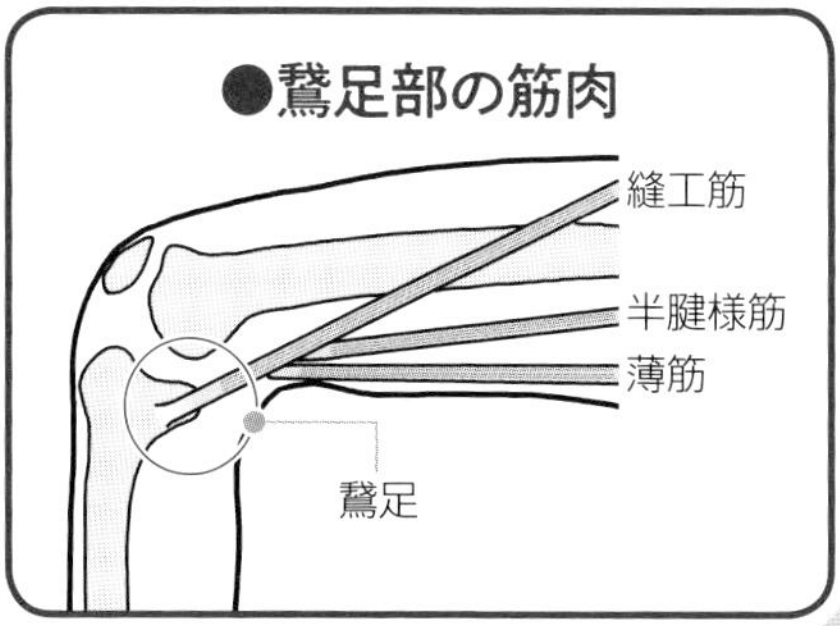

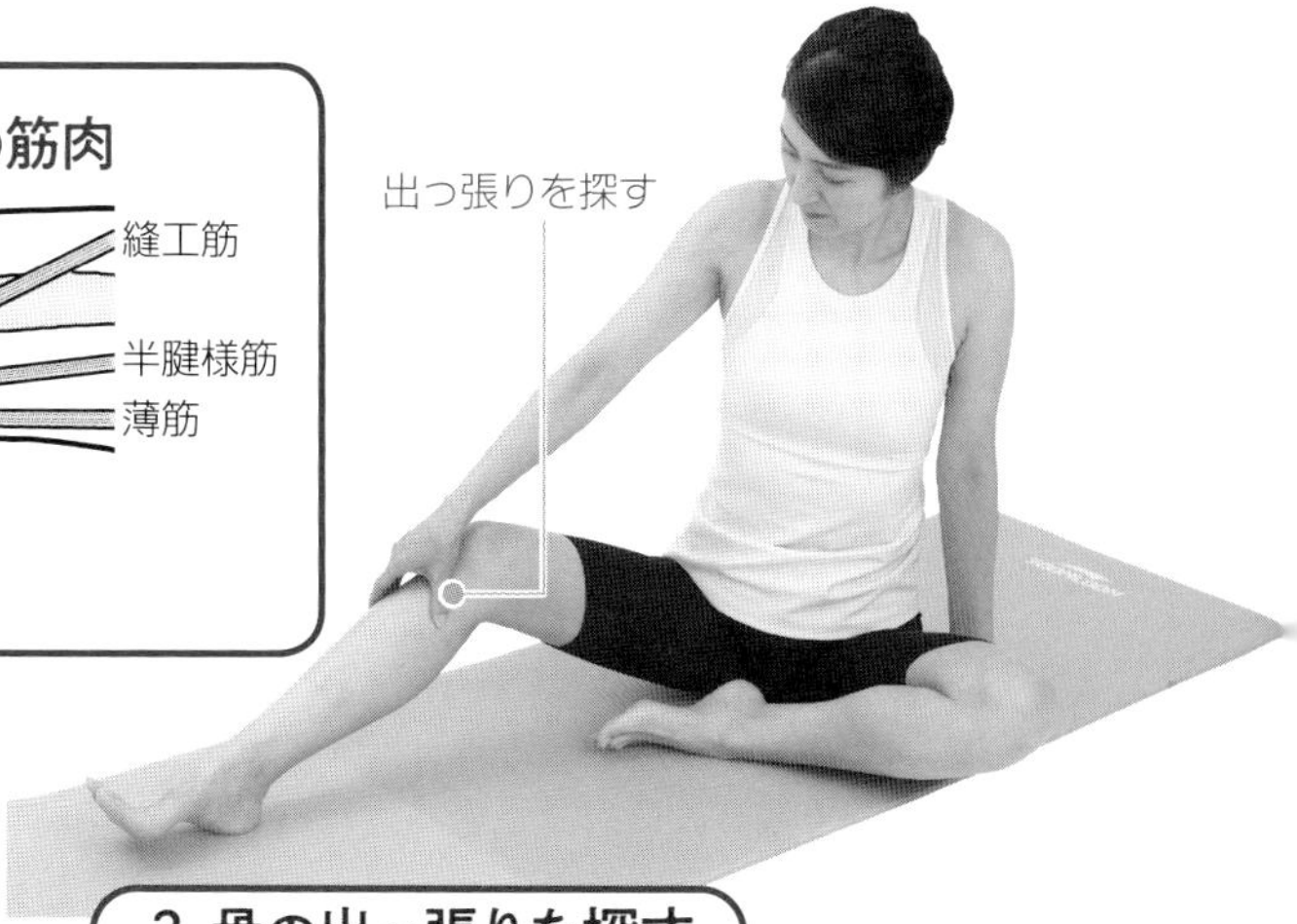

3 骨の出っ張りを探す

ひざのほうへ骨の際をさすっていくと出っ張っている部分にあたります。

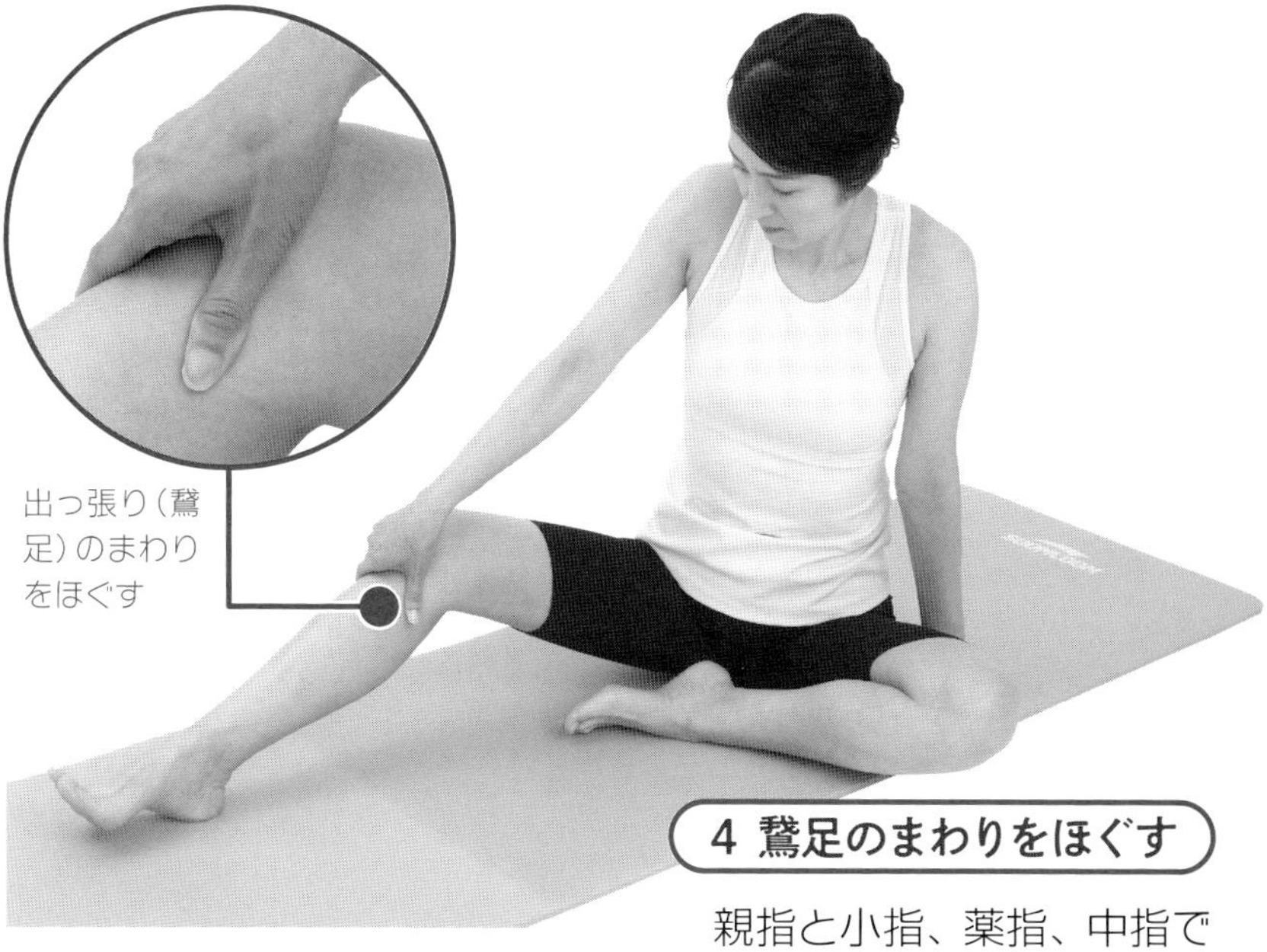

4 鵞足のまわりをほぐす

親指と小指、薬指、中指ではさみ、やさしくほぐします。

3

いすで鼠径部ストレッチ

難易度
2

左右
10回

いすに座って鼠径部《そけいぶ》まわりのむくみを解消するストレッチです。足のつけ根部分である鼠径部は血流が滞りやすいので、股関節をストレッチすることで下半身のむくみを解消します。

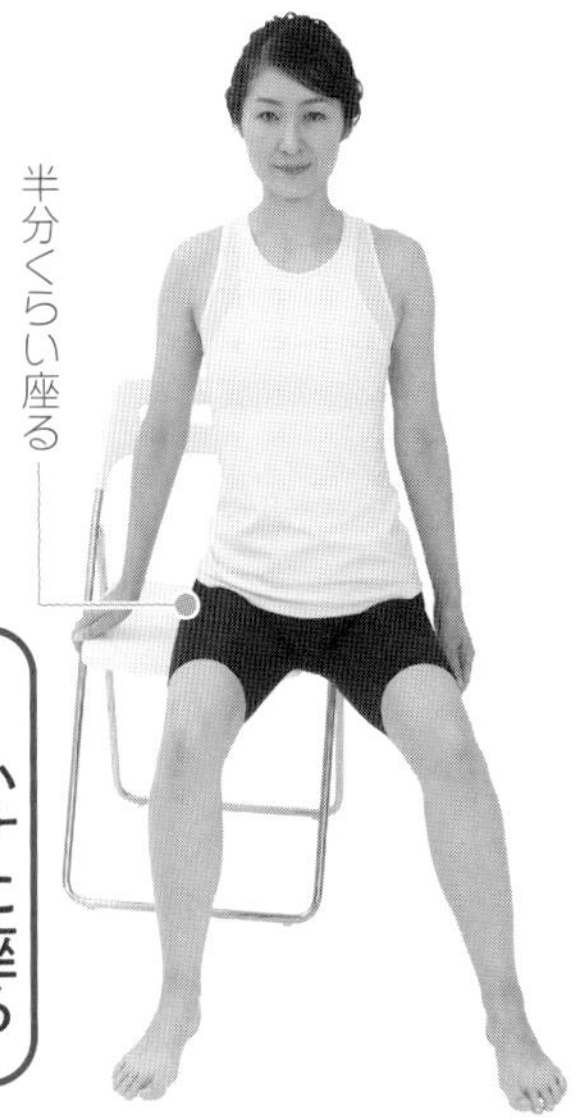

1 いすに座る

お尻が座面から落ちないところ（半分くらい）で座ります。

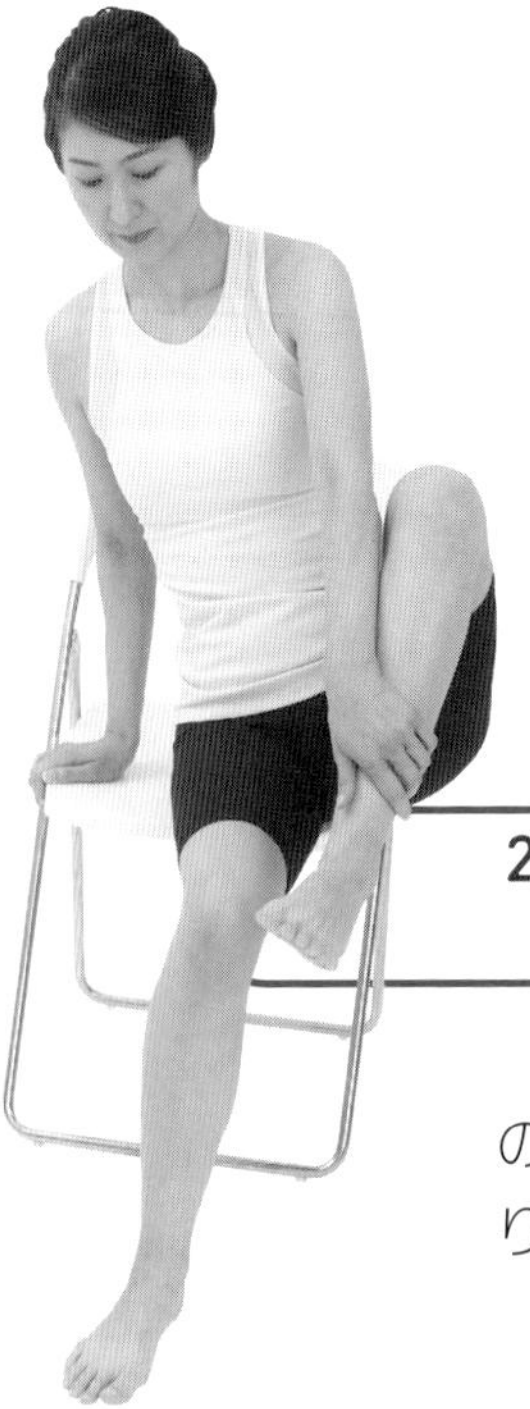

2 片方の脚を ひざ上にのせる

足首をひざの上にのせ、脚を開いて座ります。

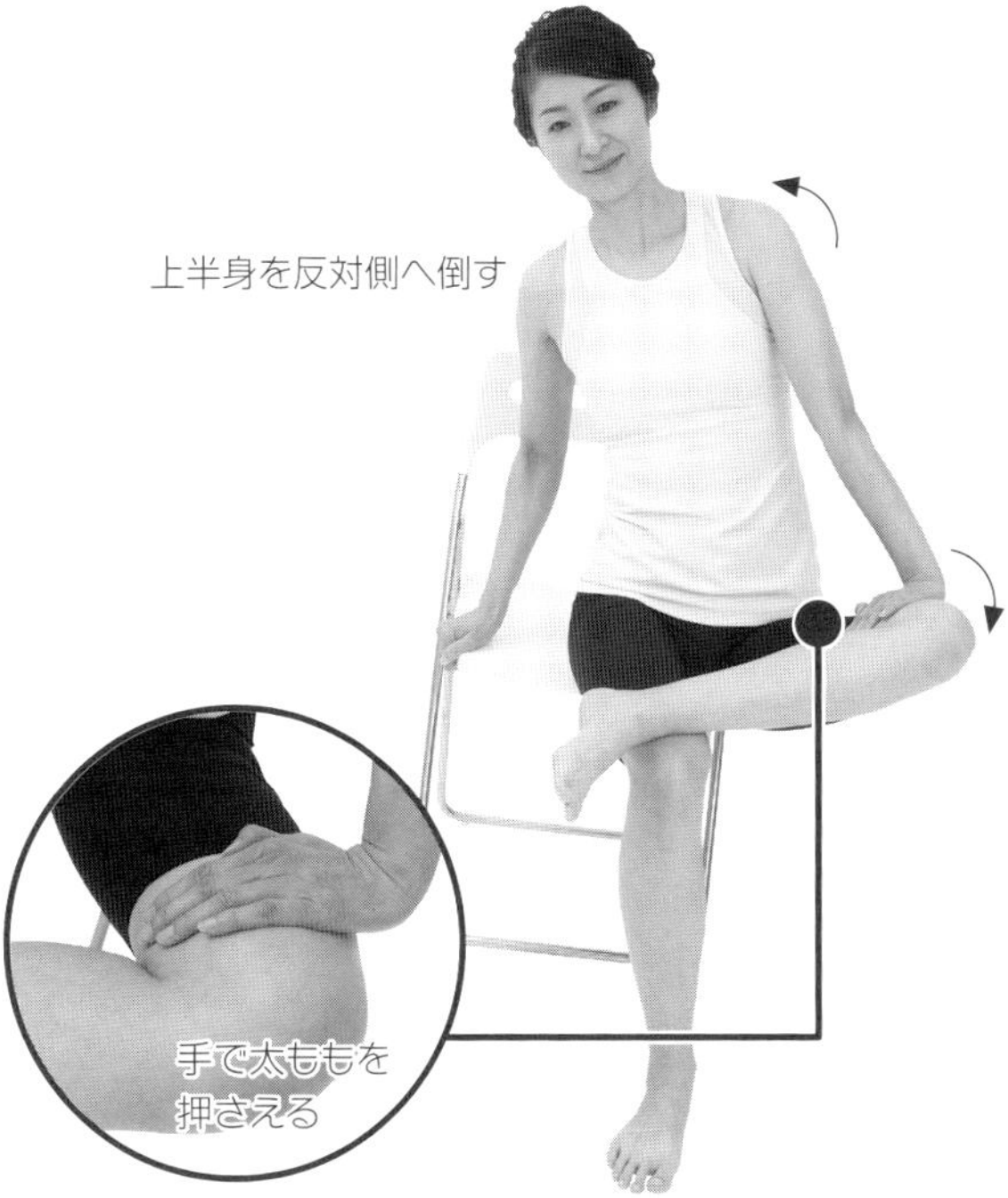
上半身を反対側へ倒す
手で太ももを
押さえる

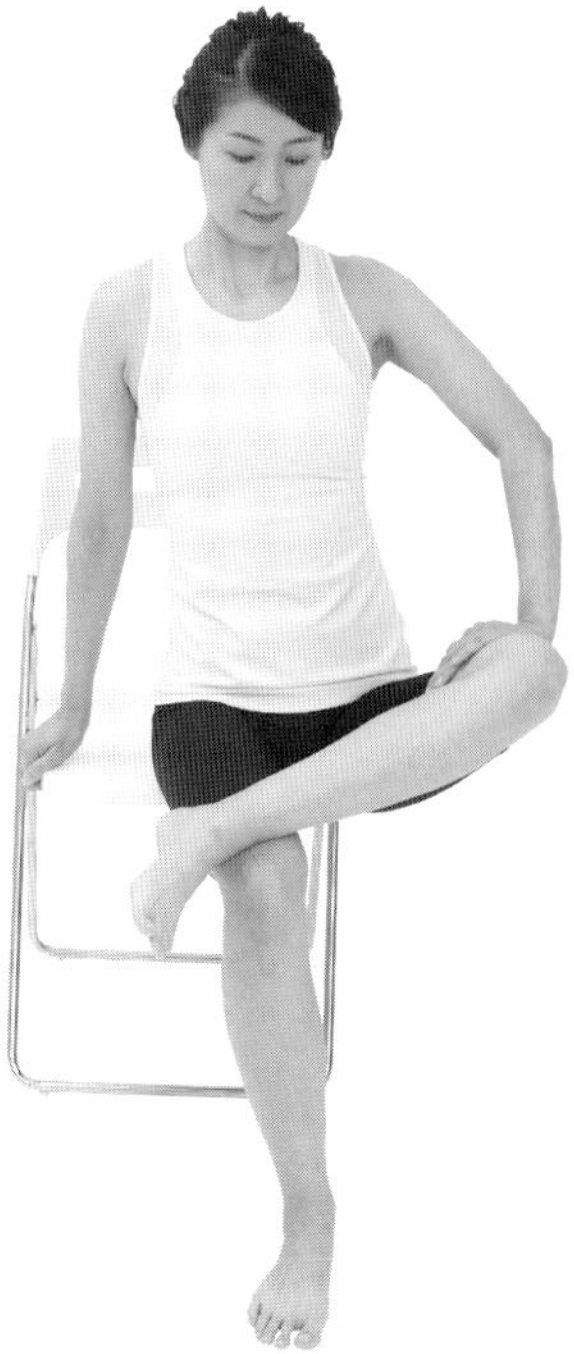

3 太ももの内側を手で押さえる

　手で太ももの内側を押さえながら、上半身を反対側へ倒します。

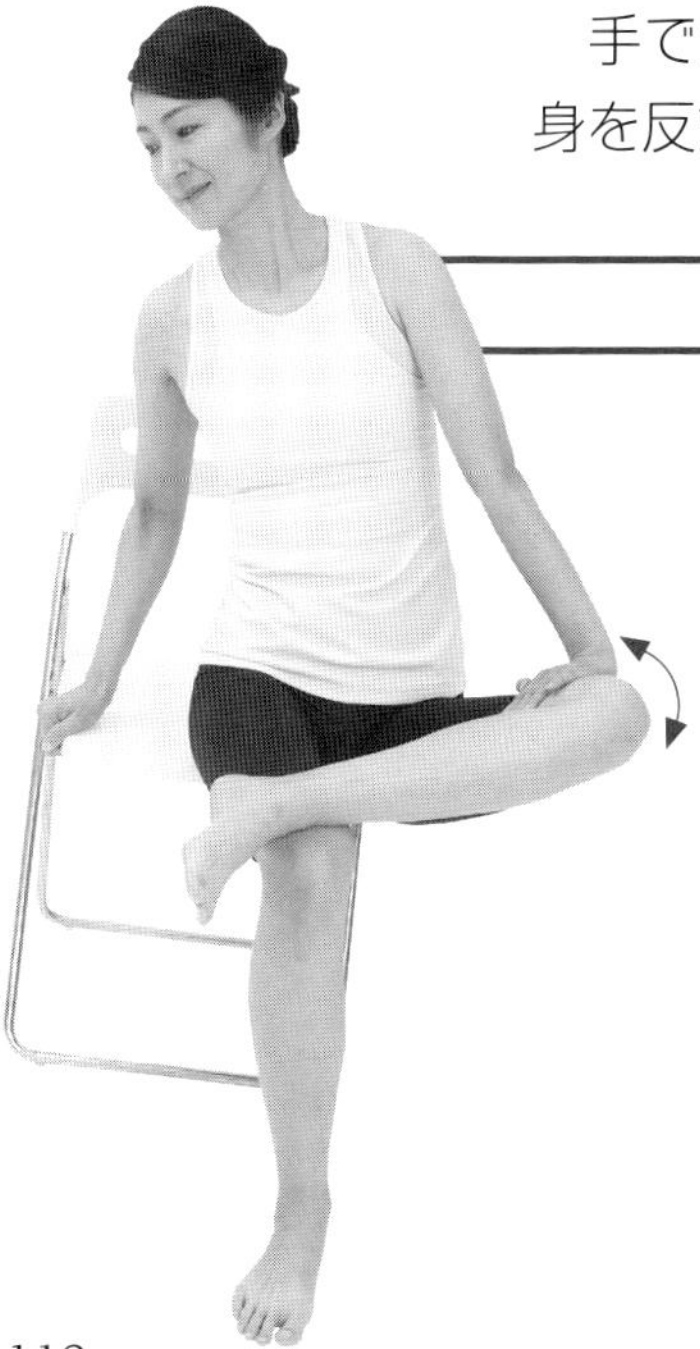

4 押したりゆるめたりする

　反動を使わずに息を吐きながら太ももで押したり戻したりをくり返します。

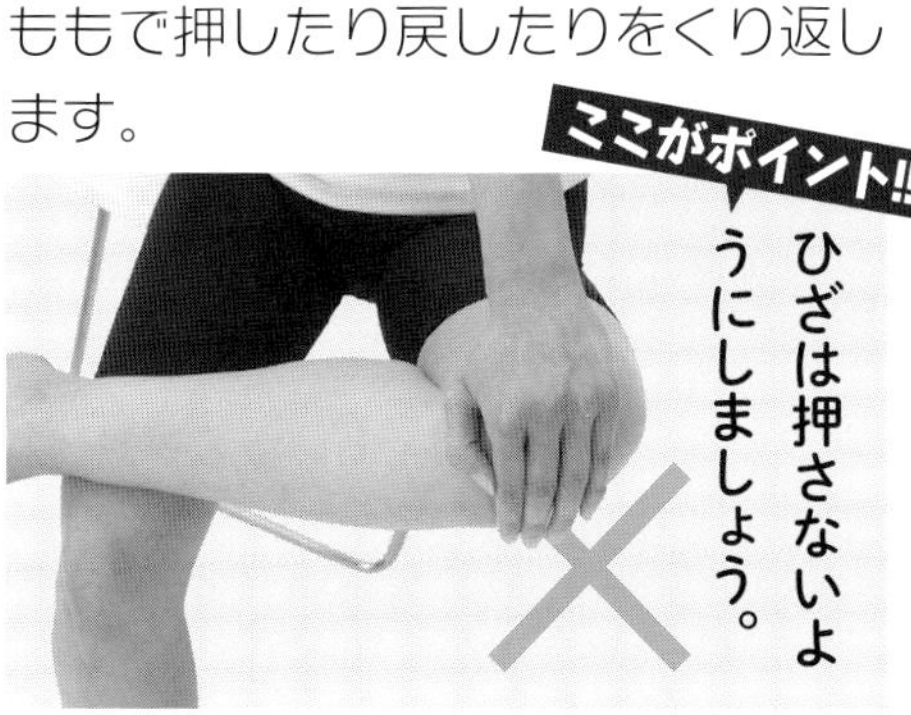
ここがポイント!!
ひざは押さないようにしましょう。

4

股関節ストレッチ

股関節の動きをよくするストレッチです。

上半身と下半身をつなぐ股関節は体の中で最も大きな関節です

股関節がスムーズに動かせるようになることで足の筋肉バランスもよくなります。

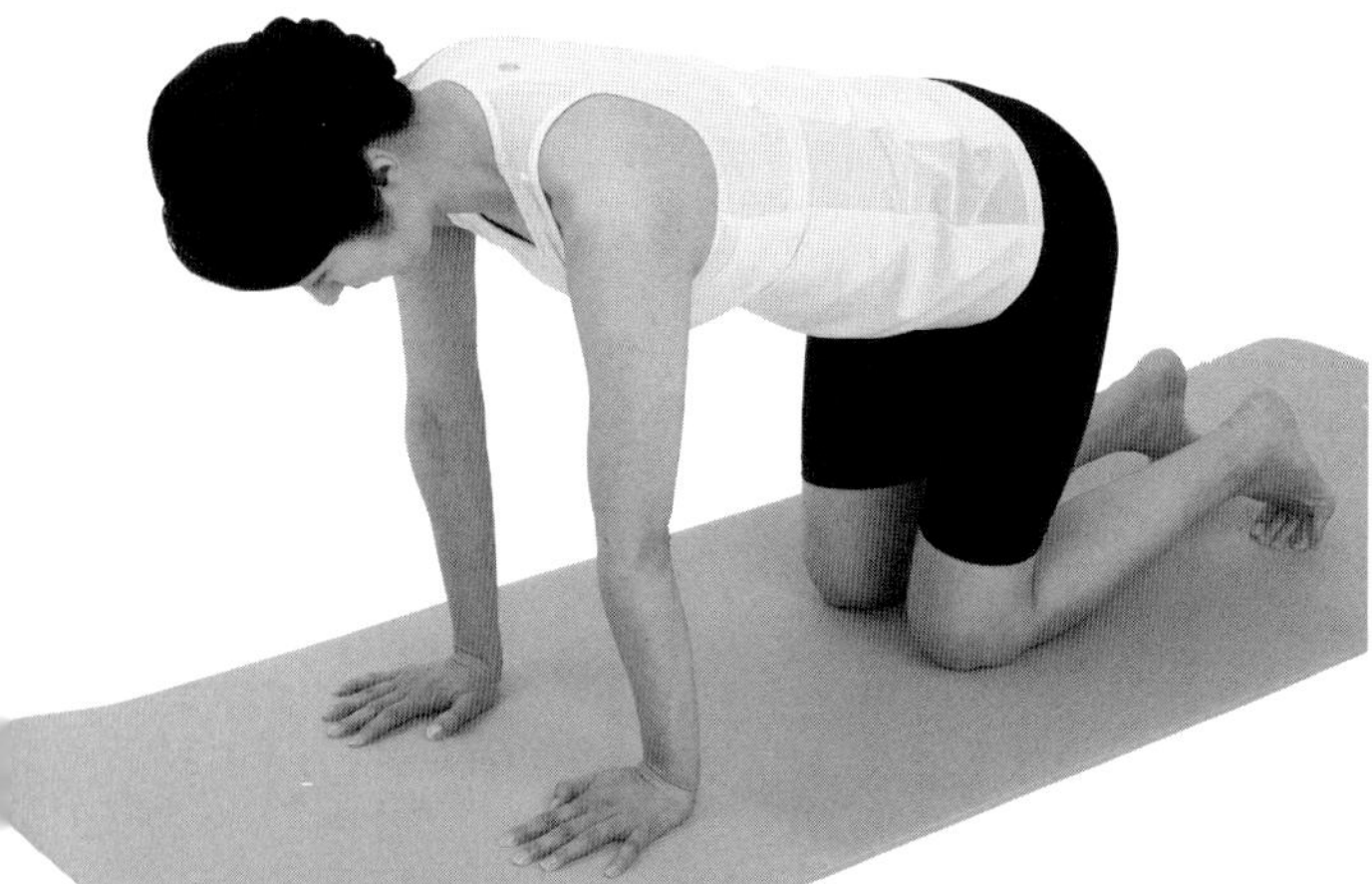

※ひざの下にクッションなどを置きます。

難易度
3
左右
5回

1 四つん這いになる

頭を下げて四つん這いになります。

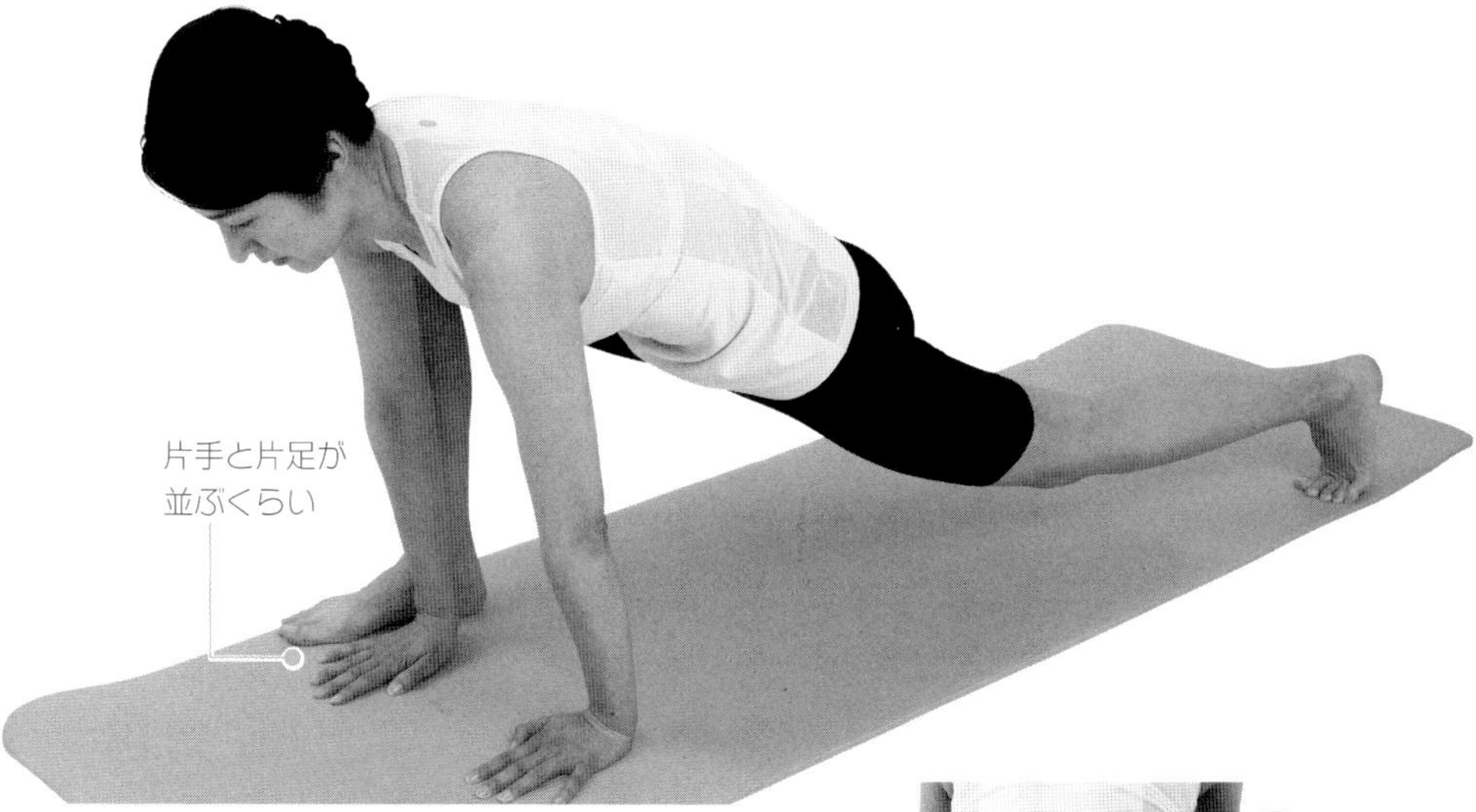

2 両脚を前後に開く

両手を床に着けたまま、片足を大きく前に出します。

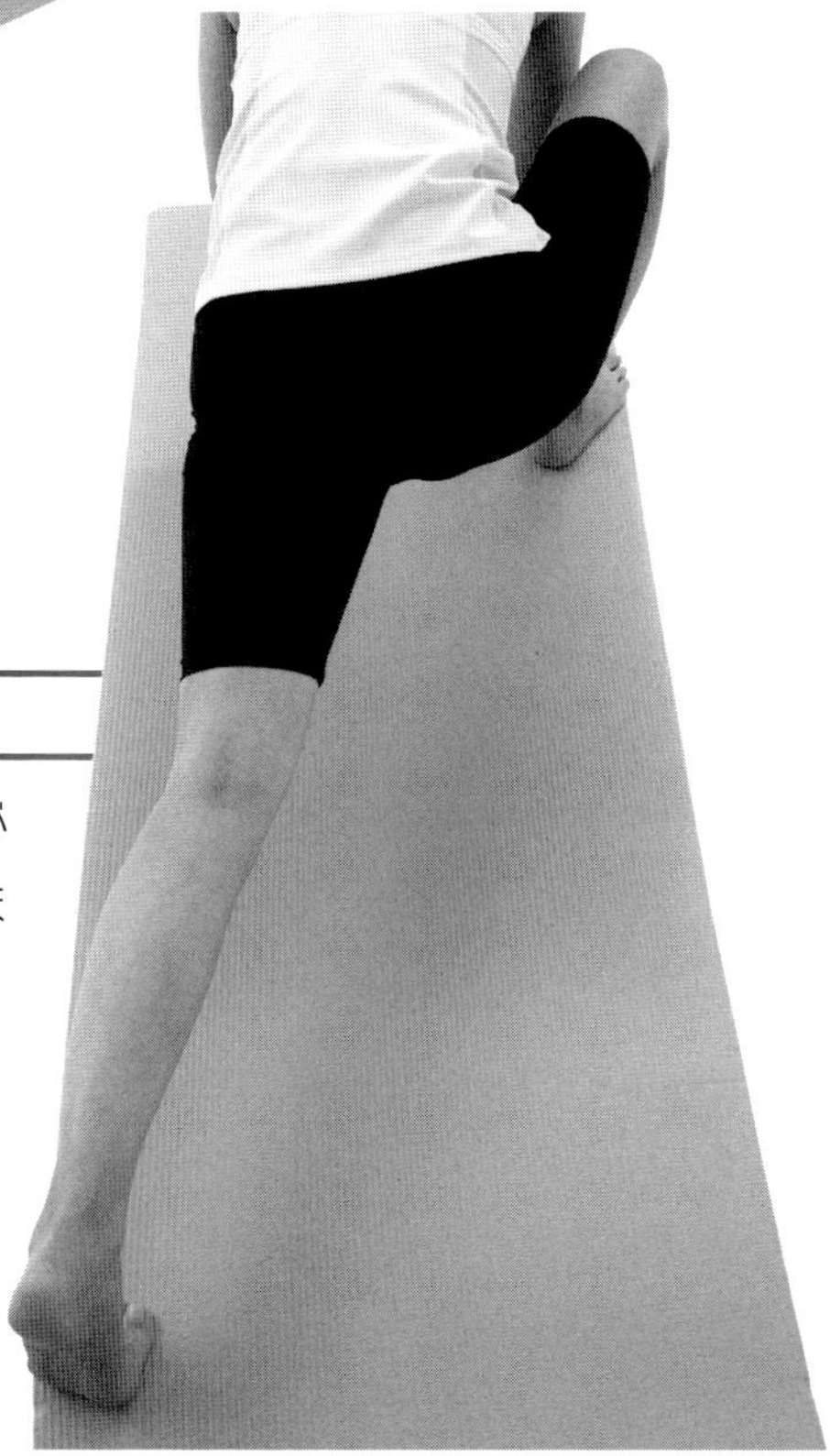

3 両脚が十分に開いている

両脚が十分に開き、股関節が効果的にストレッチされています。

ここがポイント!!

前のひざがつま先より前へ出ないようにします。

5

ひざ裏伸ばし

両手を伸ばして壁を押し、ひざの裏を伸ばすストレッチです。

ひざの裏が硬くなると太ももが縮み、骨盤が倒れて姿勢が悪くなります。

ひざの裏を伸ばして姿勢の改善をします。

難易度
2
左右
5回

1 両手とつま先を壁にあてる

肩の延長線上に腕を伸ばし、脚の指の付け根部分を壁にあて、前後に足を開きます。

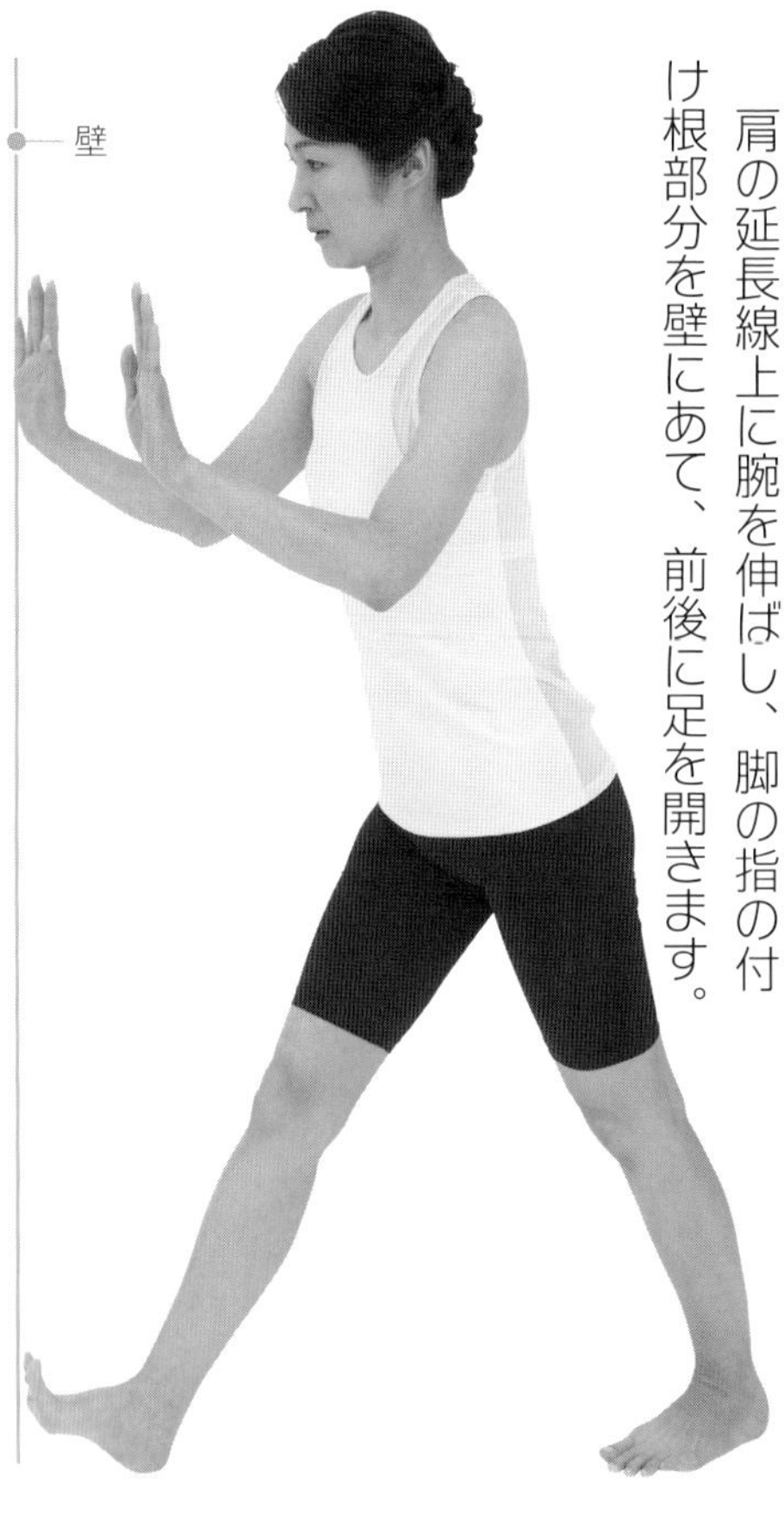

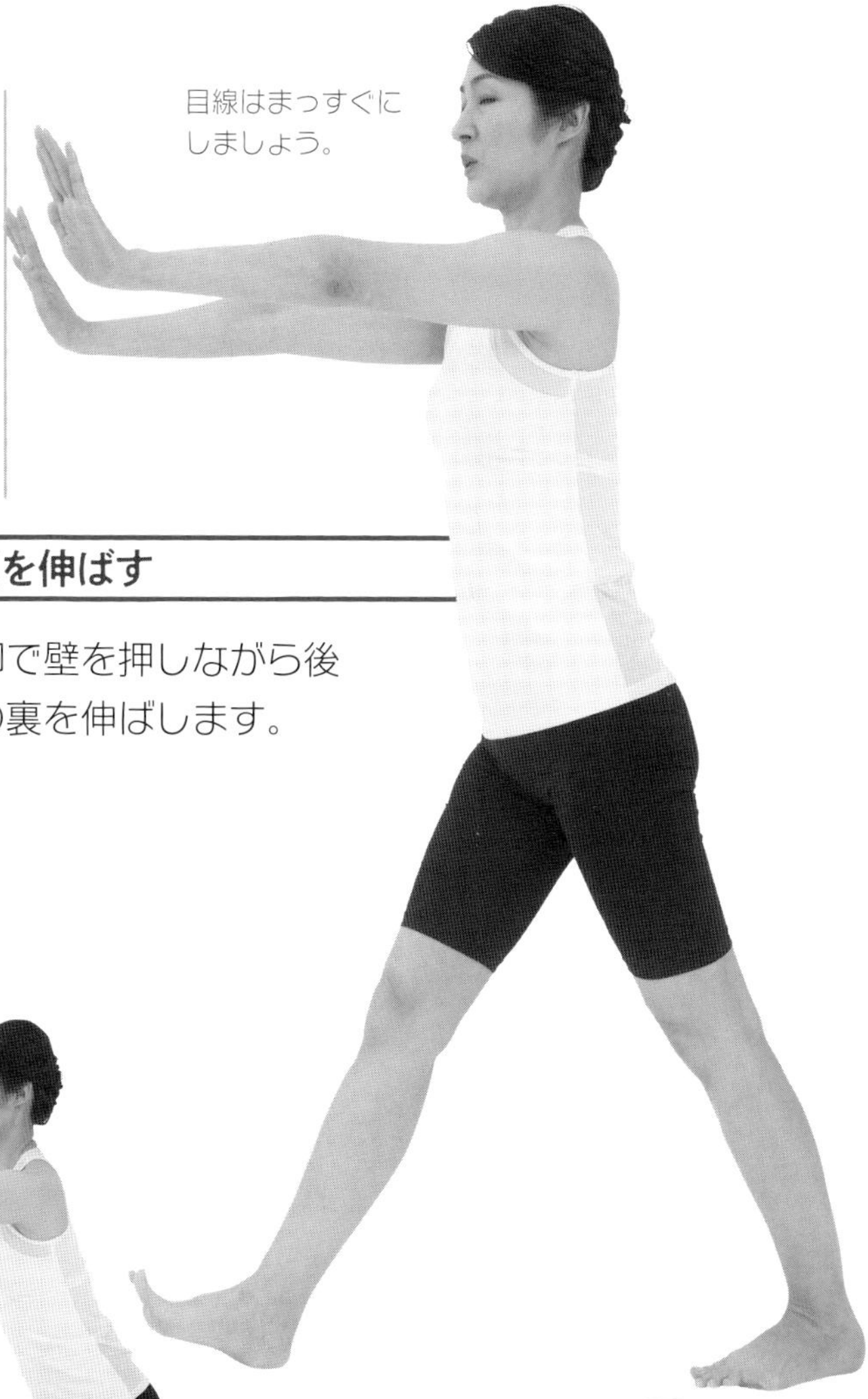
目線はまっすぐに
しましょう。

2　ひざの裏を伸ばす

前に出した脚で壁を押ししながら後ろの足のひざの裏を伸ばします。

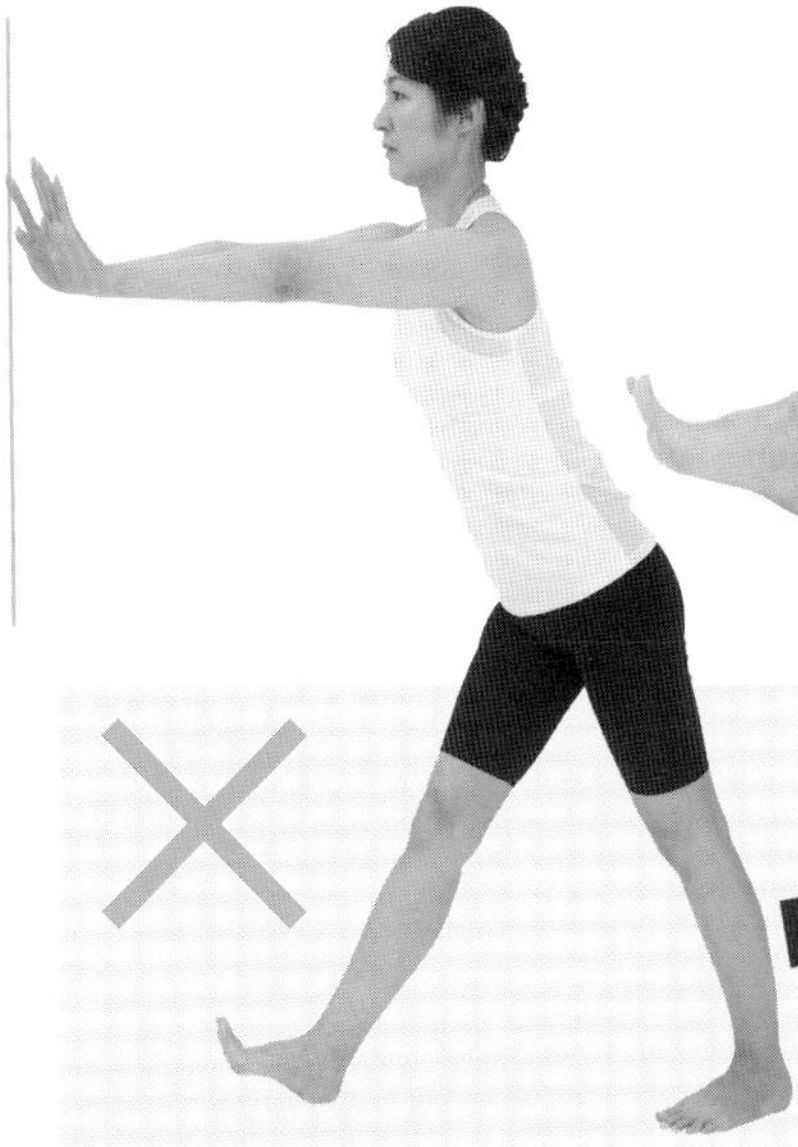

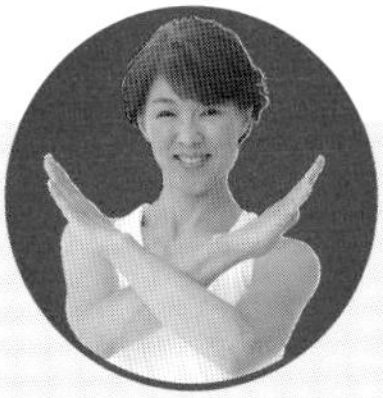

ここがポイント!!

お尻に力を入れないようにしましょう。

6

握りこぶしでトントンほぐし

寝た状態でふくらはぎをほぐすストレッチです。

一日中、体を支え続けてきた足はとても疲れています。

心臓から遠い場所にあるふくらはぎは血液が停滞しやすくなり、脚をやや心臓より高い位置に上げることで重力を逆手に取り、むくみを解消します。

寝る前にお薦めのストレッチです。

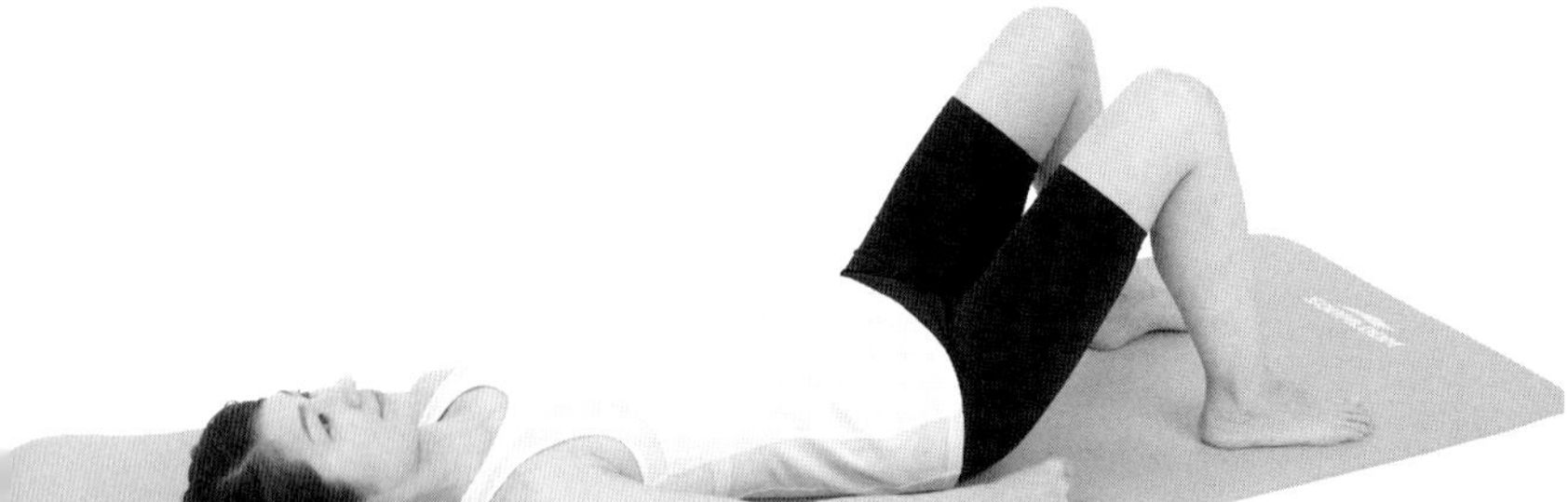

難易度
1
回数
20回

1 仰向けになる

ひざを立てて仰向けになります。

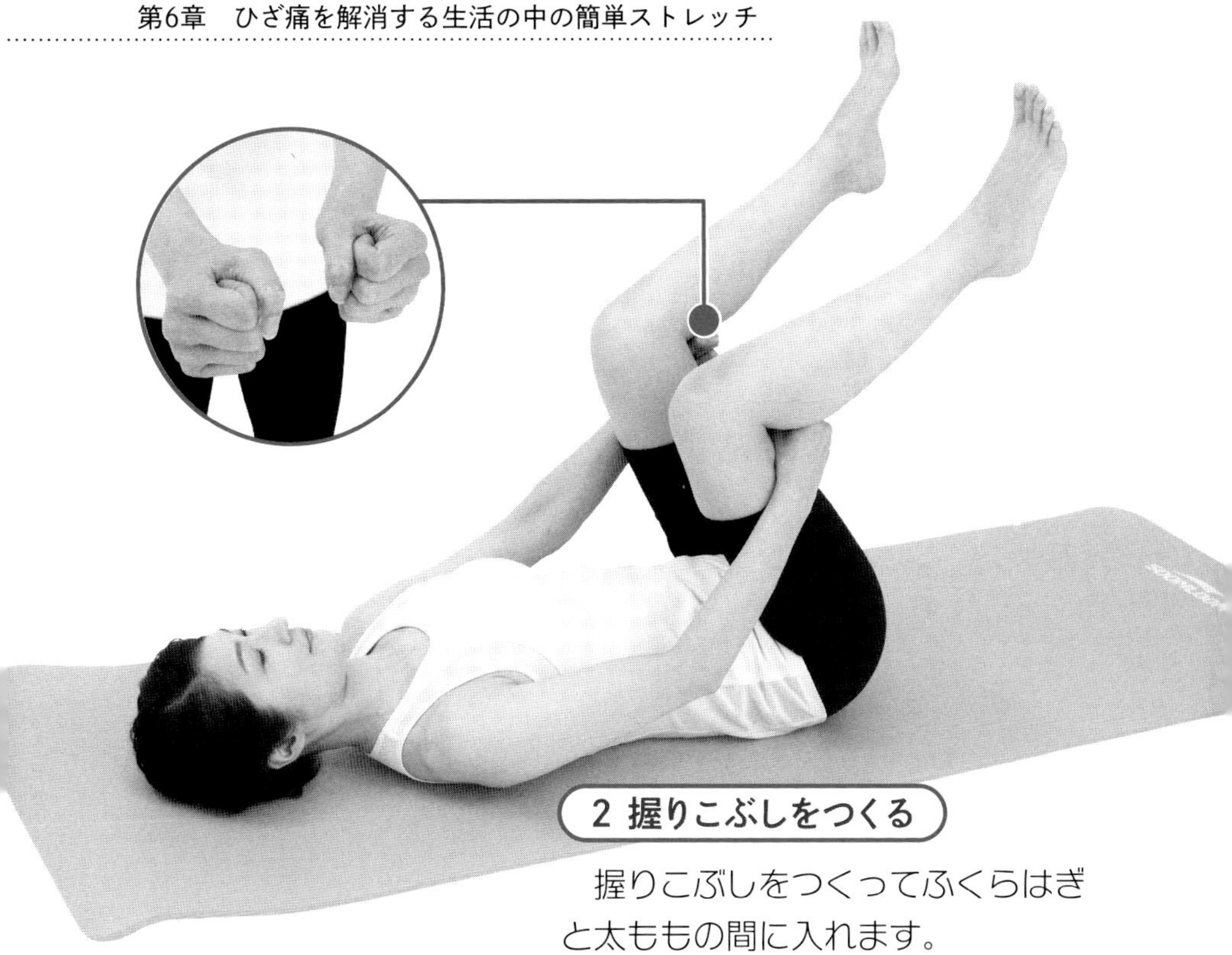

2 握りこぶしをつくる

握りこぶしをつくってふくらはぎと太ももの間に入れます。

3 両脚を上下に動かす

こぶしをふくらはぎに当て、両脚を交互に動かすことでふくらはぎをほぐします。

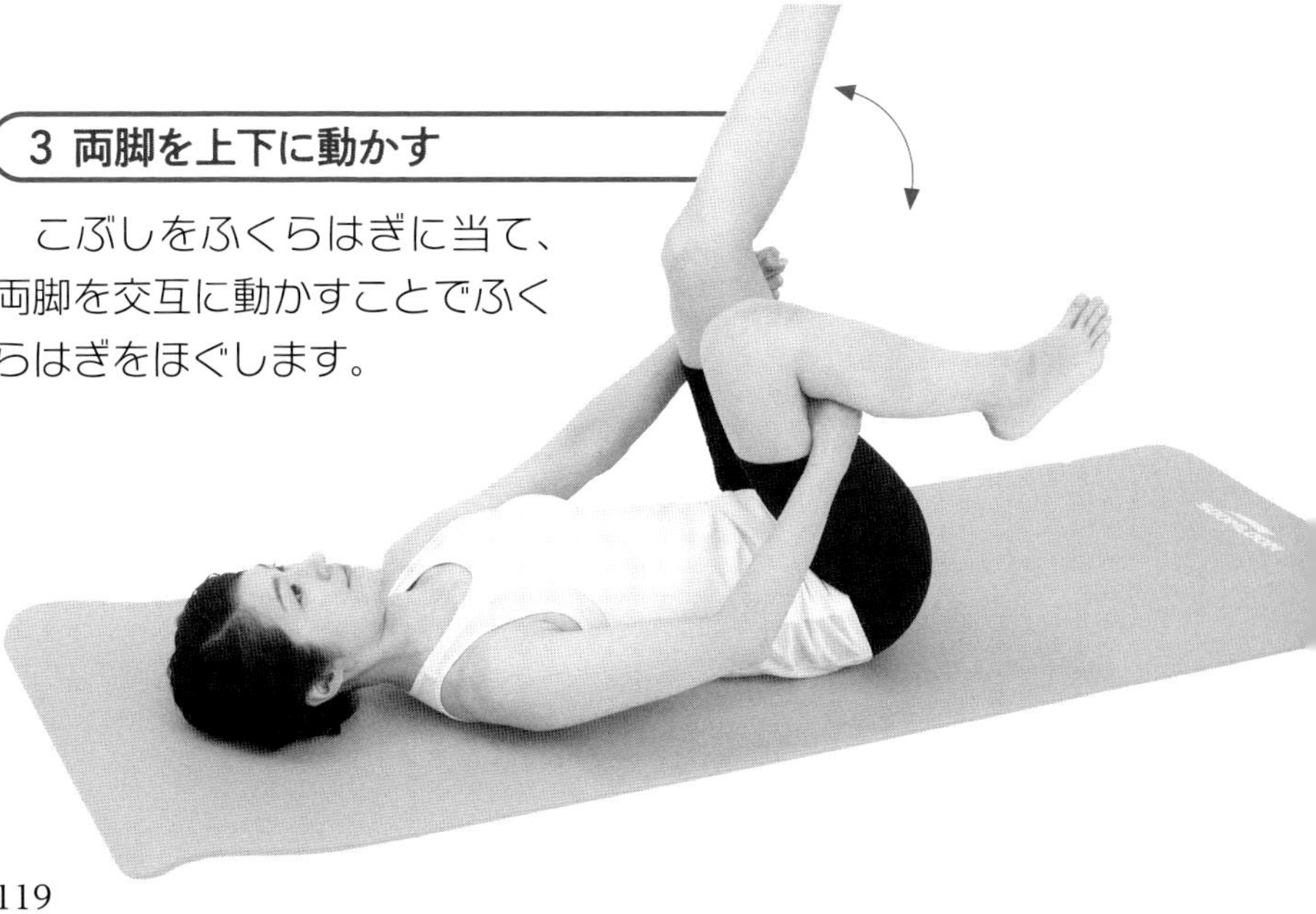

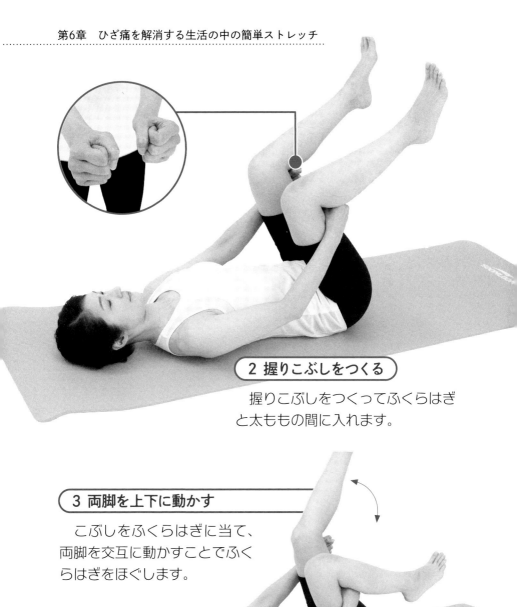

7 お尻ストレッチ

股関節と骨盤をつなぐインナーマッスル（深層外旋六筋）のストレッチです。

お尻のインナーマッスルは深部にあり、股関節の安定や外旋（外側に回転させる動き）に作用する小さな筋肉の総称です。

お尻ストレッチをすることで、股関節の動きの改善や、下半身からの力を上半身へスムーズに連動できるようになります。

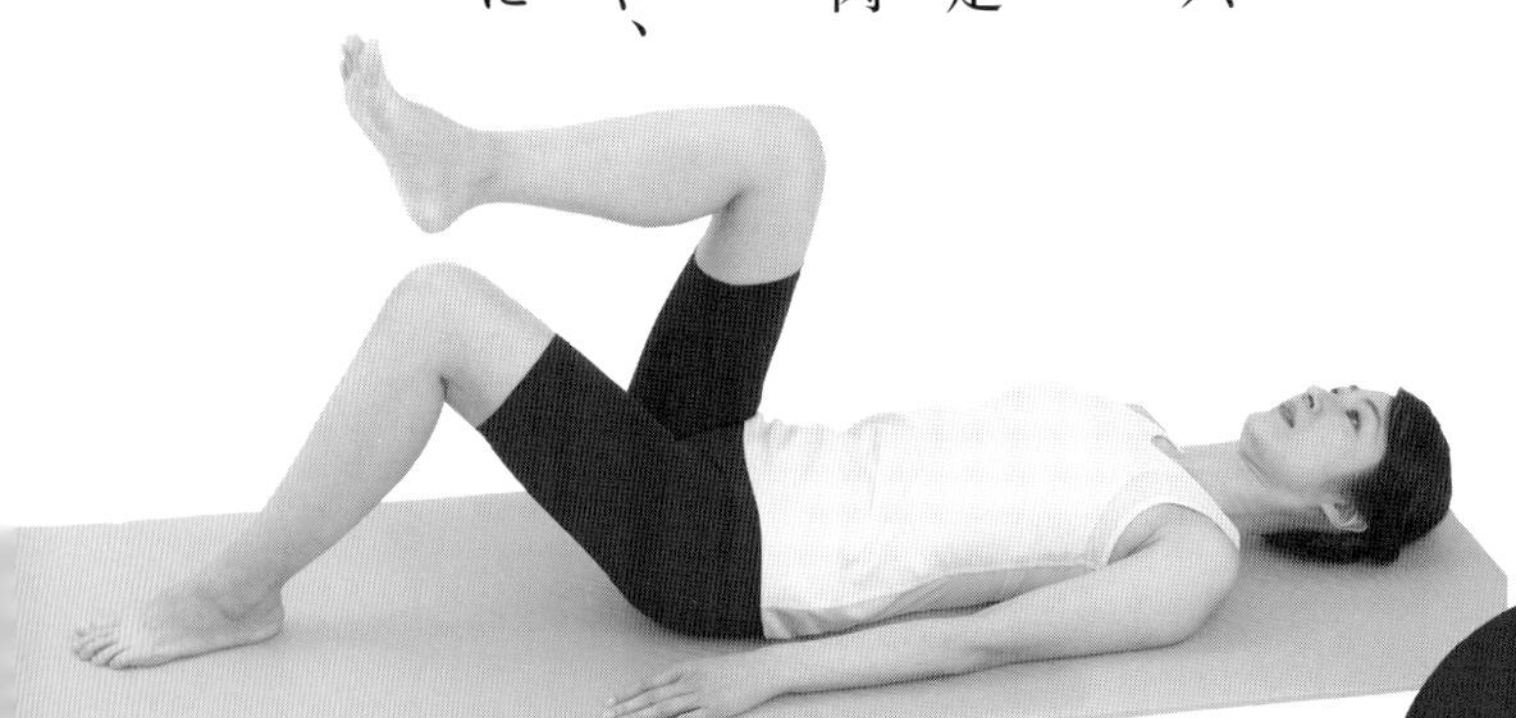

難易度
1
左右
5回

1 仰向けになり、脚を上げる

仰向けになり、伸ばしたいほうの脚を上げます。

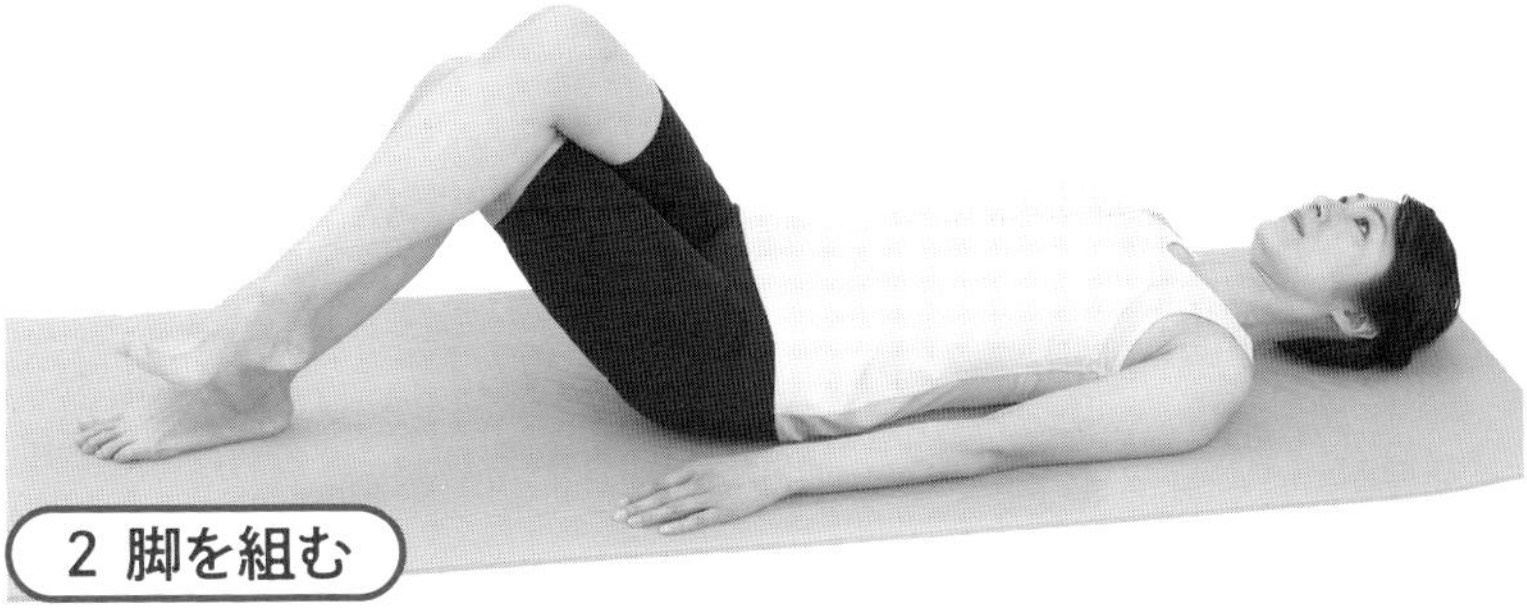

2 脚を組む

伸ばしたいほうの脚を反対の脚にのせて組みます。

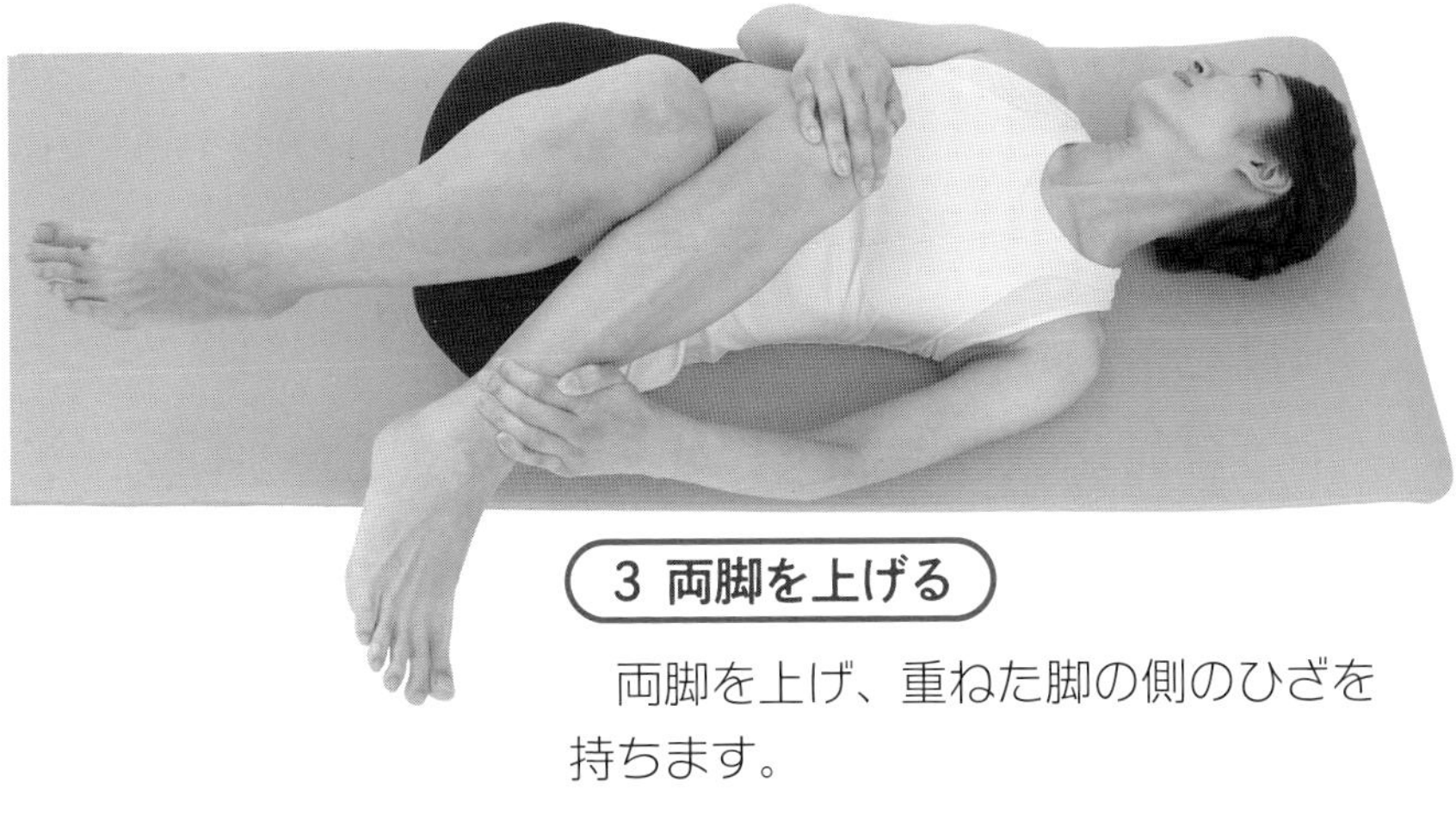

3 両脚を上げる

両脚を上げ、重ねた脚の側のひざを持ちます。

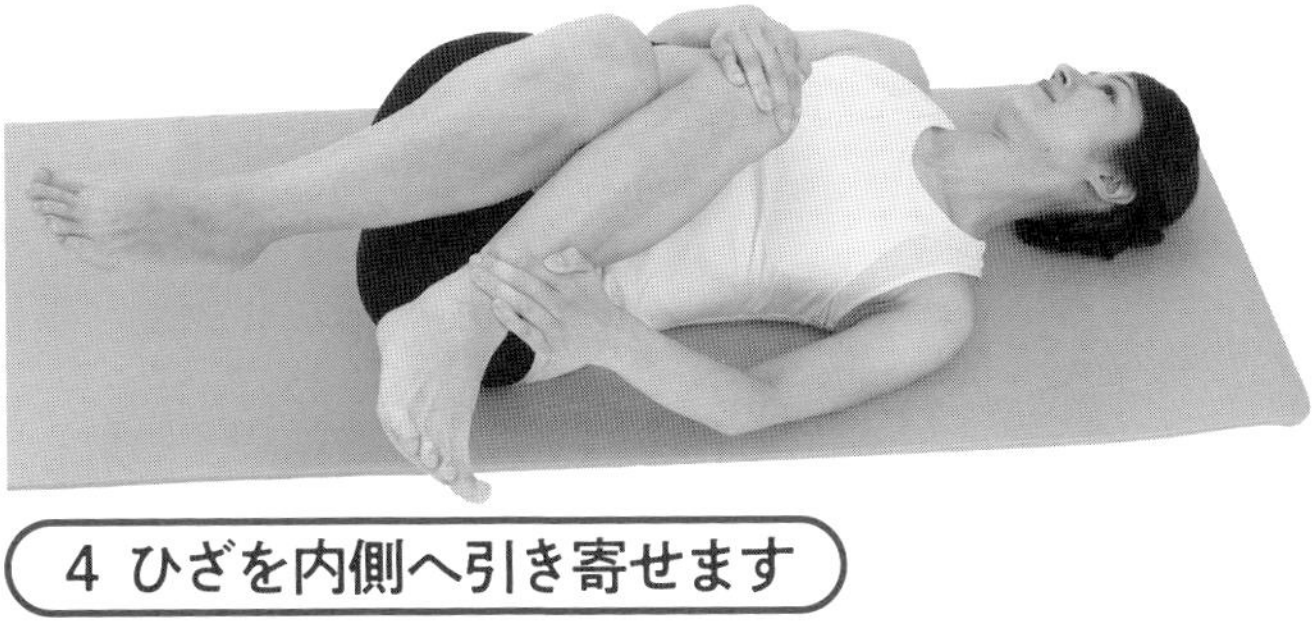

4 ひざを内側へ引き寄せます

上側の脚のひざとひざ下をもってお尻を持ち上げるようにしながら、右側に顔を向け左の肩に向かって内側へ引き寄せます。

8

ウエストラインストレッチ

背部の腰から腕の内側にかけてついている広背筋のストレッチです。広背筋が硬くなると背中の緊張につながり、猫背の原因になります。背中の筋肉を使って大きく伸ばしましょう。

難易度
2
左右
5回

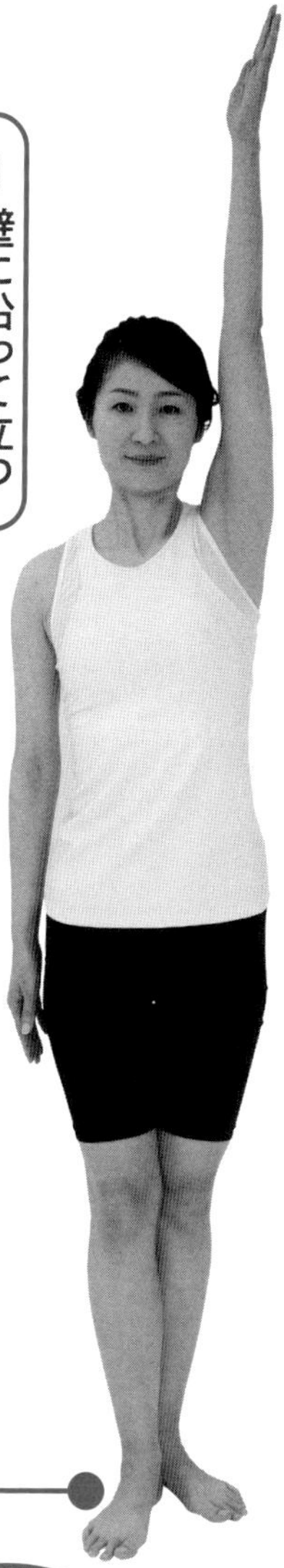

1 壁に沿って立つ

一方のかかとを反対側の土踏まずの真ん中にあて、かかと、お尻、後頭部を壁につけて立ち、かかとが壁側の腕をまっすぐ上げます。

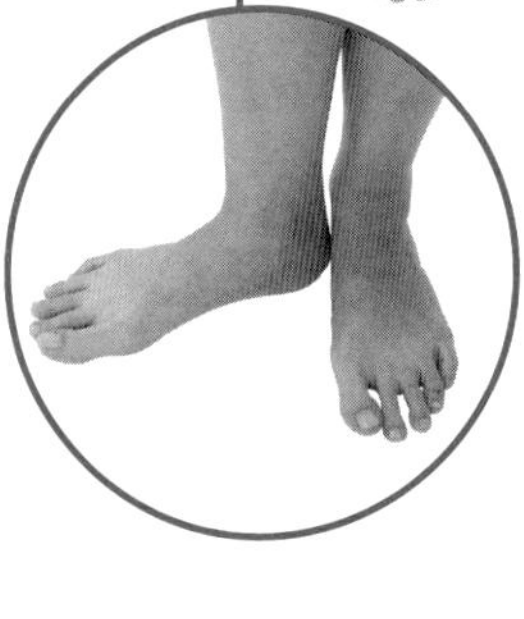

ひざが人差指の方向へ向ける位置につま先を開きます。

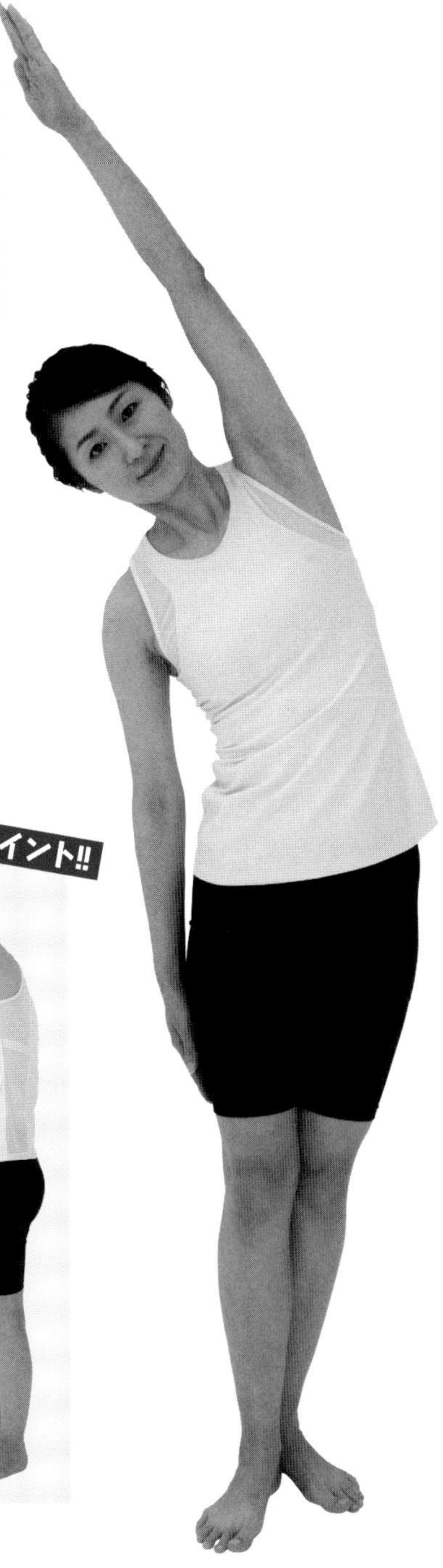

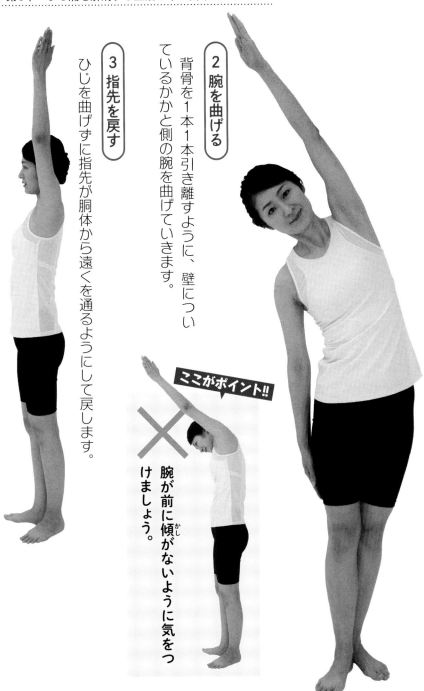

2 腕を曲げる

背骨を1本1本引き離すように、壁についているかかと側の腕を曲げていきます。

3 指先を戻す

ひじを曲げずに指先が胴体から遠くを通るようにして戻します。

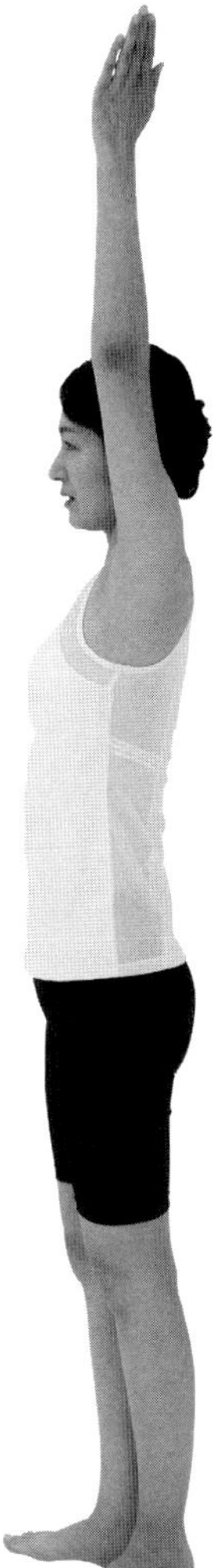

ここがポイント!!

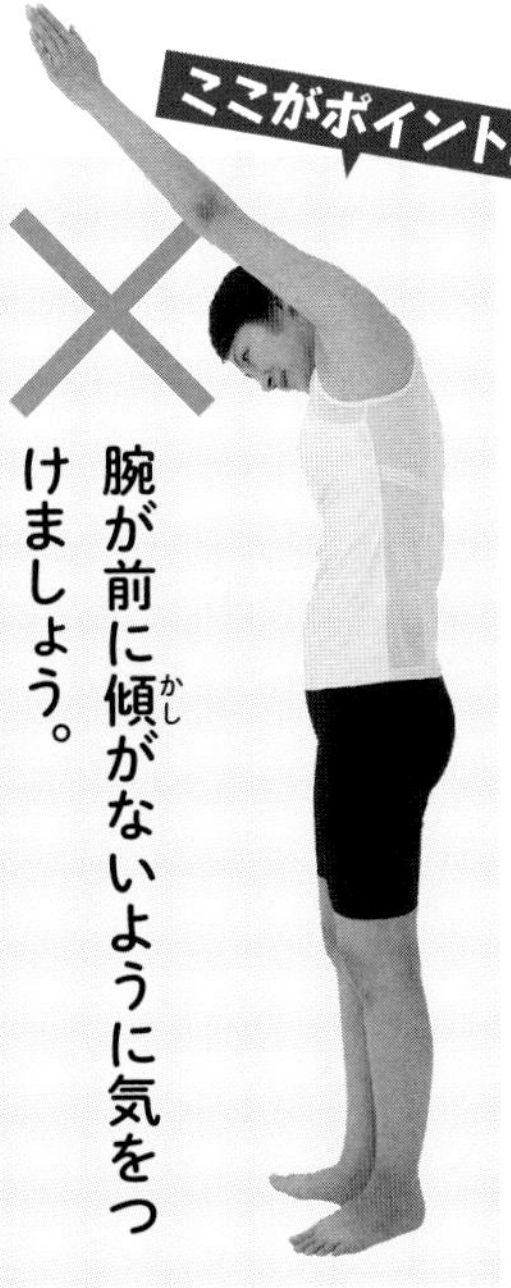

腕が前に傾《かし》がないように気をつけましょう。

9 足の甲ストレッチ

難易度 1

左右 10回

足の甲は歩行の際のかかとからの衝撃を吸収するという重要な役割があります。ひざから足の甲を経由して指につながっている、たくさんの筋肉があります。足の甲が硬くなると足の指の動きも悪くなります。正しい歩行をするためには、足の甲を柔らかくすることが大切です。

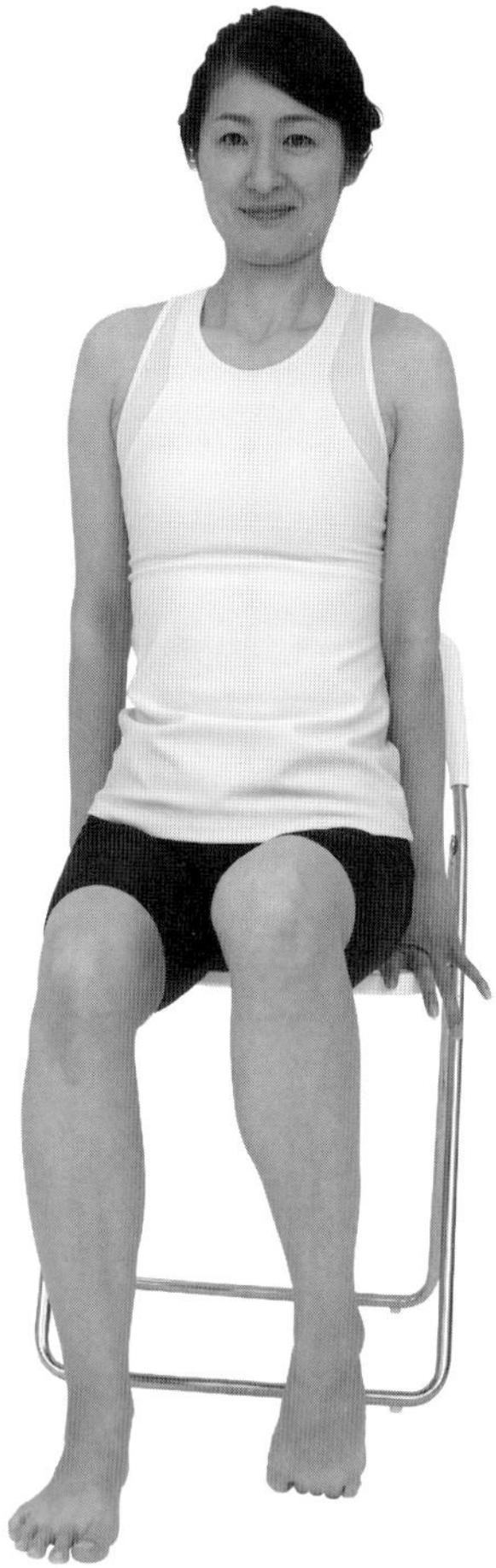

1 いすに座る

かかとをひざの真下にくるようにおきます。

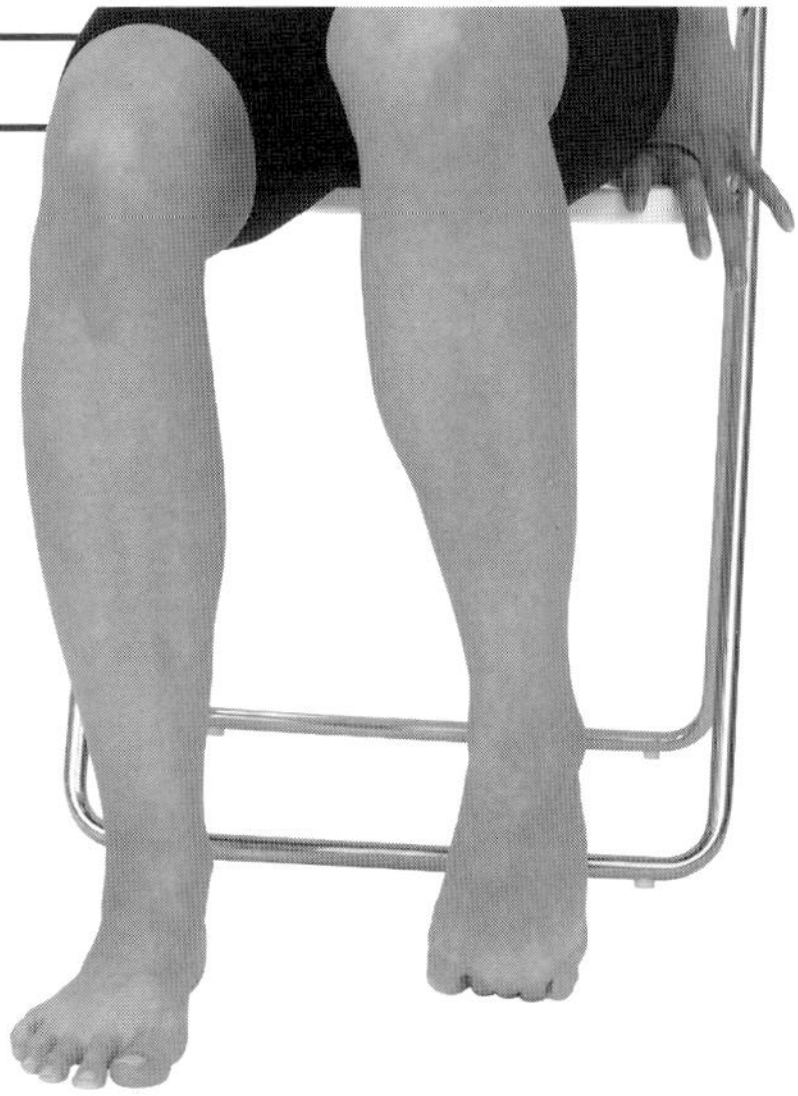

2 足の指を曲げます

引いてあるほうの足の親指から小指までの5本の指を曲げます。

3 足の甲を伸ばす

伸ばしている足に体重をかけないようにして、引いてあるほうの足の甲を伸ばします。

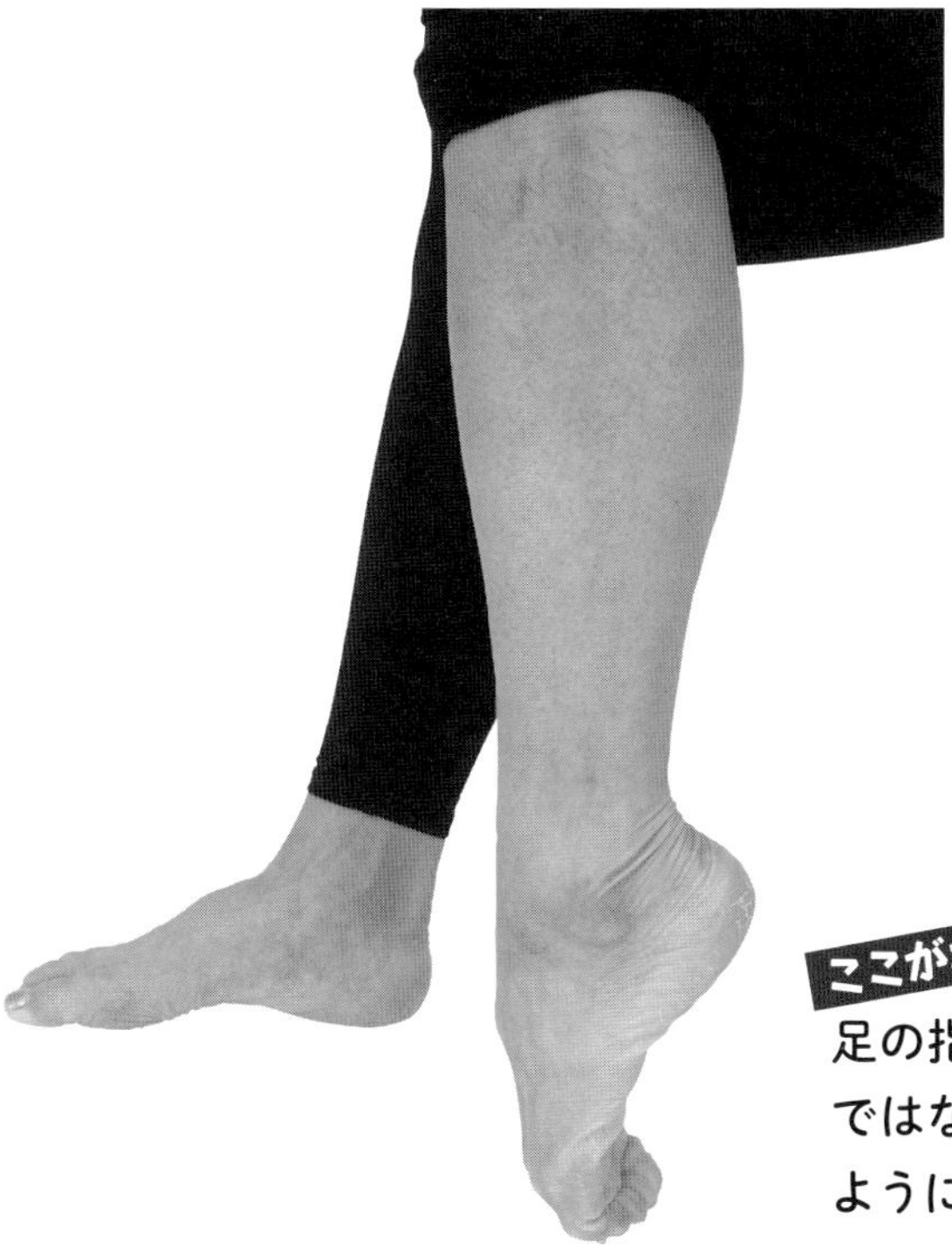

ここがポイント!!

足の指は下に押し付けるのではなく、足の裏を縮めるようにしましょう。

おわりに

本書を最後までお読みいただき、ありがとうございました。

私はトレーナーという職業のため、街で道ゆく人の歩き方を見ては声をかけたくなってしまう衝動にかられてしまいます。

あの歩き方だとひざが痛くなるだろうなとか、今、腰が痛くなっているのではないかとか、多くの方が地面と喧嘩をするように歩いているのが気になります。

体力や年齢によって運動方法が変わるように歩き方も変わります。

年齢を重ねると「ひざの痛みを感じるようになった」「関節の動きが悪くなった」という方は多いのではないでしょうか?

おそらくほとんどの人は「歩き方」について無関心なのかもしれません。

何らかの怪我や痛みを感じない限り、歩くことはあまりにも日常的で当たり前のことだから仕方ありません。

普段意識することはありませんが、私たちが歩くとき、ひざには体重の3倍もの負荷がかかると言われています。何となく感じる痛みや違和感は、長年酷使したひざが悲鳴を上げているのかもしれないのです。

歩くことが困難になって初めて気づくのではなく、できるだけ早くこの本を通して歩くことの素晴らしさに気づいてほしいと願っています。

正しく歩けば靴底の左右差もなくなり、かなりの時間を歩いても疲れなくなります。

一見、わずかの差のように思うかもしれませんが、人生100年時代、結果はかなり違ってきます。

毎日の歩く時間を何も考えずに歩くのではなく、身体に意識を向けて正しいフォームで歩くだけで、人生をより健やかに過ごせるようになります。

本書を読んでくださったみなさまが正しい歩き方を習得することで、ひざの痛みはもちろん、腰痛など気にすることなく一生、自分の足で元気に歩けるようになり、5年後、10年後の日常生活が生き生きとしたものになれば、こんなに嬉しいことはありません。

著者

●著者　**香取 知里**（かとり ちさと）
一般社団法人 美軸ライン協会 代表理事　水泳・エアロビクス・ピラティス・ヨガのトレーナーとして活動するなか、競技エアロビクスの選手として2003年スズキジャパンカップ・グループ部門で優勝。大手企業や省庁での運動指導をはじめ、メディア出演、執筆など幅広く活動中。2014年、心とカラダの軸をつくるトレーニング「美軸®」を考案し一般社団法人美軸ライン協会を設立。講演・レッスン数は年間1000本以上。31年間で7歳から92歳まで、のべ30万人を超す指導実績がある。著書に『美脚パッドダイエット』（マキノ出版）など多数。
美軸ライン協会公式HP　https://bijiku.org/

編集協力／株式会社耕事務所　撮影／細谷忠彦
モデル／畔上さゆり　内藤景子　ヘアメイク／井口直子
カバーデザイン／上筋英彌（アップライン）
本文デザイン／石川妙子　本文イラスト／山下幸子

「ひざ痛」を治す！ 正しい歩き方

令和３年６月18日　第１刷発行

著　　者　香取 知里
発 行 者　東島 俊一
発 行 所　**株式会社 法 研**
東京都中央区銀座1-10-1（〒104-8104）
電話03（3562）3611（代表）
http://www.sociohealth.co.jp
印刷・製本　研友社印刷株式会社

0123

SOCIO HEALTH
小社は㈱法研を核に「SOCIO HEALTH GROUP」を構成し、相互のネットワークにより、“社会保障及び健康に関する情報の社会的価値創造”を事業領域としています。その一環としての小社の出版事業にご注目ください。

ISBN 978-4-86513-832-0　定価はカバーに表示してあります。乱丁本・落丁本は小社出版事業課あてにお送りください。送料小社負担にてお取り替えいたします。